日用本草备要

606种中药炮制方法及应用

裴留兴　裴　莉　王起鹏　编著

天津出版传媒集团
天津科技翻译出版有限公司

图书在版编目(CIP)数据

日用本草备要:606种中药炮制方法及应用/裴留兴,裴莉,王起鹏编著.—天津:天津科技翻译出版有限公司,2023.4

ISBN 978-7-5433-4308-5

Ⅰ.①日… Ⅱ.①裴… ②裴… ③王… Ⅲ.①中药炮制学 Ⅳ.①R283

中国国家版本馆CIP数据核字(2023)第009865号

日用本草备要:606种中药炮制方法及应用

RIYONG BENCAO BEIYAO 606 ZHONG ZHONGYAO PAOZHI FANGFA JI YINGYONG

出　　版:天津科技翻译出版有限公司
出 版 人:刘子媛
地　　址:天津市南开区白堤路244号
邮政编码:300192
电　　话:(022)87894896
传　　真:(022)87893237
网　　址:www.tsttpc.com
印　　刷:天津新华印务有限公司
发　　行:全国新华书店
版本记录:787mm×1092mm　16开本　17.5印张　380千字
2023年4月第1版　2023年4月第1次印刷
定价:98.00元

序

飘溢在大地上的百草之香

炎热的天气让人感觉烦躁，空调的冷气让室内有了缕缕凉爽的风，给烦燥的心情带来了丝丝快慰。享受之中，随意地翻阅着报纸，等待一杯刚冲好的热茶水慢慢变凉。此刻电话响了，是一位《许昌日报》的编辑朋友打来的："禹州的中药材闻名全国，而中药炮制又是中药的灵魂。您可以写篇有关中医药文化的专稿，我们可以在报纸上以整版的篇幅发表。但一定要写得有文采，具体写什么，内容您定，题目自拟。"

写文章对我来说不是件愁事，因为几十年来的工作都与写作有关，只要有了主题，就可以轻松动笔。但问题是编辑只给了个写作的范围，具体写什么内容并没有定下来，这就愁着了我。

有一天，同事拿来了菊花、山楂、枸杞等中药，说这些药材泡茶喝会对身体有益。泡茶的中药是从她的好朋友裴莉那里拿来的，裴莉的父亲是一位炮制中药的老工匠，也是河南省非物质文化遗产项目"禹州中药加工炮制技艺"第五批市级代表性传承人。就在不久前的一次拜师大会上，老先生和禹州的其他5位在中药炮制方面有绝技的老工匠们一起被30多位徒弟尊拜为师，其中有6位是来自中国中医科学院的博士生和硕士生。

一个县级市的中药工匠能让博士生、硕士生拜其为师，一定有其独到的绝技。

此时，我想到了报社要求的那篇文章，于是在一个烈日炎炎的下午，便前去采访这位七十八岁的老药工。中华药城内，两间不大的盛百莉名贵药材店里，经营了几百种名贵的中药。那天我和这位老人足足聊了3个多小时。从中医的地域性、药性、炮制，聊到了他的人生经历、家庭、弟子等方面。

为了了解他炮制中药的技巧，我专程到他位于城郊古村的院子里观看他炮药。铁锅旁、炉火前，他聚精会神地操作着，透过晨光，有缕缕白烟升起。铁锅里那细长的草茎，随着锅的温度、火的热度，在老先生手的不断抖动下，上下翻动。在融进了他的技艺、心血和对中药的执着之后，那曾带有湿润气息的草药被"烙"干了，不断发出"吱吱"声。

看在了眼里，有了直观的感觉，也有了写作的灵感。

一个星期后，关于老先生的整版报道发表，过去对他"一知半解"的人通过报纸真正地认识了他。老先生也很高兴，请我过去喝茶。

通过采访、写作，我们认识了，并不长的时间里，成为知己，无话不谈。

这次闲聊中，老先生说到："我写了本书，你给我写个序吧！"我一愣，问明情况后才哭笑不得地对他说："我哪是写序的人呀！您的序应该找个更专业的人去写。我真不够格呀！"

"你已经了解了我，不找别人了，就你了。"停了片刻，老先生一抹眼泪对我又说了他和爱人田桂枝的故事。

老人讲着，泪流着，痛哭着……我被老先生对他爱人的怀念之情，以及他们的爱情故事深深感动了。

"那我试试吧！肯定写出来的东西不像样子，让人笑话。"我这样做了答复。

老先生的妻子去世几年了，但他仍记得妻子在去世前说过的话。她拉着他的手，夸奖他说："你在炮制药材这方面真行。"后来，他把妻子的夸奖慢慢地融化在中药炮制的火焰中，浸在了他岁月的年轮里。妻子要他给弟子们留下点完整的"真经"，他一直记在心中，这就是他整理"真经"的缘由之一。

这种怀念之情，这种爱的力量一直鼓励着他。他说："我往里面倒什么呢？那就是把我炮制药材的技艺倒进去，把我的怀念之情倾进去。"

写到这里，好像上面的都是无用的闲扯，其实这也是老先生一再要求的必须提及的内容。因为没有妻子，他就没有动力整理这些讲稿；没有对妻子的怀念，就没有面对日常工作的信心。

老人写这本书，其实是他多年来认真研读，探赜索隐的结果。同时也是他多年来技艺传授中的经验总结。

其实，古人为了求生存，早已学会用中药来治病，在品尝野草、野果的过程中，逐渐发现了各种药物。鲁迅在《南腔北调集·经验》中说："古人一有病，最初只好这样尝一点，那样尝一点，吃了毒的就死，吃了不相干的就无效，有的竟吃到了对证的就好起来，于是知道这是对于某一种病痛的药。"

如果说谁发明了药物，那就是千万个劳动人民。众多有关中药的医学巨著都是人民群众的经验总结，最后由医学专长的人来系统地编撰，但其基础仍然是经验的积累。所以鲁迅又说："这样地积累下去，乃有草创的纪录，后来渐成为庞大的书。"裴老先生不就是这样一位有中医药专长的老药工吗？

在中草药著作出版的园地里，洋洋大观者有之，《中药大辞典》一千余万言，收药五千余种，广征博引，搜罗殆尽；古籍再版，整理者有之，《本草纲目》等历代中药学著作，多有各种版本。此外，中药历史、炮制、偏方、故事、传奇等图书琳琅满目，数不胜数……这些大多供研究、教学之用。然而，我看了裴老先生的这本《日用本草备要》后，觉得它雅俗共赏、深入浅出、条理清晰、语言通俗，集知识性、实用性于一体，还有许多调养之良方、治病之道理、炮制之诀窍。看之，可解专业枯燥、乏味之烦闷。

裴老先生整理成的这本图书，不求大全、不求名利，对日常生活中常见、学而可用的草药基本知识和方法做了简要的介绍，只愿把它作为振兴中医药的一朵小花、一株小草、一缕春风，为保护人民健康贡献点滴力量。

几经努力，写了这篇小文，说不来是随笔或是什么具体的文体，算是不是序的序言吧！

李俊杰

中国科普作家协会医药卫生委员会委员

前 言

中药是我国劳动人民几千年来在同疾病做斗争的过程中积累起来的宝贵遗产，对中华民族的繁衍兴盛做出了巨大贡献。我国幅员辽阔，有着丰富的中药资源。高山雪域间、沟壑山岭上、大海溪水里、田野村舍后，到处是“珍宝”。就是这些不起眼的小草、花卉等构成了人类抵御疾病的取之不竭、用之不尽的宝贵资源，形成了独具特色的中医药文化。

利用中医中药治病防病简单易行，历来为我国人民所重视，一直是广大城乡人民防病治病不可缺少的重要方法。特别是当今世界，虽然科学发达，新的化学合成药物不断问世，但一些新的病种仍不断出现，在现代医学还对其无特效药物治疗的情况下，中医药发挥了疗效强、治愈率高的优势，更是受到了全球医界的重视。

我是一个老药工，从事中医药工作已有四十余年，在几十年的工作实践中，认识、熟记、掌握了人们常见的近千种中药的药性、配伍、应用、宜忌、功效等。在中药炮制方面更是有自己独到的见解和操作经验。每当弟子们来到我这里，让我讲一讲中药炮制的技术要点时，我不写讲义，没有记录，根据自己平时的实践，利用讲解与实际操作相结合的方法，给学员们讲上半天、一天的课程。近十多年来，我讲授的常用中药炮制品种多达500余种。每一课讲完，弟子们都一一记在笔记上，生怕漏去一字一句。而我却没留一份讲稿，时间久了，不少弟子当面或来信请求我把所讲的内容，包括每个药物的产地、别名、药性、功效、炮制等完整、系统地记录下来，以便他们能更好地学习和实践，为患者服务。

其实，在此之前，我的爱人田桂枝也鼓励、支持我从事中医药学方面的工作，无论是我开中药饮片厂，还是在炮制中药的现场或给弟子们讲授，她都陪伴在我身边，照顾我、支持我、鼓励我，为了支持和帮助我炮制中药，她在雨天为我撑过伞，夜里还为我打过手电。如果没有爱人的支持，我不可能在中药方面做出如此成绩。几年前，她患了重病，离开我们时仍不忘嘱咐我把中药事业搞下去，给弟子们和这个世间留下点“传家宝”。

斯人已逝，倍感苦涩。但我记下了她的话，于是，我便打算整理我几十年来的学习内容和实践经验。

中国是中医药学的发祥地，古今中医药学典籍浩如烟海，无穷无尽。历代本草，古自《神农本草经》《本草衍义》《本草纲目》，今至《中药大辞典》已颇为丰富。我选择其中多本，如汪昂的《本草备要》、刘若金的《本草述》、吴仪洛的《本草从新》等前贤之巨作，这些医学巨著为后世所公认。我学习、研究甚至背诵其中的精华，几十年如一日从不懈怠。

弟子的请求，爱人的希望，古书的教诲，亲身的实践，让我对中药有了更为深刻、全面、系统的认识。我决心“勤求古训，博采众方”，尝试编著人们常用的606味中药，对中药名称、性味、功效、炮制等方面进行介绍，同时还引证历代杰出医药学家的岐黄业绩，让弟子们和中药爱好者开阔视野。

由于本人文化程度不高，知识水平有限，文中的不当和错误之处，敬请同行老师、弟子们和广大中医药爱好者批评指正。

裴留兴

2022年10月于药都禹州

目　录

第一篇　中药材炮制总论

第二篇　中药材各论

第八章　叶类

第九章　花类

第一篇　中药材炮制总论

第一章　中药材炮制的目的

一、使药材清洁

采用修治、挑选、抽、淘洗、炒、炙、蒸、煮、煅、烧、煨等手段对药物进行炮制，杀灭或降低其微生物、螨对药物的污染；除去杂质、泥沙和非药物部分，达到清洁纯净的目的。

二、清除或降低药物的毒性和其他的副作用

如川乌、草乌、半夏等，又如何首乌，用黄酒蒸制以后，可除去或降低其致泻的副作用。

三、增强药物的疗效

如延胡索，醋炙后可引药入肝，增强疗效，并增其活血、止痛作用。

四、改变药物的性能

如生地黄，性寒而凉血。蒸制后，它的寒性则变成温性；如知母性寒，用盐水炙后可引药入肾，起到滋肾阴的作用。

五、更好地发挥其治疗作用

如柴胡、香附子，经过处置后，可很快引药入肝，并增其行气止痛作用。

六、便于制剂、服用

如矿物质、动物类的药材，质地坚硬，难以粉碎，经炮制后可使药物质地松脆，易于粉碎和煎煮，有的药物具有臭味，如龟板、鳖甲、僵蚕，经过炮制后可除去其臭味、腥味。

第二章　中药材炮制的方法

中药材的炮制技艺是门经验学，依靠药工的实践经验进行操作。有些技艺书本上记录不详，因为有的药工技艺不外传，造成技艺失传。在中药材炮制过程中，完全靠药工口尝、眼看、手捏、穿刺、折断等方法进行操作，达到炮制之目的。如把握不准确造成药物报废是小事，把握不当引起药物中毒，危及生命则是大事。所以在中药材炮制过程中操作人员必须细心，不急不躁，按顺序遵古炮制，才能达到炮制之目的。

一、修治

修治，是为了除去杂质及非药用部分，使药物清洁和便于粉碎的操作。

1. 挑拣：拣去杂质、非药用部分、变质和失效的药物，分选药物大小规格。

2. 簸：将药物放在簸箕等工具内，使之上下簸动，利用药物和杂质的轻重不同，簸去杂质及非药用部分。

3. 筛：用适当的孔径筛、箩，筛去杂质或将药物大小分档。

4. 刷：用刷子刷去药物表面的绒毛或污物，如枇杷叶上的毛。

5. 刮：用刀具刮去药物表面的毛状物、附着物或不可药用的粗皮，如虎骨、豹骨上的筋肉，肉桂、厚朴药物的粗皮等。

6. 剔：用刀或其他合适的工具，挖去药物内部或缝隙内不可入药的部分或杂质，如金樱子挖籽、去毛，猪苓去沙石、枳壳去瓤等。

7. 抽：将需要抽芯的药物，用水湿润（不可用水浸泡），待木芯与皮肉部分脱离时，然后进行抽芯，如巴戟天、远志等。

8. 碾：用碾槽或石碾将药物碾碎、去刺的操作，如白蒺藜去刺。

9. 研：用磨粉机将药物研成细粉，如琥珀、朱砂研粉。

10. 捣：用药臼、石臼等工具将药物捣碎，如砂仁、肉桂等。

11. 撞：将药物放在一定容器里（如麻袋、布袋）内，加适量石子，用力冲撞，以达到去毛、去皮的目的，如毛知母、骨碎补。

12. 劈：用刀或斧头将坚硬的药物劈碎，如降香、油松节劈块。

13. 压榨：用手工、机器挤压出药物中的油或鲜汁，如巴豆、千金子去油，生姜取汁。

14. 锉：用锉将坚硬的药物搓成粗末，如犀角、羚羊角锯末。

15. 制绒：将药物捣成绒状的操作，如制艾绒。

二、水制

水制是用水、酒、醋等处理药物，使其清洁、软化、质变，便于切碎、粉碎或借以降低药物的毒性，提高药效和降低副作用。

1. 淘洗：将药物用清水洗涤，除去泥沙杂质，体质疏松、芳香性的药物，最好用冷水抢洗，不可泡洗，如荆芥、细辛、防风。

2. 浸泡：用清水或其他液体将药物泡至适当程度，便于切制，如槟榔、乌药；或为了降低毒性，如天南星、半夏。根据气候不同，适当掌握浸泡的时间，以防止伤水和不及。

3. 渍：质松或易伤水的药物，用适量的清水或其他液体辅料（如酒、盐水、米泔水、甘草水）渍至药透汁尽，使药物软化，便于切片，如木香、大黄等；或改变药性后，即取出，如酒黄连、米泔水炙苍术等。

4. 闷润：将洗过或浸泡的药物装入适当容器中，上面覆盖麻袋或湿草袋进行闷润，并适当喷水，使药物润透、便于切片。

5. 漂：将药物放在清水中浸泡，漂去腥味、咸味，如昆布、海藻等。

三、火制

火制，是将药物直接或间接置火上加热，使其干燥、松脆、焦黄或炭化。

1. 炒：将药物置锅内加热翻动，称为炒。有清炒和加辅料炒两种。

（1）清炒：根据炒的程度不同，分为炒黄、炒焦、炒炭三种。

1）炒黄：将药物置锅内，用文火炒至药物表面微黄色，闻到药物的香味，或炒至鼓起、爆裂为度，可改变药效。如生酸枣仁治嗜睡，炒后的酸枣仁治失眠。牛蒡子、王不留行炒后便于有效成分煎出，提高药效。

2）炒焦：用文火或中火炒至外呈焦黄色，内呈淡黄色。如焦神曲、焦山楂，炒黄、炒焦后可增其健脾作用。

3）炒炭：将药物置锅中，用武火炒至外呈黑色、内呈焦褐色，喷水灭火星。炒炭必须注意“存性”，如成“灰”则要失效。如地榆炒炭，恩师霍延续教授的口诀：“外黑色，内褐色，不用商量就出锅，手捏成灰无存性，千万不能再入药。”地榆炭是止血药物，如果药物失效，就没有止血作用，所以不能再入药。

（2）加辅料炒：即将药物与固体辅料同置锅中拌炒。根据所用辅料不同，又分为麸炒、土炒、米炒等。

1）麸炒：先将麸皮撒入锅内加热，待麸皮冒烟时倒入药物迅速翻动，炒至药物表面呈微黄或黄色，取出，筛去麸皮，放凉。一般500克药物，用麸皮60～90克。如麸炒山药、麸炒僵蚕。

2）土炒：将灶心土置锅内炒至灶土疏松，倒入药物同炒，至药物呈焦黄色取出，筛去土。一般每500克药物，用灶土150～180克，如土炒白术、土炒山药，增其药物健脾、胜湿作用。

3）米炒：将小米（或大米）倒入锅内加热，待米冒烟时倒入药物，炒至米呈黄色（焦）。以药物呈黄色或微带焦斑为度，一般500克药物，用米60～120克。如米炒斑蝥、米炒党参等。

2.炙：将药物与液体辅料拌炒，称为炙。

（1）蜜炙：先将蜂蜜置锅内加热至沸，然后倒入药物，用文火炒至表面呈老黄色，断面呈微黄，以不黏手为度。一般500克药物用炼蜜60～180克。

蜜炙可增强药物润肠、止咳、补中益气的作用，如黄芪、甘草、紫菀。恩师曾说：“蜂蜜制药无技巧，小火翻动别取巧，手抓药物不黏手，内色微变已炙好。”

（2）酒炙：又称酒炒，将药物与黄酒或白酒拌匀，待酒被药物吸尽时，倒入锅内，用文火炒至表面呈黄色或微带焦斑为度。一般500克药物，用黄酒60～120克，白酒60克。如酒炙当归，可增其活血通络作用。

（3）醋炙：将醋与药物拌匀，润至醋被药物吸尽时倒入锅内，用文火炒至药物表面呈黄色或微带焦斑为度。一般500克药物，用醋90～120克。醋炙引药入肝，可增其散瘀止痛作用，如醋炙元胡。

（4）盐炙：将食盐用水化开，取盐水与药物拌匀，润至盐水被药物吸尽时，倒入锅内，用文火炒至药物表面呈黄色或焦黄色，个别药物在出锅时喷入盐水。如炒杜仲炭，一般500克药物用食盐10～15克。盐炙引药入肾，增其补肝肾的作用，如盐故纸、盐茴香等。

（5）油炙：将油倒入锅内，用武火加热至沸，然后倒入药物，炸至药物沸起，呈黄色、焦黄色，疏松时捞出。油炙可使药物组织疏松，便于粉碎与煎煮。如油炙虎骨、油炙豹骨，如油炙马钱子可降低马钱子的毒性。

（6）姜炙：将生姜捣碎取汁或煎煮取汁，姜汁与药物拌匀，至姜汁被药物吸尽时，置锅内，用文火炒至药物表面呈黄色并微带焦斑为度。一般500克药物用生姜60～120克，姜炙有温中散寒、止呕化痰、降低药物苦寒之性的作用。如姜厚朴、姜黄连、姜竹茹等。

（7）甘草水炙：将甘草煎取浓汁，与药物拌匀润至甘草汁吸尽时，将药物置锅内，用武火炒至药物表面呈黄色为度。一般500克药物，用30克甘草。甘草水炙可减少药物毒性或副作用，如炙吴茱萸。

3.煅：将药物直接或间接放在火上煅烧，称为煅。其目的是改变药性，增强疗效，降低毒性和副作用，除去杂质使药物松脆，便于粉碎与煎煮。根据药物的性质和用药的具体要求，常用的几种煅法如下：

(1)锅煅：将药物置于锅内，用武火煅烧，如煅明矾、煅皂矾、煅铁落、煅礞石等。

(2)坩埚煅：将药物装入坩埚内，放入无烟炉火中，用武火煅至药物红透，如煅龙骨、煅龙齿。

(3)炉口煅：将药物直接放在无烟炉火或炉口上，煅至里外红透或疏松，此法适用于质地坚硬的矿物类药物，如赭石、磁石、龙骨等。

恩师陈国铎告诉我"煅烧药物物透红，物质质变已成功，煅烧时间别延长，拖延时间失存性"。

(4)扣锅煅：将药物装入坩埚内，上盖一小锅，两锅接口处，周围用湿纸条黏贴紧后，用盐、黄泥密封，然后置炉火上，上压一重物，先文火后武火进行煅烧。在煅烧过程中发现有浓烟从锅缝中冒出，应及时用盐泥填封，防止空气进入，以免药物灰化；如未掌握煅烧的程度，可先将白纸贴于小锅锅底上，待白纸变为黄色，则为煅透。停火取出药物。此法适用于药物质地脆松，炒炭易灰化的药物，如灯心草、荷叶、血余等。

4.煨：分面煨和纸煨。

(1)面煨：是将药物用面皮包裹，埋入热炭中，煨至面皮呈焦黄色、闻到药物有香气；或将面皮包好的药物置于锅内的热沙中，炒至面皮焦黄色且闻到香味时取出，筛去沙子，除去面皮。

(2)纸煨：是将药物用草纸包裹，放置温度较高的炉台上烘煨，煨至药物散发出香味时，油尽、取下、去草纸。煨的目的是除去药物刺激性的挥发物质，以缓和药性，如煨豆蔻、煨木香等。

5.烫：将细河沙、蛤粉、滑石粉等辅料，先置锅内加热到一定程度，然后加入药物同炒。

一般烫至药物成焦黄色，鼓起或疏松为度。其目的是降低药物毒性，如烫马钱子，除去药物表面绒毛，如烫骨碎补、蛤粉烫阿胶。

6.焙：将药物置锅内、瓦片或铁丝网上，用火加热，慢慢蒸去水分，使之干燥。焙的温度要根据药物性质和要求而定。

7.烘：将药物放在火旁或烘房内，慢慢地烘去水分，使之干燥。烘的温度一般控制在60℃左右，挥发性药物、树脂类药物不宜采用此法。

8.燎：将药物直接放在火焰上，短时间内往返灼烧，以达到去毛的目的，如鹿茸、金毛狗脊等。

四、水火共制

水火共制，是用水、火共同处理药物的方法。

1.蒸：将药物或加辅料（如酒、醋等）拌匀，放在蒸笼、木甑或铜罐中，隔水加热，蒸到所要求的程度。由于所用的辅料不同，分为清蒸、酒蒸、醋蒸、盐水蒸、豆腐蒸，可增强药物疗效，改变药性，降低毒性。如酒蒸熟地黄，生地黄性寒、具有凉血功效，蒸（酒）后则变为温性，凉血则变为补血。如何蒸好熟地，我的恩师——国家级老药工赵乃钦曾说："黑如墨亮如漆，口尝不苦，入胃不腻。"

2.煮：将药物置于锅内，加水或辅料共

煮，由于用的辅料不同，可分为清水煮、醋煮、药汁煮、豆腐煮、矾水煮、山羊肉煮，可减轻药物的毒性和烈性。如醋煮芫花、延胡索、三棱、莪术，豆腐煮硫黄等。

3.燀：将药物置沸水中短时烫，以便去掉外衣。如燀杏仁、燀桃仁。

4.淬：将煅过的药物，趁热迅速投入冷液中（醋、盐水、药汁），使药物变得松脆，便于煎、煮、粉碎，增强疗效，如淬赭石、淬自然铜、淬鳖甲。

五、其他制法

1.法制：将药物加入辅料，按照一定的炮制程序进行处理，如法制半夏，又叫法半夏。

2.发酵：将药物放置于适宜的地方，保持一定的温度和湿度，使之发酵生霉，改变原有的性质，以达到一定的治疗目的。如六神曲、淡豆豉等。

3.发芽：将需要发芽的药物洗净，稍浸泡，捞出置麻袋或蒲包中，每日喷水2~3次，保持适合的温度和湿度，使其发芽，芽长至3毫米左右时取出，直接晒干或微蒸后晒干。如谷芽、麦芽等，注意喷水时，避免带入油物。

4.制霜：药物通过去油，凝结或其他加工方法，制出结晶或粉末，称为制霜。其目的是降低药物的毒性和副作用，如巴豆制霜；或为了达到一定的目的，如柿制霜，瓜蒌仁制霜。

5.拌：将药物拌入辅料，使辅料渗入药内或药物表面，如酒拌当归，以增强药物疗效，此外，拌也常作为蜜炙、醋炙的辅助操作。

第三章　中药饮片的切制

中药饮片的切制属于炮制方法中的一种。

凡供应配方用的全部药物统称饮片。是指切制成一定形状的药物，如片、咀、丝、块、段等，其目的是使药物与溶剂的接触面增大，有效成分易于煎出，缩短汤液的煎煮时间。使辅料，如酒、醋、蜜等，易于渗入药物组织内部，便于降低毒性或副作用，提高药物疗效。

一、切制前的处理

1.整理：利用挑拣、簸、淘洗等方法，以达到除去杂质、泥沙和非药用部分的目的。

2.软化：软化的好坏，直接影响到药物的质量、饮片的外观及工作效率，所以有“三分刀工，七分润工”的说法。由于药物的性质、软硬度、含水量等各不相同，加工炮制的目的也不同，因此，在软化方法上也有所不同，泡润时间的长短还与季节、气候、地区等有关。在浸泡过程中，必须经常检查，防止“不及”或“伤水”，以便得到适合切制的药材。

二、检查方法

1.穿刺：用针、钉或竹针穿刺药物中部，如不费力即顺利刺通，说明已“伤水”；稍用力即通过为适度。若用很大力也不能刺通者，则为“不及”，还需继续泡润。如果实、种子、根、块、茎类药物可采用此方法检查。

2.折断：折断药物看其断面，如湿润程度均匀一致，折时无水滴出，便是合格材料；如折断时挤出水滴者，为“伤水”；折断面中心仍是干燥状态，为“不及”，则没有润透。条形药物，可采取此法检查。

3. 口尝：有些药物，如半夏、南星、乌头等含有毒性成分，浸泡去毒后，口尝药物断面，用舌尖舔之，以微带麻辣感为度。口尝麻辣感很重，已辣至喉咙，说明药物浸泡去毒不到位，没有达到去毒目的，应继续换水浸泡。

4. 手捏：如熬制药物鹿角胶、龟板胶、鳖甲胶，用手捏的方法去识别，胶质是否取净。熬过的鹿角片或段，能用手捏碎的，说明胶质已取尽；手捏不碎，说明胶质还没有取尽，应继续熬制。

第四章　中药材炮制的常用辅料

一、液体辅料

1. 蜂蜜：气味清香纯正，鲜甜含水分少，无杂质者为佳。发酵、酸败者不能使用。蜂蜜过滤、加热、炼制后才能炮制药物。蜂蜜有补益脾胃、润肺止咳、滑肠通便、缓中、止痛、解毒作用。

2. 酒：炮制药物所用的有小米酒和纯粮白酒两类。发酵、酸败者不能入药。多用于炙、蒸、拌的辅料。酒辛、甘、大热，有活血通络、抑制湿寒的作用。

3. 醋：山西老陈醋、镇江米醋较好，醋精不能入药。醋具有引药入肝、行水解毒、消痈肿等作用。

4. 麻油：即芝麻油，杂质多、酸败者不能入药。麻油沸点高，故常用来炸炙坚硬或有毒的药物，使之松脆或降低毒性。如虎骨、有毒的马钱子，还有润肠通便的当归。

5. 米泔水：即大米、小米的淘米水，500克米经水搓擦，可出2.5千克米泔水，主要是降低药物的燥性。

二、固体辅料

1. 麦麸：小麦磨面后所剩的麦皮，虫蛀、霉变、腐烂的不能入药。麸皮有和中益脾、矫味等作用，多用于炒药辅料。

2. 沙：即河沙。炮炙不同药物的沙应注意更换。

3. 灶心土：即灶内久经柴草烧熏的灶土，取下研细。它有健脾止泻的作用，可作为炒药的辅料。

4. 蛤粉：为软体动物，文蛤的贝壳，洗净煅后研细粉。有清利湿热、化痰、散结的作用，用于炒烫胶质类药物，如阿胶珠。

5. 豆腐：指市场上出售的豆腐块，变质者不能入药，用于炮制一些有毒的药物（煮），以降低毒性。

6. 米（大米，小米）：变质、霉变者不能入药。米有清利湿热的作用，用于驱寒加温的药物炮制。

7. 滑石粉：有清利湿热的作用，常用来提高温度炮制药物。

第二篇　中药材各论

第五章　根及根茎类

B

八角枫

【处方用名】八角枫。

【药性】辛，苦，微温，小毒。归肝、肾、心经。

【炮制】生用：除去杂质，清水洗净，捞出稍焖，切1~1.5厘米长，干燥。

【功用主治】祛风除湿，舒筋活络，散瘀止痛。主治风温痹痛，瘫痪，鹤膝风，无名肿毒，跌打损伤。

《药性考》："治风湿骨痛筋缩、左瘫右痪、㖞口斜目、满身拘挛。"

【用法用量】内服，煎汤，须根1~3克，根3~6克，或浸酒；外用，捣敷或煎汤洗。

【宜忌】内服不宜过量，小儿、孕妇及体虚者慎服。若中毒，白茅根可解。

【选方】

1.治筋骨疼痛：八角枫1.2克、白牛膝9克，炖猪脚食用。

2.治风湿麻木瘫痪：八角枫根6克、野青菜芽1.2克、猪肉250克，药切碎，炖肉一次吃完。

3.治鹤膝风：八角枫根15克、松节9克，红白牛膝各9克，药切碎，用高度白酒500克浸泡，每服药酒15克，常服。

4.治肩周炎：八角枫须根研末，早晚各服1次，每次0.5~1克，开水冲服，忌酸冷，连服6天，停药2天。

巴戟天

【处方用名】巴戟天，巴戟，盐巴戟，酒巴戟(处方写巴戟天，巴戟，取生品)。

【药性】辛，甘，微温。归肝、肾经。

【炮制】

1.生用：取原药材，除去杂质洗净，泡三四成透后置笼内蒸软，趁热去木芯，切段干燥。

2.盐炙：取净巴戟天段，用盐水拌匀略润，置锅内，用文火炒干，取出。100千克巴戟天，用盐2千克。

3.酒炙：取巴戟天段，用黄酒拌匀润透，置锅内，用文火炒干，取出，放凉。100千克巴戟天，用黄酒12千克。

【炮制作用】

1.生用：偏于强筋骨、祛风湿。

2.盐炙：用于补肾助阳，强筋健骨。

3.酒炙：增其温肾壮阳、强筋壮骨、祛风湿的作用。

【功用主治】补肾助阳、强筋骨、祛风除湿。主治肾虚阳痿，遗精早泄，少腹冷痛，小便不禁，宫冷不孕，风寒湿痹，腰膝酸软，风湿脚气。

《日华子》："安五脏，定心气，除一切风，治邪气，疗水肿。"

【用法用量】内服：煎汤6~15克，或入丸、散，或浸酒、熬膏。

【宜忌】阴虚火旺及有湿热之证禁服。

【选方】

1.治妇人子宫久冷、月经不调或多或少、赤白带下：巴戟天150克，良姜300克，紫金藤500克，青盐100克、肉桂、吴茱萸各200克，研细末，糊丸，用黄酒每服5克，盐水冲服，日2次，午、夜各敷一次(《局方》巴戟丸)。

2.治肾脏久虚、体瘦骨萎、腰脚酸痛、脐腹冷痛、饮食无味、行坐无力、夜多梦泄、耳内蝉鸣：巴戟肉、补骨脂(炒)、茴香子(炒)各25克、黑附子(去皮、脐、盐炒)50克，上四味研末，糊丸，梧桐大，每服20丸，饭前盐水冲服(《圣济总录》巴戟天丸)。

白附子(禹白附)

【处方用名】白附子、生禹白附、禹白附、制白附(处方写禹白附或白附子，取制白附)。

【药性】辛、甘、大毒，归肝、胃经。

【炮制】

1.生用：取原药材，除去杂质，洗净，捞出，晒干，用时捣碎。

2.制白附子：取净白附子，大小分开，清水浸漂，每日换水2~3次，夏天、秋天泡7~10天，冬天、春天泡12~15天，如起黏沫，换水后加白矾少许，泡至口尝稍有麻辣感为度。捞出，置锅内同鲜姜(捣烂)、白矾煮，无白心为度，捞出放凉，切片。100千克白附子，用鲜姜24千克、白矾12千克。

【炮制作用】降低附子毒性。

【功用主治】祛风痰，通经络，解毒镇痛。主治中风痰壅，口歪眼斜，偏头痛，破伤风，毒蛇咬伤，瘰疬结核，痈肿。

【用法用量】内服，煎汤3~6克，研末0.5~1克，宜炙后用；外用，捣烂敷或研末调敷。

【宜忌】血虚生风，内热生惊者及孕妇禁服。

【选方】

1.治口眼歪斜：炙白附子12克，白僵蚕、全虫各9克，共研细分9包，日服3次，每次1包，开水冲下。

2.治腰腿痛、关节痛：炙白附子45克、鸡血藤20克，牛膝、独活各9克，五加皮12克，水煎，分早晚各服。

白　及

【处方用名】白及。

【药性】苦，甘，涩，微寒。归肺、肾经。

【炮制】生用：取原药材，除去杂质，洗净切0.6~1毫米厚，干燥。

【功用主治】收敛止血，消肿生肌。主治咯血，吐血，衄血，便血，外伤出血，痈疮肿毒，烫灼伤，手足皴裂，肛裂。

《滇南本草》:"治痨伤肺气,补肺虚、止咳嗽、清肺痨咳血、收敛肺气。"

《福建药物志》:"补肺生肌,化痰止血。主治咳血、支气管扩张咯血、肺脓疡、胃及十二指肠溃疡、吐血、便血、烧伤、乳头及手足皲裂、痈、疔、鸡眼。"

【用法用量】内服,煎汤3~10克,研末1~3克;外用,研末撒或调涂。

【宜忌】反乌头,畏李核仁、杏仁。

【选方】治胃肠出血:白及、地榆各等份,炒焦研末,日服3次,每次3克。

白 蔹

【处方用名】白蔹。

【药性】苦、辛、微寒,归心、肝、脾经。

【炮制】生用:取原药材,除去杂质,洗净,润透,切片,干燥。

【功用主治】清热解毒,散结止痛,生肌敛疮。主治疮疡肿毒,瘰疬,烫伤,湿疮,温疟,惊痫,血痢,肠风痔漏,白带,跌打损伤,外伤出血。

【用法用量】内服,煎汤3~10克;外用,研末撒或调涂、捣敷。

【宜忌】阴疽及痈疮已溃者慎服。孕妇忌服。反川乌、草乌。

【选方】

1.治口疮不收:白蔹、白及、络石藤各25克,研细末,干撒疮上。

2.治鼻赤:白蔹、杏仁、白石脂各等份,蛋清调涂,晨洗。

白茅根

【处方用名】白茅根,茅根,茅根炭(处方写茅根、白茅根取生品)。

【药性】甘,寒。归心、肺、胃、膀胱经。

【炮制】

1.生用:取原药材,除去杂质,洗净,润透,切1~1.2毫米段,干燥。

2.白茅根炭:取白茅根段,置锅内,用大火炒至表面焦褐色,内部呈褐色,取出,喷水,灭火星,晾干。

【炮制作用】炒炭:增其止血作用。

【功用主治】清热生津,凉血止血,利尿通淋。主治热病烦渴,肺热咳喘,胃热呕逆,血热出血,小便淋沥涩痛,水肿,黄疸。

《日华子》:"主妇人月经不匀,通血脉淋沥。"

【用法用量】内服,煎汤10~30克,鲜用30~60克;外用,捣汁涂。

【宜忌】妊娠禁服,忌铁器。

【选方】

1.治阴虚不能化阳,小便不利或有湿热壅滞,以致小便不利积成水肿:白茅根500克,去皮去节,小根切细,用水4大碗,煮至茅根段落入水底,即成。去渣,每服大半杯,日服5~6次,夜服2~3次,使药力相继,小便自利。

2.治肾炎:白茅根250克,加水500~1000毫升,煎至200~400毫升药水,分早晚两次服(治疗急性肾炎,肾小球肾炎),对肝硬化、心衰引起的水肿无效。

白 前

【处方用名】白前,炙白前(处方写白前,取生品)。

【药性】辛、甘、微温。归肺经。

【炮制】

1.生用:取原药材,除去杂质,洗净,润透,切段,干燥。

2.炒白前：取白前段，置锅内，用文火加热，炒至深黄色为度，取出，放凉。

3.蜜炙：取蜂蜜加水适量稀释后加热，倒入白前段，用文火拌炒至面呈黄色，不黏手为度，取出，放凉。100千克白前段，用蜜24千克。

【炮制作用】

1.生品：用于宣肺解表，化痰止咳。

2.炒：用于温肺散寒，化痰止咳，多用于寒痰或痰湿咳嗽。

3.蜜炙：增强润肺止咳作用，多用于肺虚咳嗽。

【功用主治】泻肺降气，祛痰止咳。主治肺气壅实之咳嗽痰多，气逆喘促，胃脘疼痛，小儿疳积，跌打损伤。

《纲目》："降气下痰。"

《本草求原》："专泻肝、肺、胃、大肠气实以降痰，治久嗽唾血。"

【用法用量】内服：煎汤5~15克，或入丸、散。

【宜忌】肺虚咳喘慎用，生品用量过大，对胃有一定刺激。

【选方】治久咳吐血：白前150克，桑白皮、桔梗各100克，甘草（炙）50克，上四味研细，水250毫升，煮取100毫升，去渣，空腹顿服。忌猪肉、海藻、菘菜。

白　芍

【处方用名】白芍，赤芍，杭白芍，杭芍，炒白芍，土白芍，酒白芍，醋白芍（处方写白芍、杭芍、杭白芍取生品）。

【药性】苦，酸，微寒。归肝、脾经。

【炮制】

1.麸炒：将麸皮撒在锅内加热，待麸皮冒烟时，将白芍倒入锅内，用中火炒至鲜黄色为度，取出，筛去麸皮，晾干。100千克白芍片，用麸皮12千克。

2.酒炙：取白芍片，加黄酒拌匀，稍闷润后，置锅内用文火炒干，取出，放凉。100千克白芍片，用黄酒10千克。

3.醋炙：取白芍片，加醋拌匀，闷润至醋尽时，置锅内，文火炒至黄色为度，取出，晾干。100千克白芍片，用醋15千克。

4.白芍炭：取白芍片，置锅内，用武火炒至外呈黑色，内呈黑褐色为度，喷水灭火星，取出，晾干。

【炮制作用】

1.酒炙：引药上行，增其活血作用。

2.醋炙：增其柔肝作用。

3.麸皮炒：缓和其酷寒之性，可防伤脾胃。

4.炒炭：增其止血作用。

【功用主治】养血和营，缓急止痛，敛阴平肝。主治血虚寒热，脘腹疼痛，胁痛，肢体痉挛疼痛，痛经，月经不调，崩漏，自汗，盗汗，下痢泄泻，头痛眩晕。

《滇南本草》："泻脾热，止腹痛，止水泄，收肝气逆痛，调养心肝脾经血，舒肝降气，止肝气痛。"

《别录》："通顺血脉，缓中，散恶血，逐贼血，去水气，利膀胱大小肠，消痈肿，时行寒热，中恶，腹痛，腰痛。"

【用法用量】内服：煎汤5~15克，大剂量可用15~30克，或入丸、散。平肝火宜生用，养肝柔肝宜炒用。

【宜忌】虚寒之证，不宜单独服用，反藜芦。

《本草经集注》："恶石斛、芒硝，畏消石、鳖甲、小蓟，反藜芦。"

《本草经疏》："白芍药酸寒，凡中寒腹痛，中寒作泄，腹中冷痛，肠胃中觉冷等证忌用。"

【选方】

1. 治泻痢腹痛：黄芩、白芍各50克，甘草25克，研粗末，每服25克，水煎服(《保命集》黄芩芍药汤)。

2. 治牙痛、头痛、痉挛性腹痛：白芍30克、细辛3克、甘草10克，每日1剂，水煎服。

3. 治习惯性便秘：生白芍40克、生甘草15克，水煎服，一日一剂。

白首乌

【处方用名】白首乌。

【药性】甘，微苦，平。归肝、肾、脾、胃经。

【炮制】生用：取原药材，除去杂质，洗净，润透，切2.5~3毫米厚，干燥。

【功用主治】补肝肾，强筋骨，益精血，健脾消食，解毒疗疮。主治腰膝酸软，阳痿遗精，头晕耳鸣，须发早白，心悸失眠，食欲不振，小儿疳积，产后乳汁稀少，疮痈肿痛，毒蛇咬伤。

《纲目》："治腹胀积滞。"

《草木便方》："醋磨涂癣。"

【用法用量】内服，煎汤6~15克，鲜品加倍，研末1~3克，或浸酒；外用，研末敷。

【选方】1. 治神经性衰弱、阳痿、遗精：白首乌15克、酸枣仁9克、太子参9克、枸杞12克，水煎服，早晚2次服。

2. 治胃痛、痢疾、腹痛：白首乌、蒲公英各9克，水煎服分2次。

3. 治脚气水肿：白首乌、车前子各6克，煎水2次服。

白 术

【处方用名】白术、生白术、焦白术、土白术、米炒白术、米泔水炙白术，白术炭(处方写白术，用土炒或麸炒)。

【药性】苦、甘、温，归脾、胃经。

【炮制】

1. 生用：除去杂质，清水洗净，浸泡至五六成透时捞出，润透后，切顺片2~3毫米厚，干燥。

2. 土炒：先将灶心土置锅内炒松，倒入白术片，用中火炒至微焦为度，取出，筛去土，放凉。100千克白术，用灶心土50千克。

3. 麸炒：先将麸皮撒入锅内，待麸皮冒烟时倒入白术片，用中火炒至黄色为度，取出，筛去麸皮，放凉。100千克白术片，用麸皮12千克。

4. 米炒：先将小米倒入锅内，待小米冒烟时倒入白术片，用文火炒至米呈黑色，白术成焦黄色为度，取出，筛去小米，放凉。100千克白术片，用小米12千克。

5. 炒炭：取白术片，置锅内，用武火炒至外呈黑色，内呈黑褐色为度，喷清水适量，灭尽火星，取出，晾一夜。

【炮制作用】

1. 土炒、炒焦、麸炒、米炒：增其健脾、止泻的作用。

2. 炒炭：增其止泻止痢作用。

3. 米泔水浸：去燥性。

【功用主治】健脾益气，燥湿利水，止汗，安胎。主治脾气虚弱之乏力，食少腹胀，泄泻，便秘，水饮内停之小便不利，水肿，痰饮眩晕，寒湿痹，身痛，气虚自汗，胎动不安。

《别录》："主大风在身面，风旋头痛，目泪出。消痰水，逐皮间风水结肿，除心下急满及霍乱吐下不止，利腰脐间血，益津液，暖胃，消谷，嗜食。"

《医学启源》:"除湿益燥,和中益气,其用有九:温中一也;去脾胃中湿二也;除胃热三也;强脾胃、进饮食四也;和胃、生津液五也;主肌热六也;治四肢困倦、目不欲开、怠惰嗜卧、不思饮食七也;止渴八也;安胎九也。"

《汤液本草》:"治皮间风,止汗消痞,补胃和中,利腰脐间血,通水道,上而皮毛,中而心胃,下而利脐,在气主气,在血主血。"

【用法用量】内服:煎汤3~15克,或熬膏,或入丸、散。利水消肿,固表止汗,除湿治痹宜生用;健脾和胃宜炒用;健脾止泻宜炒焦用。

【宜忌】阴虚津亏者慎服。

《药性论》:"忌桃、李、雀肉、菘菜、青鱼。"

《本草蒙筌》:"哮喘勿服,壅窒难当。"

《药品化义》:"凡郁结气滞,胀闷积聚,吼喘壅塞,胃痛由火,痈疽多脓,黑瘦人气实作胀,皆宜忌用。"

【选方】

1.治脾胀满:白术100克,橘皮200克,研末,酒糊丸,梧桐子大。饭前木香煎水送服30丸。

2.肘臂痛:姜黄200克、白术(炒)100克、羌活50克、甘草50克,研为末。每服15克,水一盏半,煎至七分,饭后服(《澹寮》白术姜黄汤)。

3.治脾虚泄泻:白术50克、芍药25克(冬天不用芍药,用肉豆蔻,泄者用炒肉豆蔻),上为末,粥丸。

白头翁

【处方用名】白头翁,白头翁炭(处方写白头翁,取生品)。

【药性】苦,寒。归胃、大肠经。

【炮制】

1.生用:取原药材,除去杂质,洗净润透,切1.5~2毫米厚,干燥。

2.炒炭:取白头翁片,置锅内,用武火炒至外呈黑色,内呈褐黑色,取出,喷水灭火,凉透。

【炮制作用】炒炭:有止血作用。

【功用主治】清热解毒,凉血止痢,燥湿杀虫。主治赤白痢疾,鼻衄,崩漏,血痔,寒热温疟,带下阴痒,瘰疬,湿疹痈疮,眼目赤痛。

《药性论》:"主百骨节痛。"

《本草汇言》:"凉血、消瘀、解湿毒。"

【用法用量】内服,煎汤15~30克,或入丸、散;外用,煎水洗或研末敷。

【宜忌】虚寒泻痢患者慎服。

《本草经疏》:"滞下胃虚不思食,及下利完谷不化、泄泻,由于虚寒寒湿而不由于湿毒者忌之。"

《本草从新》:"血分无热者忌。"

【选方】

1.治热痢下重:白头翁炭100克,黄连、黄柏、秦皮各150克,水1000毫升,煮余300毫升,服150毫升,不愈再服(《金匮要略》白头翁汤)。

2.治流行性腮腺炎:白头翁20克,板蓝根30克,加水500毫升,煎浓打入3枚鸡蛋,勿搅烂,待鸡蛋熟后捞出,去药渣,吃鸡蛋及药汤,使患者出汗。若不痊愈,次日再服一剂。

白　薇

【处方用名】白薇,炙白薇(处方写白薇,取生品)。

【药性】苦,咸,寒。归肺、肝、胃经。

【炮制】

1. 生用：取原药材，洗净，润透，切片，干燥。

2. 炒白薇：取白薇片，置锅中加热，文火炒至焦黄色，取出，放凉。

3. 蜜炙：取炼蜜加水适量稀释后加热，倒入白薇片拌炒，小火炒至深黄色，不黏手为度，100千克白薇片，用蜜24千克。

【炮制作用】

1. 生用：凉血、通淋、解毒疗疮。

2. 炒用：缓和苦寒之性。

3. 蜜炙：滋阴清热。

【功用主治】清热益阴，利尿通淋，解毒疗疮。主治温热病发热，身热斑疹，潮热骨蒸，肺热咳嗽，产后虚烦，热淋，血淋，咽喉肿痛，疮痈肿毒，毒蛇咬伤。

《本草正义》："阴虚有热，自汗、盗汗、久病伤津、病后阴液未复、余热未清，必用此药不可。"

【用法用量】内服，煎汤3~15克，或入丸、散；外用，研末撒敷，鲜品捣烂敷。

【宜忌】血分无热，中寒便滑者慎服。恶黄芪、大黄、大戟、干姜、干漆、山茱萸、大枣。

【选方】

1. 治虚热盗汗：白薇、地骨皮各12克，银柴胡、鳖甲各9克，水煎分二次服。

2. 治小便不禁：白薇50克、白蔹50克、白芍50克，上药研细，食前以粥饮调下10克。

3. 治白带不止：白薇50克，赤芍、乌贼骨各25克，研细粉，醋糊丸梧桐子大，饭前服20丸，热水下，日再服。

白药子

【处方用名】白药子。

【药性】苦，辛，凉，小毒。归肺、胃经。

【炮制】生用：取原药材，除去杂质，洗净，干燥，用时捣碎。

【功用主治】清热解毒，祛风止痛，凉血止血。主治咽喉肿痛，热毒痈肿，风湿痹痛，腹痛，泻痢，吐血，衄血，外伤出血。

《纲目》："散血，降火，消痰，解毒。"

【用法用量】内服，煎汤9~15克，或入丸、散；外用，研末敷。

【宜忌】脾虚及泄泻者禁服。

《浙江药用植物志》："本品能催吐，用量过大，会引起头晕、呕吐等副作用。"

【选方】

1. 治风痰上壅，咽喉不利：白药子150克、黑丑25克，同炒香，去黑丑一半，为末，防风150克，研细末开水泡茶，每次5克。

2. 治喉中肿痛，散血消痰：白药子、朴硝各等份，研为细末，用小管吹入喉中。

3. 治乳汁少：白药子研末，每服5克，煎猪蹄汤调下。

4. 治肺虚通身出汗不止：白药子100克，甘草、芍药各50克，研末，每服15克，水一盏，煎七分，去渣温服。

5. 治流行性腮腺炎，淋巴结炎，无名肿毒：白药子根同醋磨汁，涂患处。

白 芷

【处方用名】白芷。

【药性】辛，温。归肺、脾、胃经。

【炮制】生用：取原药材，除去杂质，清水洗净，浸泡2小时，捞出，润透后切顶刀片1.5~2毫米厚，晒干。

【功用主治】祛风除湿，通窍止痛，消肿排脓。主治感冒头痛，眉棱骨疼，牙痛，鼻塞，鼻渊，湿盛久泻，赤白带下，痈疽疮疡。

《得配本草》："通窍发汗，除湿散风，退

热止痛，排脓生肌。”

【用法用量】内服，煎汤3~10克，或入丸、散；外用，研末撒或调敷。

【宜忌】血虚有热及阴虚阳亢，头痛者禁服。

《雷公炮制药性解》：“能伤气血，不宜多服。”

【选方】

1. 治睛疼难忍：白芷、赤芍、防风、细辛各等份，研末，每服15克，水一盏，砂糖10克，同煎余七分，去渣，温服，不拘时。

2. 治鼻渊：辛夷、防风、白芷各4克，苍耳子6克，川芎2.5克，北细辛3.5克，甘草1.5克，白水煎，忌牛肉。

3. 治乳疳、乳头腐烂延及周围：白芷10克、牡蛎粉25克、冰片1克，研细末，搽患处。

百　部

【处方用名】百部、炙百部（处方写百部，取生品）。

【药性】苦，微甘，微温。归肺经。

【炮制】

1. 生用：拣去杂质，除去根茎，洗净润透，切3~4毫米厚，干燥。

2. 蜜炙：取净百部片，倒入热沸后的炼蜜锅内，文火炒至不黏手为度，取出放凉。每100千克百部片，用炼蜜12千克。

【炮制作用】蜜炙：增强其润肺化痰止咳的作用。

【功用主治】润肺止咳，杀虫灭虱。主治新久咳嗽，肺痨，百日咳，蛲虫病，体虱，疥癣。

【用法用量】内服，煎汤3~10克；外用，煎水洗或研末外敷或浸酒涂擦。

【宜忌】脾胃虚弱者慎服，多服恐滑肠。

【选方】

1. 治小儿百日咳：蜜炙百部、夏枯草各9克，水煎服。

2. 治肺实鼻塞，不闻香臭：百部100克，款冬花、贝母（去芯）、白薇各50克。研细末，每次米汤调服8克。

3. 治皮肤瘙痒：百部50克、60度酒500毫升、甘油50毫升，将甘油、酒混合均匀，倒入百部，酒泡48小时，用药酒每日外擦患处3~4次。

百　合

【处方用名】百合，苏百合，炙百合（处方写百合、苏百合取生品）。

【药性】甘，微苦，微寒。归心、肺经。

【炮制】

1. 生用：取原药材，除去杂质及油瓣。

2. 蜜炙：取炼蜜加适量清水稀释后，加入百合拌匀，润透，置锅内用文火加热，炒至黄色不黏手为度。100千克百合，用炼蜜12千克。

【炮制作用】蜜炙：增强其润肺作用。

【功用主治】养阴润肺，清心安神。主治阴虚久咳，痰中带血，热病后期，余热未清，失眠多梦，精神恍惚，痈肿，湿疮。

《本草汇言》：“养肺气，润脾燥，治肺热咳嗽、骨蒸潮热、脾火燥结、大肠干涩。”

【用法用量】内服：煎汤6~12克，或入丸、散，亦可煮粥。

【宜忌】风寒咳嗽及中寒便溏者禁服。虽能补益，也伤脾气，也伤肺气，不宜多服久服。

【选方】

1. 治神经衰弱，心烦失眠：百合15克、酸枣仁（炒）15克、远志9克，煎服。

2. 治老年性便秘：百合60克(新品100克)、蜂蜜20克，干百合清水泡24小时后，加水300毫升，文火煮至百合烂熟后，加入蜂蜜拌匀，日服1剂，早、晚二次分服。

板蓝根

【处方用名】板蓝根，大青根。

【药性】苦，寒。归心、肺、肝、胃经。

【炮制】生用：取原药材，除去杂质，润透，切顶头片1.5~2毫米厚，干燥。

【功用主治】清热，解毒，凉血，利咽。主治风热感冒，流感，流行性脑脊髓膜炎，流行性乙型脑炎，大头瘟，烂喉丹痧，丹毒，痄腮，咽喉肿痛，黄疸，水痘，麻疹。

【用法用量】内服，煎汤15~30克，也可用至60~120克，或入丸、散；外用，煎水洗。

【宜忌】脾胃虚寒，无实火热毒者慎服。

【选方】

1. 治痄腮：板蓝根30克、夏枯草12克，水煎服。

2. 治肝炎：板蓝根、茵陈各15克，赤芍9克，甘草3克，转氨酶高者加夏枯草6克，水煎服。

3. 治流行性脑脊髓膜炎：板蓝根125克，水煎服，每两小时服一次。

4. 治鹅口疮：板蓝根煎浓汁，反复涂擦患处，6~7次/日。

5. 治流行性乙型脑炎：板蓝根，5岁以下每日60克，5~13岁每日100克，成人每日130克，每30克板蓝根加水500毫升，煎成100毫升药水，每日二次分服。

半 夏

【处方用名】半夏，生半夏，清半夏，姜半夏，法半夏(处方写半夏，取清半夏)。

【药性】辛，温，有毒。归脾、胃、肺经。

【炮制】

1. 生用：取半夏，洗净，干燥，用时捣碎。

2. 清半夏：取洗净的半夏，用清水浸泡，夏天泡7天左右，冬天泡14天左右，每日换水1~2次。泡至口尝稍有麻辣感时，移置锅内加白矾与水同煮，至无白心时加面粉拌匀成团，略凉，切0.3毫米片，干燥，筛去面粉。100千克半夏用白矾15千克，面粉适量。

3. 姜半夏：取清半夏片，用生姜汁拌匀稍润，置锅内用文火炒至黄色为度，取出，放凉。100千克清半夏用生姜汁12千克。

4. 法半夏：将半夏泡至稍有麻辣感时，再加白矾水浸泡一日，取出。甘草熬水去渣，倒入半夏池中，加水以淹没半夏2~3指为度，再加生石灰搅拌均匀，焖24小时，取出，清水洗净，干燥。100千克半夏用白矾2千克，甘草15千克，生石灰40千克。

【炮制作用】浸泡和使用白矾、生姜、甘草处理，能解半夏之毒，且白矾还能起防腐作用，石灰能去半夏滑涎。

【功用主治】燥湿化痰，降逆止呕，消痞散结。主治咳喘痰多，呕吐反胃，胸脘痞满，头痛眩晕，夜卧不安，瘿瘤痰核，痈疽肿毒。

《药性论》："能消痰涎，开胃健脾、止呕吐、去胸中痰满、下肺气、主咳结。"

《日华子》："治吐食反胃，霍乱转筋，肠腹冷，痰疾。"

【用法用量】内服，煎汤，3~9克，或入丸、散；外用，生品研末，水调敷，或用酒、醋调敷。

【宜忌】阴虚燥咳、津伤口渴、血证及燥痰者禁服。孕妇慎服。

《本草经集注》:“恶皂荚,畏雄黄、生姜、干姜、秦皮、龟甲,反乌头。”

【选方】

1.治妊娠呕吐不止:干姜、人参各50克,半夏100克,上三味研粉,姜汁糊丸,梧桐子大,每次服10丸,日3服。

2.治胃口有热,呕吐、咳逆、虚烦不安:人参5克、半夏10克、竹茹一团、姜7片,煎水温服。

北豆根

【处方用名】北豆根,山豆根,豆根。

【药性】苦,寒,有小毒,归肺、胃、大肠经。

【炮制】生用:取原药材,除去杂质,洗净,切6~10毫米厚的段,干燥。

【功用主治】清热利咽,祛风除湿,解毒杀虫。主治咽喉肿痛,咳嗽,湿热泻痢,黄疸,风湿痹痛,水肿,脚气,痄腮,蛇虫咬伤。

【用法用量】内服:煎汤3~9克,治喉咙肿痛,宜含口中细咽。

【宜忌】脾虚便溏者,禁服。量超15克可引起呕吐。

【选方】

1.治咽喉肿痛:北豆根、射干各3克,研细粉用管吹入咽喉中。

2.治慢性扁桃体炎:北豆根9克、金莲花3克、生甘草6克,水煎早晚分服。

3.治肺热咳嗽:北豆根、前胡、牛蒡子、枇杷叶各9克,煎水,分早、晚服。

4.治痢疾、肠炎:北豆根、徐长卿各9克,煎水,分上、下午服。

5.治湿热黄疸:北豆根9克、茵陈15克、生大黄6克、栀子9克,煎水,上、下午分服。

北沙参

【处方用名】北沙参,辽沙参,辽参,条参,炙沙参,米沙参(处方写北沙参、辽参、条参、辽沙参取生品)。

【药性】甘,凉。归肺、胃经。

【炮制】

1.生用:取原药材,除去杂质,洗净,润透,切0.6~1毫米厚,干燥。

2.蜜炙:取北沙参段,倒入煮沸的蜂蜜锅内,用文火翻炒至黄色,以不黏手为度,取出,放凉。100千克北沙参段,用炼蜜15千克。

3.米炒:取小米撒入锅内加热,待小米冒烟时倒入北沙参段,翻动炒至北沙参段表面变黄色时取出,筛去末。100千克北沙参段,用小米10千克。

【炮制作用】

1.蜜炙:增其润肺止咳作用。

2.米炒:增加健脾和胃作用。

【功用主治】养阴清肺,益胃生津。主治肺燥干咳,虚劳嗽血,胃阴不足,津伤口干。

《得配本草》:“补阴以制阳,清金以滋水,治久咳肺痿、皮热瘙痒、惊烦、嘈杂、多眠、疝痛、长肌肉、消痈肿。”

【用法用量】内服:煎汤5~10克,或入丸、散、膏剂。

【宜忌】风寒作咳及肺胃虚寒者禁服,痰热咳嗽者慎服。恶防风,反芦藜。

【选方】

1.治肺结核咳嗽:北沙参9克、麦冬6克、甘草3克,开水冲泡,代茶饮。

2.治慢性支气管炎:北沙参、车前子各10克,生甘草5克,煎水,日分2次服。

C

苍 术

【处方用名】苍术，关苍术，茅苍术，炒苍术，生苍术，米泔水炙苍术，土苍术(处方写苍术、关苍术、茅苍术取麸炒)。

【药性】辛，苦，温。归脾、胃、肝经。

【炮制】

1. 生用：取原药材，除去杂质，水泡至七八成透捞出，切2.5~3毫米厚，干燥。

2. 麸炒：取麸皮置锅内加热，至麸皮冒烟，倒入苍术片，文火炒至表面微焦斑，取出，凉透。100千克苍术片，用麸皮12千克。

3. 米泔水炙：取苍术片用米泔水喷洒润透，置锅内用文火炒至微黄色，取出。100千克苍术片，用米泔水18千克。

【炮制作用】

1. 麸炒：增其健脾燥湿作用。

2. 米泔水炒：降其辛燥之性。

【功用主治】燥湿健脾，祛风湿、明目。主治湿困脾胃，倦怠嗜卧，胸痞腹胀，食欲不振，呕吐泄泻，痰饮，湿肿，表证夹湿，头身重痛，痹证。湿盛，肢节酸痛重着，夜盲，痿躄。

《玉楸药解》："燥土利水、泄饮消痰、行瘀、开郁、去漏、化癖除癥、理吞酸去腐、辟山川瘴疠、回筋骨之痿软、清溲溺之混浊。"

【用法用量】内服：煎汤3~9克，或入丸、散。

【宜忌】阴虚内热，气虚多汗者禁服，忌桃、李、雀肉、菘芽、青鱼、胡荽、大蒜。

【选方】治脾胃不和、不思饮食、心腹胁肋胀满刺痛、口苦无味、胸满气短、呕哕恶心、嗳气吞酸、面色萎黄、机体瘦弱、倦怠嗜卧：苍术(米泔水炙)2500克，厚朴(姜炙)、陈皮各1600克，甘草(炒)1500克，研末，每服10克，水1盏，入生姜2片、大枣2枚，同煮至七分，饭前空心热服(入盐少许)。

草 乌

【处方用名】草乌，生草乌，制草乌(处方写草乌，取制品)。

【药性】辛，苦，热，大毒。归心、肝、脾经。

【炮制】

1. 生用：取原药材，除杂质及芦头，清水洗净晒干。

2. 煮草乌：取甘草打碎，与生草乌置于适宜的容器内，加水泡，夏天泡10天左右，冬天泡15天左右，每日换水2~3次。泡至口尝稍有麻辣感时捞出，拣去甘草，再置锅内，加水适量，煮透捞出，晾至半干，切顺片0.8~1毫米厚，晒干。100千克草乌，用甘草30千克。

【炮制作用】煮制：去其毒性。

【功用主治】祛风除湿，温经散寒，消肿止痛。主治风寒湿痹，关节疼痛，头风头痛，中风不遂，心腹冷痛，寒疝作痛，跌打损伤，瘀血肿痛，阴疽肿毒等。并可用于麻醉止痛。

【用法用量】内服，煎汤3~6克，或入丸、散；外用，研末调敷，或用醋磨汁涂患处。

【宜忌】阴虚火旺，各种热证患者及孕妇慎服。反半夏、瓜蒌、天花粉、川贝、浙贝、白蔹、白及。内服，须炮制后用入汤剂，应煮两小时后再煎其他药物。内服过量可致中毒。

《纲目》："黑豆，冷水能解其毒。"

【选方】

1.治寒湿气、四肢骨节疼痛：草乌（制）、苍术、甘草各0.5克，共研细末，酒冲服。

2.治膝、踝关节疼痛，能除风湿、健步：草乌、防风、细辛各等份，为末，放入鞋袜中。

草血竭

【处方用名】草血竭。

【药性】苦，辛，寒。

【炮制】生用：取原药材，除去杂质，洗净，浸泡六七成透，捞出切1~1.5毫米厚，干燥。

【功用主治】散瘀止血，下气消积，解毒，利湿。主治癥瘕积聚，跌打损伤，外伤出血、吐血、咯血、衄血，经闭，崩漏，慢性胃炎、胃及十二指肠溃疡，食积停滞，痢疾，肠炎，水肿，疮毒，蛇虫咬伤，火烫伤。

【用法用量】内服，煎汤10~15克，研末1.5~3克或浸酒；外用，研末调敷。

【选方】

1.治男女痞块疼痛，癥瘕积聚：草血竭焙干研末，每服1克，砂糖，温酒调服，气盛者加槟榔、台乌。

2.治寒湿气浮肿：草血竭15克、茴香根15克、草果子10克，共研末同泥鳅煮，服3~4次。

3.治水肿，胁下有包块：草血竭15克、马鞭草18克、大蓟30克，水煎服。

4.治产后血虚：草血竭9克、玉竹15克、苎麻根6克，炖肉吃。

5.治烫伤、烧伤：草血竭研末，冰片1.5克，和匀调蓖麻油，外搽患处。

柴　胡

【处方用名】柴胡，软柴胡，醋柴胡，酒柴胡，炒柴胡，炙柴胡，柴胡炭（处方写柴胡、软柴胡，取生品）。

【药性】苦，辛，微寒，归肝、胆经。

【炮制】

1.生用：取原药材，除去杂质及残茎，洗净润透，切厚片干燥。

2.炒柴胡：取柴胡片，置锅内，用文火炒至微焦，取出放凉。

3.醋炙柴胡：用柴胡片，加醋拌匀，润透，置锅内，用文火炒干。100千克用醋20千克。

4.蜜炙柴胡：取柴胡片，加入炼蜜中，拌匀，用文火炒至微黄色，以不黏手为度，取出。100千克用炼蜜12千克。

5.黄酒炙柴胡：取柴胡片，加黄酒拌匀，置锅内，用文火炒至黄色为度，取出。100千克用黄酒12千克。

【炮制作用】

1.生用：升散作用较强，用于解表退热。

2.醋炙：引药入肝，增其散瘀作用。

3.蜜炙：缓和其发散作用，增其补中力量。

4.炒黄：缓和发散作用。

5.酒炙：增其行血通经作用。

【功用主治】解表退热，疏肝解郁，升举阳气。主治外感发热，寒热往来，疟疾，肝郁胁痛，乳胀，头痛头晕，月经不调，气虚下陷之脱肛、子宫脱垂，胃下垂。

《本经》："主心腹，取肠胃中结气，饮食积聚，寒热邪气，推陈致新。"

【用法用量】

1.内服：煎汤3~10克，或入丸、散。解热宜生用，用量宜大；疏肝用醋炙，宜中量；升阳宜生用，量宜小。

2.外用：煎水洗，或研末调敷。

【宜忌】真阴亏损，肝阳上亢及肝风内动之证，禁用。恶皂荚，畏藜芦。

《本草正》："性滑，善通大便，凡溏泄脾薄者当慎用。"

【选方】

1.治外感风寒，发热恶寒，头疼，身痛，痎疾初起：酒柴胡15克、防风5克、陈皮8克、芍药10克、甘草5克、生姜5片，水1杯半，煎至7分，热服（《景岳全书》正柴胡饮）。

2.治耳聋不闻雷声：柴胡50克、香附50克、川芎25克，为末。分早、晚，开水服各15克（《医林改错》通气散）。

3.治口疮：柴胡、吴茱萸各25克，研细粉，好酒调敷脚心。

4.治口糜生疮：柴胡（去苗）、地骨皮各50克，研末每服20克，水一大盏，煎至六分去渣，细细含咽。

赤　芍

【处方用名】赤芍，口赤芍，京赤芍，酒赤芍，炒赤芍（处方写京赤芍、口赤芍、赤芍，取生品）。

【药性】苦，微寒。归肝、脾经。

【炮制】

1.生用：取原药材，除去杂质，清水洗净，浸泡1~2小时，捞出润透后，切顶刀片0.8~1毫米厚，干燥。

2.炒黄：取赤芍片，置锅内，用文火炒至表面微带焦斑为度，取出放凉。

3.酒炙：赤芍片与黄酒拌匀润至酒尽，置锅内，用文火炒至微黄色为度，取出放凉，100千克赤芍片，用黄酒12千克。

【炮制作用】

赤芍，酸、苦、微寒，对中寒泄泻腹痛者不宜。

1.炒：减其寒性，以避中寒。

2.酒炙：增强其活血祛瘀作用。

【功用主治】清热凉血，活血祛瘀。主治温毒发斑，吐血，衄血，肠风下血，目赤肿痛，痈肿疮疡，闭经，痛经，崩带淋浊，瘀滞胁痛，疝瘕积聚，跌扑损伤。

《别录》："通顺血脉，缓中，散恶血，逐贼血，去水气，利膀胱大小肠，消痈肿，时行寒热，中恶腹痛，腰痛。"

【用法用量】内服：煎汤4~10克，或入丸、散。

【宜忌】血虚无瘀证及痈疽已溃者慎服。恶石斛、芒硝，畏硝石、鳖甲、小蓟，反藜芦。

【选方】

1.治冠心病：赤芍1千克，加水4千克，煮至药汤2千克，去渣，再煮至1千克，每次服药汤40克，日服3次。35天为一疗程，连服2个疗程。

2.治疗急性乳腺炎：赤芍、甘草各50克，如已溃脓、分泌物多者，加黄芪（生）30克，局部伴有慢性湿疹者加地肤子20克，乳腺炎原有结核者加穿山甲10克、昆布20克，每日1剂，煎汤，饭后分2次服，早晚2次。

川　贝

【处方用名】川贝，川贝母，珍珠贝，贝母。

【药性】甘，苦，微寒。归肺、心经。

【炮制】生用：取原药材，除去杂质，清水稍泡，捞出，焖润后，掰瓣去心，干燥。

【功用主治】止咳化痰，润肺散结。主治肺虚久咳，虚劳咳嗽，燥热咳嗽，肺痈，瘰疬，痈肿，乳痈。

《本草述》："疗肿瘤疡，可以托里护心，收敛解毒。"

《日华子》："消炎，润肺、心，细粉糊丸，口含止咳嗽。"

【用法用量】内服：煎汤3~9克，入丸、散用1~1.5克。

【宜忌】反乌头、桃花，畏秦艽、白矾、莽草。

【选方】

1. 治肺热咳嗽多痰，咽喉中干：川贝（去芯）、杏仁（去皮、尖）各80克，甘草1.5克，研磨，口含化，每次3克，一日3次。

2. 治一切无名肿毒疮疖：川贝（去芯），一半生，一半炒，和匀研末，病在上，饭后服；病在下，饭前服，每次酒调下2克，日3次。

3. 治肺结核咳血：三七、白及、川贝、神曲各10克，研细，日服3次，每次10克，10天为一个疗程。

川木香

【处方用名】川木香，煨木香（处方写川木香，取生品）。

【药性】辛，苦，温。归脾、胃、大肠经。

【炮制】

1. 生用：取原药材，除去杂质及油头，洗净、润透切厚片，干燥。

2. 煨木香：取木香片，一层纸铺一层木香片，铺数层，置高温室内烘煨，至木香中的挥发油渗在纸上，取出，放凉。

【炮制作用】

1. 生用：行气止痛，治疗脾胃气滞、脘腹胀痛。

2. 煨：增其涩肠止泻作用，用于肠鸣泄泻。

【功用主治】行气止痛，温中和胃。主治脘腹胀痛，呕吐，肠鸣泄泻，里急后重，肝胆疼痛，消化不良。

【用法用量】内服，煎汤1.5~9克，宜后下，研末0.5~0.9克。

川牛膝

【处方用名】川牛膝。

【药性】甘，微苦，平。归肝、肾经。

【炮制】

1. 生用：取原药材，除去杂质及芦头，洗净润透，切片，干燥。

2. 酒炙：取川牛膝片，加黄酒拌匀润透，置锅内，用文火炒干。100千克川牛膝片，用黄酒10千克。

3. 盐炙：取川牛膝片，用适量盐水拌匀，置锅内，用文火炒干。100千克川牛膝片，用盐2千克。

【炮制作用】

1. 酒炙：增强其活血化瘀的功效。

2. 盐炙：引药入肾，增强其健骨作用。

【功用主治】活血祛瘀，除风利湿。主治血瘀经闭，难产，胞衣不下，产后瘀血腹痛，热淋，石淋，痛经，风湿腰膝疼痛，跌打损伤。

《本草正义》："用于肩背手臂，疏通脉络，流利关节。"

【用法用量】内服，煎汤6~10克，或入丸、散，或泡酒。

【宜忌】孕妇及月经过多者禁服。

【选方】治痛经和瘀滞经闭：川牛膝（酒炙）9~10克、当归12克、红花6克、香附10克、益母草30克，水煎分早晚各服。

川　乌

【处方用名】川乌，生川乌，制川乌（处方写川乌，取生品）。

【药性】辛，苦，热，大毒。归心、肝、脾、肾经。

【炮制】

1.将生川乌大小分开，与甘草同置水中浸泡，夏秋季泡10天左右，日换水3次；春天、冬天泡15天左右，日换水2次。泡至口尝稍有麻辣感时，捞出，移至锅内加醋与水同煮，煮至中央无白芯为度，取出，晾至半干，切顺刀片厚0.8~1毫米，干燥。100千克川乌用甘草6千克，醋18千克。

2.浸泡方法同上，移至锅内后，加生姜、甘草、黑豆、白矾同煮，煮至无白芯为度，取出，除去黑豆、甘草、干姜，晒至半干，切顺刀片0.8~1毫米厚，干燥，100千克川乌，用黑豆12千克，甘草、生姜各3千克，白矾5千克。

【炮制作用】生川乌有大毒，制后降其毒性。

【功用主治】祛风除湿，温经，散寒止痛。主治风寒湿痹，肢体麻木，半身不遂，头风头痛，心腹冷痛，寒疝作痛，跌打瘀痛，痈疽肿痛，并可用于麻醉止痛。

《纲目》："助阳退阴，功同附子而稍缓。"

【用法用量】内服，煎汤3~9克，或研末1~2克，或入丸、散。内服须炮制后用；入汤剂，应先煎1~2个小时，以降低其毒性；外用，研末撒或调敷。

【宜忌】阴虚阳盛、热证疼痛者及孕妇禁服。反半夏、瓜蒌、天花粉、川贝母、浙贝母、白蔹、白及，酒浸，酒煎服，易致中毒，应慎服。乌头服用不当可引起中毒，其症状为口舌、四肢及全身麻木，严重者可死于呼吸衰竭。

【选方】治疗肩周炎：川乌、草乌、樟脑各90克，研细末，加适量陈醋调敷患处，厚约0.5厘米，外包纱布，热水袋热敷30分钟，用药3次可见效。

川 芎

【处方用名】川芎，炒川芎，酒川芎（处方写川芎，取生品）。

【药性】辛，温。归肝、胆、心包经。

【炮制】

1.生用：取原药材，除去杂质，大小分开，清水浸泡至五六成透，捞出，润透，切0.8~1毫米厚片，干燥。

2.酒川芎：取净川芎片，用黄酒拌匀润透，置锅内，用文火炒至表面呈黄色为度，取出。100千克川芎片用黄酒12千克。

3.麸炒川芎：取麸皮撒于锅内加热，冒烟时倒入净川芎片，用中火炒至表面呈黄色为度，取出，筛去麸皮，放凉。100千克川芎片用麸皮18千克。

【炮制作用】

1.酒炙：增其活血、行气、止痛作用。

2.麸炒：缓和辛、燥之性。

【功用主治】活血祛瘀，行气开郁，祛风止痛。主治月经不调，经闭，经痛，产后瘀血，腹痛，癥瘕肿块，胸胁疼痛，头痛眩晕，风寒湿痹，跌打损伤，痈疽疮疡。

《日华子》："治一切风，一切气，一切劳损，一切血，补五劳，壮筋骨，调众脉，破结宿血，养新血，长肉，鼻洪，吐血，及溺血，痔瘘，脑痈发背，瘰疬瘿赘，疮疥及排脓消瘀血。"

《珍珠囊》："治头痛、颈痛，上行头角，助清阳之气，止痛；下行血海，养新生之血，调经。"

【用法用量】内服：煎汤3~10克研末，每次1~1.5克，或入丸、散。

【宜忌】阴虚火旺，月经过多，出血性疾病慎用。恶黄芪、黄连、山茱萸、狼毒。

【选方】

1. 治偏头痛，头风：菊花、石膏、川芎各15克，研末，每服5克，温水调下。

2. 治产后瘀血结块腹痛：当归40克、川芎15克、桃仁14粒（去皮、尖，研粉）、黑姜2.5克、炙甘草2.5克，用黄酒、童便各半，煎服（《傅青主女科》生化汤）。

3. 治瘰疬：川芎50克、白僵蚕、炙甘草各25克，上三味研细，每服6.5克，蜜水调下，日三服，饭后下（《圣济总录》内消散）。

穿破石

【处方用名】穿破石。

【药性】淡，微苦，凉。

【炮制】生用：取原药材，除去杂质，清水洗净，润透后切斜片厚1~1.5毫米，晒干。

【功用主治】祛风湿，清热，消肿。主治风湿痹痛，腰痛，跌打损伤，黄疸，癥瘕，痄腮，肺痨咯血，胃脘痛，淋浊，肿胀，闭经，重舌，鹅口疮，小儿心热，疔疮痈肿，瘰疬，外治出血。

《全国中草药汇编》："止咳化痰。主治黄疸型肝炎、肝脾肿大、胃及十二指肠溃疡。"

《云南中草药》："清热解毒。主治腮腺炎、淋巴结核、咳嗽、肺结核咯血、肝炎、膀胱炎、头晕、乳汁不通，疖肿。"

【用法用量】内服，煎汤3~10克，鲜品可用至120克，或浸酒；外用，捣敷。

【宜忌】孕妇慎服。

【选方】治尿路结石：穿破石15克、野花椒15克、千斤拔30克、车前草30克，每日1剂，水煎2次温服。

穿山龙

【处方用名】穿山龙。

【药性】苦，平。归肝、肺经。

【炮制】生用：取原药，除去杂质洗净，泡六七成透，捞出润透后，切斜片1~1.2毫米厚，干燥。

【功用主治】祛风除湿，活血，止咳。主治风湿痹痛，肢体麻木，风湿，胸痹心痛，腹痛，慢性气管炎，跌打损伤，劳损，疟疾，痈肿，冻疮。

《东北药用植物志》："舒筋活血，治腰腿疼痛，筋骨麻木。"

【用法用量】内服煎汤6~9克，鲜品30~45克。

【选方】

1. 治风湿腰腿疼，筋骨麻木：穿山龙30克、淫羊藿、土茯苓、骨碎补各9克，水煎服。

2. 治大骨节病，腰腿疼痛：穿山龙60克、白酒500克，泡7天，每日服2次，每次服药酒30克。

重　楼

【处方用名】重楼，蚤休，金丝重楼。

【药性】苦，微寒，小毒。归肝经。

【炮制】生用：取原药材，拣去杂质，洗净晒干，用时捣碎。

【功用主治】清热解毒，消肿，定惊。主治痈肿疮毒，咽肿喉痹，乳痈，蛇虫咬伤，肝热抽搐，跌打损伤。

《新修本草》："醋磨治肿毒，敷蛇毒。"

《生草药性备要》："补气行血，壮精益肾，能消百毒。"

【用法用量】内服,煎汤3~10克,研末,每次1~3克;外用,磨汁涂布,研末敷。

【宜忌】虚寒证,阴证外疡者及孕妇禁服,元气虚者禁用。

【选方】

1. 治一切无名肿毒:重楼、生半夏、生南星、霸王各七等份,研细粉,调蜜外涂。

2. 治流行性腮腺炎:重楼10~20克,用米醋磨汁涂患处,日涂3次。

3. 治痔疮:重楼研细粉,每日3次,每次3克,凉开水冲服,醋磨汁,每晚洗净肛门后,滴入10滴。

刺五加

【处方用名】刺五加。

【药性】辛,温。归肝、肾经。

【炮制】生品:取原药材,除去杂质,洗净润透,切片干燥。

【功用主治】益气,补肾,安神,活血。主治脾虚乏力,气虚浮肿,失眠多梦,健忘,腰膝酸软,小儿行迟,胸痹疼痛,久咳,风湿痹痛。

《长白山植物药志》:"补气益精,祛风湿,强筋骨。主治神经衰弱、气虚乏力、高血压、冠心病、心绞痛、高脂血症、糖尿病、慢性支气管炎、慢性中毒,以及肿瘤切除后辅助治疗。"

【用法用量】内服,煎汤6~15克,或入丸、散,泡酒;外用,研末调敷。

【宜忌】阴虚火旺者慎服。

【选方】

1. 小儿筋骨萎软,行走较迟:刺五加9克、茜草、木瓜、牛膝各6克,水煎服。

2. 治脚气浮肿:刺五加12克,黄芪(炙)30克,水煎服。

3. 治水肿,小便不利:刺五加、陈皮、生姜皮、茯苓皮、大腹皮各9克,水煎服。

D

大 黄

【处方用名】大黄,西吉,中吉,川军,炙大黄,熟大黄,醋大黄,酒大黄(处方写大黄、川军、西吉、中吉取生品)。

【药性】苦,寒。归胃、大肠、肝、脾经。

【炮制】

1. 生用:取原药材,除去杂质,大小分档,洗净,润透,切厚片,晾干。

2. 酒炙:将大黄片与黄酒拌匀,焖至酒尽时,取出晾干。100千克大黄片用黄酒18千克。

3. 醋炙:将大黄片与米醋拌匀,焖至醋尽时,置锅内用文火微炒,取出晒干,晾干。100千克大黄片用醋18千克。

4. 蜜炙:先将蜂蜜置锅内,加热至沸,加入大黄片,用文火炒至不黏手为度,取出放凉。100千克大黄片用炼蜜18千克。

5. 大黄炭:取大黄片,置锅内,用武火炒至外呈黑色,内呈黑褐色为度,喷洒适量清水,灭尽火星取出,放凉。

【炮制作用】

1. 酒炙:引药上行,清上焦之热,治目赤红肿,口腔溃疡。

2. 醋炙:入肝,降肝火。

3. 蜜炙:润肠通便,缓其峻下作用。

4. 大黄炭:止血,治血痢。

【功用主治】攻积滞,清湿热,泻火,凉血,祛痰,解毒。主治食积便秘,热结胸痞,湿热痢疾,黄疸,淋病,水肿腹满,小便不利,目赤,咽喉肿痛,口舌生疮,胃热呕吐,吐血、咯血、便血、尿血、蓄血、经闭,产后瘀滞,腹痛,癥瘕积聚,跌打损伤,热毒痈疡,丹毒,烫伤。

《本经》:"主下瘀血,血闭,破癥瘕积聚,留饮宿食,涤荡肠胃,推陈致新,通利水谷,调中化食,安和五脏。"

《日华子》:"通宣一切气,调血脉,利关节,泄壅滞水气,四肢冷热不调,温瘴热疾,利大小便,并敷一切疮疖痈毒。"

《轩岐救正论》:"除三焦湿热,心下痞满。"

【用法用量】内服,煎汤3~12克,泻下通便,宜后下,不可久煎,或用开水浸泡饮汁,研末0.5~2克,或入丸、散;外用,研末调敷或煎水洗、涂,煎液也可做灌肠用。

【宜忌】脾胃虚寒,血虚气弱,妇女胎前、产后、月经期及哺乳期均慎服。生大黄内服可能有恶心、呕吐、腹泻等副作用,停药后可缓解。

【选方】

1.治五种喉痹:大黄、白僵蚕(炒)各等份,研为细末,每服25克,生姜汁、蜜各半盏,一处调服,以利为度。

2.治口糜生疮:大黄50克(切如指头大小),蜜煎五七沸,候冷取出,每含一块,咽津(《圣济总录》大黄蜜煎方)。

3.治急性肠梗阻:生大黄粉9克,老人小儿减半,开水冲服或通过胃管注入,每日两次。

4.治急性胰腺炎

1)大黄30~50克,加开水120~200毫升浸泡去渣,每日分4~8次口服,或通过胃管灌入。

2)生大黄30~60克,研粉,每次3克,开水冲服,每日5~8次,至腹部疼痛减轻后减量服。

5.治急性胆囊炎,胆结石:用大黄50克和猪胆汁浸渍后的绿豆250克,烘干研粉,装入胶囊(0.3克),每次1.5克,每日3次。

6.治急性肝炎:生大黄、芒硝各9~15克,开水泡,每日1剂,分两次服。

7.治高血脂:生大黄研细粉,每日服4次,每次0.25克,7天后改服0.5克,每日3次。

大 蒜

【处方用名】大蒜,大蒜头。

【药性】辛,温。归脾、胃、肺、大肠经。

【炮制】生用:拣去杂质,用时剥去蒜瓣外面的膜质鳞片,清水洗净。

【功用主治】温中行滞,解毒,杀虫。主治脘腹冷痛,痢疾,泄泻,肺痨,百日咳,感冒,痈疖肿毒,肠痈,癣疮,蛇虫咬伤,钩虫病,蛲虫病,带下阴痒,疟疾,喉痹,水肿。

《纲目》:"捣汁饮,治吐血心痛;捣膏敷脐,能达下焦,消水,利大小便;贴足心,能引热下行,治泄泻暴痢及干湿霍乱,止衄血,纳肛中,能通幽门,治关格不通。"

【用法用量】内服,煎汤5~10克;外用,捣敷,栓剂,取汁涂或切片灸。

【宜忌】阴虚火旺、肝热目疾、口齿、喉舌诸患及时行病后均禁服生品。敷脐,栓剂或灌肠均不适用于孕妇。

【选方】

1.治牛皮癣:独蒜头1个、红胶泥1块,共捣如泥,外敷患处,隔日敷1次,3敷可见效。

2.治关格胀满,大小便不通:用独蒜烧熟,去皮,绵裹纳入肛门,气立通。

3.治肌内注射所致硬块:大蒜捣如泥和芒硝拌匀,用布包好后敷于患部,隔1日敷1次。

丹 参

【处方用名】丹参,紫丹参,血参,赤丹参,丹身炭,酒丹参(处方写丹参,紫丹参,血参,赤丹参取生品)。

【药性】苦,微寒。归心、心包、肝经。

【炮制】

1.生用:取原药材,除去杂质及残茎,洗净润透切顶刀片1~1.2毫米厚,干燥。

2.酒丹参:取丹参片,用黄酒拌匀,略润,置锅内,用文火炒干,取出。100千克丹参片用黄酒10千克。

3.丹参炭:取净丹参片,置锅内,用武火炒至外呈黑色,内呈焦黑色为度,喷水灭火星,取出放凉。

【炮制作用】

1.丹参炭:止血。

2.酒丹参:增其活血调经作用。

【功用主治】活血祛瘀,调经止痛,除烦安神,凉血消痈。主治妇女月经不调,痛经,经闭,产后瘀滞腹痛,心腹疼痛,癥瘕积聚,热痹肿痛,跌打损伤,热入营血,烦躁不安,心烦失眠,痈疮肿毒。

《日华子》:“养神定志,通利关节。”

【用法用量】内服:煎汤5~12克,大剂量30克。

【宜忌】月经过多及无瘀血者禁服,孕妇禁服,反藜芦、忌醋。

【选方】

1.治妇人月经不调或多或少:酒炙丹参,研末,每服20克,温黄酒冲服,日3次。

2.治痛经:酒炙丹参20克,郁金6克,水煎,日1剂,分次3服。

3.治妇人乳房肿痛:酒丹参、赤芍各100克、白芷100克,酒浸一夜,猪脂90克,微火煎成膏敷患处。

当 归

【处方用名】当归,全当归,归头,当归身,当归尾,炒当归,酒当归,土当归,油当归,炙当归,当归炭(处方写当归,取全当归)。

【药性】甘,辛,苦,温。归肝、心、脾经。

【炮制】

1.全当归:取原药材,除去杂质,洗净润透,切顶刀片厚0.3~0.4毫米,干燥。

2.当归头:取净当归,将当归头部,切顶刀片4~6片,晒干。

3.当归身:取切过头片的当归身切顺片(薄片),晒干。

4.当归尾:取切头片和身片的当归尾切顶头片(薄片),晒干。

5.炒当归:取全当归片,置锅内,文火炒至焦黄色,取出干燥。

6.酒炙:取全当归片,用黄酒拌匀,闷透,置锅内文火炒干,取出放凉。100千克当归片用黄酒10千克。

7.当归炭:取全当归片,置锅内,中火炒至焦褐色,喷清水灭火星,取出放凉。

8.油炙:当归片与香油拌匀,略润,置锅内用文火炒至面呈黄色或带焦斑,油亮为度,取出,放凉。100千克当归片,用香油12千克。

9.蜜炙:先将蜂蜜置锅内,加热至沸,倒入全当归片,用文火炒至深黄色,不黏手为度,取出,放凉。100千克全当归片,用蜂蜜18千克。

【炮制作用】

当归头,止血。当归身,养血。当归尾,行血。

1. 炒黄：活血止痛。

2. 炒炭：止血、止血痢。

3. 土炒：健脾、缓和其润肠作用。

4. 酒炙：增强其活血行瘀作用。

5. 油炙、蜜炙：增强其润燥滑肠作用，治产后、老年血虚肠燥的大便秘结。

【功用主治】补血活血，调经止血，润燥滑肠。主治血虚诸证，月经不调，闭经，痛经，癥瘕积聚，崩漏，虚寒腹痛，痿痹，肌肤麻木，肠燥便难，赤痢后重，痈疽疮疡，跌打损伤。

《日华子》："治一切风，一切血，补一切劳，破恶血，养新血，及主癥癖。"

《医学启源》："能活血补血。"

《纲目》："治头痛，心腹诸痛，润肠胃筋骨皮肤，治痈疽，排脓止痛，活血补血。"

【用法用量】内服：煎汤6~12克，或入丸、散，或浸酒或熬膏。

【宜忌】热盛出血者禁服，湿盛中满及大便溏泄者慎服。

《本草经集注》："畏菖蒲、海藻，牡蒙。"

【选方】

1. 治大便不通：油炒当归、白芷各等份，分服10克，研末，米汤冲服。

2. 治产后自汗、盗汗：当归、黄芪（炙）各50克、麻黄根25克研末，每服15克，水煎服。

3. 治血瘀作痛，血风，筋挛骨痹，手足麻木疼痛：酒当归、五灵脂（炒）各100克、没药25克，上为末，醋糊丸，梧桐子大，每服50丸，姜汤冲服。

党　参

【处方用名】党参，潞党参，野党参，米党参，炙党参，土党参（处方写党参，潞党参，野党参，取生品）。

【药性】甘，平。归脾、肺经。

【炮制】

1. 生品：取原药材，除去芦头及杂质，洗净润透，切0.6~0.8毫米厚，干燥。

2. 米炒：把小米撒锅内，待小米冒烟时倒入党参片，用文火炒至米呈黑色、党参片呈焦黄色为度，取出筛去小米，每100千克党参用小米20千克。

3. 蜜炙：取党参片，加入炼蜜中拌匀，用文火炒至黄色不黏手为度，取出放凉。100千克党参用蜂蜜18千克。

【炮制作用】

1. 米炒：增其补气健脾的作用。

2. 蜜炙：增强其补中益气，润肺止咳作用。

【功用主治】健脾补肺，益气生津。主治脾胃虚弱，食少便溏，四肢乏力，肺虚咳喘，气短自汗，气血两亏诸证。

【用法用量】内服：煎汤6~15克，或入丸、散。生津、养血宜生用；补脾、益肺宜炙用。

【选方】

1. 清肺气，补元气，开声音，助筋力：党参500克、沙参250克、桂圆肉200克，水煎浓汁，滴水成珠，用瓷器盛储，每服一酒杯，饭前开水冲服。

2. 治小儿自汗：每日用党参30克、黄芪（炙）20克，水煎成50克，分3次用。

3. 治肛脱：党参30克、升麻9克、甘草6克，水煎服，分，早、晚各服一次。

4. 治月经过多，产后恶露不尽：党参30克，用500毫升水煎至200毫升，药水兑入阿胶10克，烊化，温服，每日1剂。

地 榆

【处方用名】地榆，生地榆，地榆炭（处方写地榆取炒炭）。

【药性】苦，酸，微寒。归肝、胃、大肠经。

《本草衍义》："性沉寒，入下焦。"

【炮制】

1. 生用：取原药材，除去杂质，洗净，除去残茎，稍润，焖透，切1~1.2毫米厚，干燥。

2. 地榆炭：取地榆片，置锅内，武火加热，炒至表面呈焦黑色，内部呈棕褐色，喷水灭火星，取出。

3. 醋炙：取地榆片加醋拌匀，吸尽醋后置锅内，用武火加热，炒至棕褐色，取出，放凉，筛去灰屑。100千克地榆片用米醋10千克。

【炮制作用】

1. 生品：清热凉血之功效强。

2. 地榆炭：增其止血作用。

3. 醋炙：收敛止血，用于崩漏下血。

【功用主治】凉血止血，清热解毒。主治吐血，咯血，衄血，尿血，便血，痔血，血痢，崩漏，赤白带下，疮痈肿痛，湿疹，阴痒，水火烫伤，蛇虫咬伤。

【用法用量】内服，煎汤6~15克，或入丸、散，也可绞汁内服；外用，煎水或捣汁外涂，也可研末外敷，捣烂外敷。

【宜忌】脾胃虚寒、中气下陷、冷痢泄泻，崩漏带下、血虚、有瘀者均应慎服。恶麦冬。

【选方】

1. 治胃溃疡出血：生地榆9克、乌贼骨15克、木香6克，水煎，分早、晚2服。

2. 原发性血小板减少性紫癜：生地榆、太子参各30克、怀牛膝30克，水煎，早、晚两次服。

3. 治阴囊下湿痒搔破出水，干即皮剥起：生地榆、黄柏、蛇床子各150克、槐白皮150克，水1000毫升，煎余450克，热洗患面，日3~4次。

独 活

【处方用名】独活，大活，川独活，香独活。

【药性】苦，辛，微温。归肾、膀胱经。

【炮制】

1. 生用：取原药材，拣去杂质，洗净，捞出润透，切0.8~1毫米厚，干燥。

2. 炒独活：取独活片，置锅内，用文火炒至微焦，取出凉透。

【功用主治】祛风胜湿，散寒止痛。主治风寒湿痹，腰膝疼痛，头痛，齿痛。

《本草通玄》："治失音不语，手足不遂，口歪眼斜，目赤肤痒。"

【用法用量】内服，煎汤3~10克，或浸酒，或入丸、散；外用，煎汤洗。

【宜忌】阴虚血燥者慎服。

【选方】

1. 治腰背痛，由肾气虚弱，卧冷湿地当风所得，不及时治疗，危及腰膝，为偏枯冷痹，缓弱疼重，或腰痛挛脚重痹：独活150克，寄生、杜仲、牛膝、细辛、秦艽、茯苓、桂心、防风、川芎、人参、甘草、当归、芍药、干地黄各100克，水1000毫升，煮汤取300克，分3次服。温身勿冷（《千金方》独活寄生汤）。

2. 治口歪眼斜，面部瘫痪，舌不自如：生地黄汁150克、竹沥150克、独活150克，合煮，取药水150毫升，顿服，即愈（《千金方》）。

E

莪　术

【处方用名】莪术，生莪术，文莪术，蓬莪术，醋莪术（处方写莪术，文术，蓬莪术，取醋煮或醋炙）。

【药性】辛，苦，温。归肝，脾经。

【炮制】

1. 生用：取原药材，除去杂质，大小分开，洗净润透，置笼中蒸软后，切顶刀片1~1.2毫米厚，干燥。

2. 醋炙：取莪术片，用醋拌匀，待醋吸尽后置锅内，用文火炒至微干，取出。100千克莪术片用醋20千克。

【炮制作用】

1. 生用：行血止痛，破血祛瘀力甚。

2. 醋炙：主入肝经血分，增强其散瘀止痛作用。

【功用主治】行气破血，消积止痛。主治血气心痛、饮食积滞、脘腹胀痛、血滞经闭、痛经、癥瘕痞块、跌打损伤。

《会约医镜》："治气滞臌胀，气肿，水肿。"

【用法用量】内服，煎汤3~10克，或入丸、散；外用，煎汤洗，或研末调敷。

【宜忌】月经过多者及孕妇忌用。

【选方】治吞酸吐酸：莪术50克、黄连15克，吴茱萸15克同煮，去吴茱萸后再煎，去渣温服。

F

防　风

【处方用名】防风，防风炭（处方写防风，取生品）。

【药性】辛，甘，微温。归膀胱、肺、脾经。

【炮制】

1. 生用：取原药材，除去杂质及芦头，洗净，捞出，润透后切顶刀片0.6~1毫米厚，干燥。

2. 防风炭：取净防风片，用中火炒外表呈黑色，喷淋清水，灭尽火星，取出，干燥。

3. 蜜炙：取净防风片置入炼蜜锅内，用文火加热，炒至不黏手为度，取出，放凉。100千克防风片用炼蜜30千克。

【炮制作用】炒炭：止血，治肠风下血。

【功用主治】祛风解表，胜湿止痛，止痉，止痒。主治外感风寒，偏正头痛，风湿痹痛，腹痛泄泻，肠风下血，破伤风，小儿惊风，风疹瘙痒，疮疡初起。

《日华子》："治三十六般风，男子一切劳劣，补中益神，风赤眼，止泪及瘫痪，通利五脏关脉，五劳七伤、羸损盗汗，心烦体重，能安神定志，匀气脉。"

【用法用量】内服，煎汤5~10克，或入丸、散。外用，适量，煎水洗。

【宜忌】血虚发痉及阴虚火旺者慎服。畏干姜、藜芦、白蔹、芫花、白及、萆薢。

【选方】

1. 治自汗：防风、黄芪各50克、白术100克，粗末每服15克，姜3片，水煎服（《丹溪心法》玉屏风散）。

2. 治偏头痛：防风、白芷各200克，细末炼蜜为丸，弹子大，空腹服1丸，未愈连服3次（《普济方》）。

3. 治手足麻木不仁：防风、秦艽、羌活、附子（去皮脐），各50克为末，每服15克，水1盏，姜3片，煎至七分去渣，入生地汁30克，再煎服（《叶氏录验方》）。

防 己(粉防己)

【处方用名】防己,汉防己,粉防己。

【药性】苦,辛,寒。归膀胱、肺、脾经。

【炮制】生用:取原药材,除去杂质,浸泡润透,切1~1.2毫米厚,干燥。

【功用主治】利水消肿,祛风除湿。主治水肿,臌胀,关节痛风,风寒湿痹,脚气,肿痛,疥癣疮肿。

【用法用量】内服:煎汤6~10克,或入丸、散。

【宜忌】凡胃虚、阴虚、自汗、盗汗、口苦、舌干、肾虚、小便不利及胎前产后、血虚虽有下焦湿热,慎勿用之。

【选方】

1. 四肢浮肿,水气在皮肤:防己150克、黄芪150克、茯苓300克、甘草100克、茯皮200克,研末糊丸,日服3次,一次服10克。

2. 治膀胱水蓄胀满,几成水肿:防己10克,车前子、韭菜子、泽泻各15克,水煎服。

粉萆薢

【处方用名】粉萆薢,草薢草,川萆薢。

【药性】苦,平。归肝、胃、膀胱经。

【炮制】

1. 生用:取原药材,除去杂质,浸泡润透,切薄片,干燥。

2. 麸炒萆薢:取萆薢片,投入麸皮加热冒烟时的锅内,小火炒至微黄色为度,取出,筛去炒黑的麸皮。100千克萆薢片用麸皮15千克。

【功用主治】利湿浊,祛风湿。主治膏淋,白浊,带下,疮疡,湿疹,风湿痹痛。

《本经》:"主腰背痛,强筋骨,风寒湿痹,恶疮不瘳、热气。"

《纲目》:"治白浊,茎中痛,痔瘘坏疮。"

《医林纂要》:"缓肝、坚肾、清小肠火、化膀胱水。"

【用法用量】内服:煎汤9~15克。

【宜忌】肾虚阴亏者,慎服。畏葵根、大黄、柴胡、牡蛎,忌醋。

《本经逢原》:"若阴虚精滑,及元气下陷不能摄精,小便频数,大便引急者,误用病必转剧。"

【选方】

1. 治阳痿失溺:萆薢6克、附子5克,合煎内服,日一剂(《泉州本草》)。

2. 治白带日久,体力衰弱:淮山药30克、萆薢24克、莲子9克,水煎,饭前温服(《陕西中医验方选编》)。

3. 治风湿腰痛,久湿痹不散:萆薢、杜仲(去粗皮)各150克、枸杞根皮250克,上三味切片,用白酒750克,装瓶内密封,放入开水锅内,大火煮两小时取出,放凉,不拘时饮(《圣济总录》萆薢酒)。

附 子

【处方用名】附子,生附子,制附子,附片,炮附片,淡附片,黑顺片,黑附片(处方写附子,附片取制附子)。

【药性】辛,甘,热,有毒。归心、肾、脾经。

【炮制】黑附片、白附片可直接入药。

【功用主治】回阳救逆,散寒除湿。主治阴盛格阳,大汗亡阳,吐泻厥逆,心腹冷痛,冷痢,脚气水肿,风寒湿痹,阴疽疮漏及一切沉寒痼冷之疾。

《医学启源》《主治秘要》:"云:其用有三:去脏腑沉寒一也、补助阳气不足二也、温暖脾胃三也。”

【用法用量】内服，煎汤3~9克；回阳救逆，可用18~30克，或入丸、散；外用，研末调敷或切成薄片，盖在患处或穴位上，用艾炙艾炷灸之。内服宜制，用宜久煎；外用多用生品。

【宜忌】阴虚阳盛、真热假寒者及孕妇均禁服，服药时不宜饮酒，反半夏、瓜蒌、白蔹、白及、贝母。

【选方】

1.治吐利汗出，发热恶寒，四肢拘急，手足厥冷：炙甘草、干姜75克、附子一枚（生用切八片），上三味，水三升（450克）煮取150克，去渣，温分二次服。

2.治中风偏痹，经络不通，手足缓弱，臂膝酸疼：附子二枚（炮，去皮、脐）、木香50克，上药研末，每服15克，水一盏半，生姜十片，煎至六分，饭前，温分二次服。

3.治脏寒脾泄，久泻不止：肉豆蔻100克（煨熟）、附片75克，研末，丸如梧桐子大，每服80丸，莲子肉煎汤下。

G

甘 草

【处方用名】甘草，粉甘草，甘草梢，炙甘草，炒甘草（处方写甘草、粉甘草、取生品）。

【药性】甘，平。归脾、胃、心、肺经。

【炮制】

1.生用：取原药材，除去杂质及炉头，大小条分开，浸泡三四成透，捞出，润软，切片，干燥。

2.蜜炙：取炼蜜用适量水稀释后，加入甘草，拌匀置锅内加热，文火炒至不黏手为度，取出，放凉。100千克甘草片用炼蜜25千克。

【炮制作用】

1.生品：泻火解毒。

2.蜜炙：性变微温，温中调和脾胃，治脾虚便泄、胃虚口渴、肺虚咳喘等。

【功用主治】和中缓急，润肺解毒，调和诸药。蜜炙可治脾胃虚弱，倦怠食少，腹痛便溏，四肢痉挛疼痛，心悸，脏燥，肺萎咳嗽。生用可治咽喉肿痛，痈疮肿毒，小儿胎毒及药物食物中毒。

《别录》：“温中下气，烦满短气、伤脏咳嗽、止渴、通经脉、利血气、解百药毒。”

《医学启源》：“能补三焦元气，调和诸药相协，共为力而不争，性缓，善解诸疾。”

《主治秘要》：“其用有五：种中一也，补阳气二也，调诸药三也，能解其太过四也，去寒邪五也，又云：养血补胃。”

【用法用量】内服：煎汤2~6克，调和诸药，用量宜少，做主药用量宜大，可用10克。中毒、抢救用30~60克。

【宜忌】湿浊中阻而脘腹胀满、呕吐及水肿者禁服，长期大量服用，可引起脘闷、纳呆、水肿等。反大戟、芫花、甘遂、海藻。

【选方】

1.治饮食便吐出，不得安生：甘草（炙）100克，大黄（别渍）150克，黄芪100克，上三味，水450毫升，煮2~3沸，去渣分3次服，以不吐为度（《外台》引《小品方》甘草饮）。

2.治皮水一身面目悉肿：甘草（炙）100克、麻黄（去节）200克、水750毫升，先煮麻黄，再沸，去上沫，加甘草再煮，得150毫升，绞去渣，温服150克，汗出勿再服。应护风寒，数日别出门，忌海藻、松菜（《外台》甘草麻黄汤）。

甘　遂

【处方用名】甘遂，醋甘遂，煨甘遂，生甘遂(处方写甘遂，取醋炙或醋煮)。

【药性】苦，寒，有毒。归肺、肾、大肠经。

【炮制】

1. 生用：取原药材，除去杂质，洗净。晒干，筛去灰屑。

2. 醋炙：取净甘遂用醋拌匀，润至醋尽，置锅内文火加热，炒至微干，取出，晾干。100千克甘遂，用米醋30千克。

3. 甘草制：取甘草片，置锅内加水，甘遂与水之比为1∶5，煮两次去渣，拌匀稍闷，待甘草汁吸尽时，上蒸笼蒸至透心，取出，切片，晒干。100千克甘遂用甘草20千克。

【炮制作用】

1. 醋炙：甘草炙能降低毒性。

2. 生品：可治小便不通，痈肿疮毒。

【功用主治】泻水逐饮，破积通便。主治水肿，腹水，留饮，结胸，癥瘕，癫痫，喘咳，大小便不通，利水道、下五水。

《药性论》："能泻十二种水疾，能治心腹坚满、下水、去痰水、主皮肌浮肿。"

【用法用量】内服，入丸、散0.5~1克；外用，研末调敷，内服宜用炮制品。

【宜忌】气虚阴亏，脾虚胃弱者及孕妇禁服，反甘草，中病即止，不可过量和长期服用。

【选方】

1. 治水肿腹满：甘遂11克、黑牵75克，为末，水煎服，慢慢呷之。

2. 治小便不通，诸药无效：甘遂(生品)25克，研细，用凉水调如膏，敷脐下丹田穴，再以甘草(节)25克，煎汤，垂服汁至脐下，即通(《医便》)。

干　姜

【处方用名】干姜，淡干姜，干姜炭，炮姜(处方写干姜，取生品)。

【药性】辛，热。归脾、胃、心、肺经。

【炮制】

1. 生用：拣去杂质，清水洗净，润透，切顺片儿1~1.2毫米厚。

2. 炮干姜：将灶心土置锅内加热炒松，倒入干姜片，武火炒至鼓起，有姜味时，取出，筛去土，放凉。100千克姜片用灶心土30千克。

【炮制作用】

1. 炮干姜：温中暖胃，治胃中寒冷。

2. 炒炭：止血，治寒性出血症。

【功用主治】温中散寒，回阳通脉，温肺化饮。主治脘腹冷痛，呕吐，泄泻，亡阳厥逆，寒湿痹痛，寒饮喘咳。

《医学启源》："干姜其用有四：通心助阳，一也；去脏腑沉寒痼冷，二也；发诸经之寒气，三也；治感寒腹痛，四也。"

《长沙药解》："燥湿温中，行郁降浊，下冲逆，平咳嗽，提脱陷，止滑泄。"

【用法用量】内服，煎汤3~10克，或入丸、散；外用，煎水洗或研末调敷。

【宜忌】阴虚内热，血热妄行者禁服，久服损阴伤目。

【选方】

1. 治饭后吐酸水：干姜、吴茱萸各100克，研细末，日服3次，每次2克。

2. 治水泻无度：干姜研末，粥饮调服5克，立效。

高良姜

【处方用名】高良姜，良姜。

【药性】辛，热。归脾、胃经。

【炮制】生用：取原药材，拣去杂质，用水浸泡七八成透，捞出润透后，切顺刀片0.8~1毫米厚，晒干。

【功用主治】温中散寒，理气止痛。主治脘腹冷痛，呕吐，噫气。

《纲目》："健脾胃，宽噎膈，破冷痹，除瘴疟。"

【用法用量】内服：煎汤3~6克，或入丸、散。

【宜忌】《本草经疏》："如胃火作呕，伤暑霍乱，火热注泻，心虚作痛，法咸忌之。"

【选方】

1. 养脾温胃，去冷消痰，治心疼痛，宽胸下气，疗一切冷物所伤：干姜（炮）、良姜（去炉头），研细粉糊丸，如梧桐子大，每服15~20丸，橘皮汤冲服。

2. 治胃寒，饮食不化，呕吐反胃：高良姜、陈皮各等份，研细末，成蜜丸，梧桐子大，空腹服1丸。

3. 治脾胃俱虚，胀满，呕逆：高良姜、木香各捣碎为末，每服高良姜5克，木香0.25克，水1盏，同煎至7分，放温同渣徐呷之，不计时。

藁　本

【处方用名】藁本，西芎，西芎藁本。

【药性】辛，温。归膀胱经。

【炮制】生用：取原药材，除去杂质及残茎，水冲洗，润透，切1~2毫米厚，干燥。

【功用主治】祛风胜湿，散寒止痛。主治风寒感冒头痛，巅顶疼痛，风湿痹痛，疥癣，寒湿泄泻，腹痛，疝瘕。

《全国中药草汇编》："发散风寒，祛风止痛。主治风寒感冒、头痛、头顶痛、腹痛泄泻。"

【用法用量】内服：煎汤3~9克。

【宜忌】因血虚极热证头痛禁服。畏青葙子。

《药性集要便读》："热病不相宜，血弱头痛忌，肝风火禁之。"

【选方】

1. 治一切风，偏、正头痛，鼻塞脑闷，大解伤寒及头风，遍身疮癣，手足顽麻：川芎、细辛、白芷、甘草、藁本各等份，为末。每味200克，石膏（煅）500克，水丸，每服6克，饭后薄荷水嚼下，日服3次，分早中晚（《普济方》白龙丸）。

2. 治风湿关节痛：藁本9克、苍术9克、防风9克、牛膝12克，水煎服（《青岛中草药手册》）。

3. 治头屑：藁本、白芷等分研末，夜擦旦梳，垢自去。

葛　根

【处方用名】葛根，干葛，粉葛根，煨葛根（处方写葛根，干葛，粉葛根，取生品）。

【药性】甘，辛，平。归脾、胃经。

【炮制】

1. 生用：取原药材，除去杂质，洗净润透，切3厘米长、1.5毫米厚的长方片，干燥。

2. 煨葛根：取麸皮撒在热锅中，加热至麸皮冒烟时，倒入葛根片快速翻动，炒至表面焦黄色取出，筛去麸皮，放凉。100千克葛根片，用麸皮30千克。

【炮制作用】煨：减轻发汗作用。

【功用主治】解肌发表，生津止渴，升阳止泻。主治外感发热，头项强痛，疹出不畅，麻疹初起，温病口渴，消渴病，泄泻，痢疾。

《本草拾遗》："生者破血、合疮、堕胎。

解酒毒、身热赤、酒黄、小便赤涩。”

《纲目》:“散郁火”。

【用法用量】内服,煎汤10~15克,或捣汁;外用,捣敷。解表、透疹、生津宜生用,止泻煨用。

【宜忌】表虚多汗与虚阳上亢者慎用。

《本草正》:“其性凉易于动呕,胃寒者慎用。”

【选方】

1. 治太阳病、项背强几、无汗恶风:葛根(生用)200克、麻黄草(先煮半小时)100克、桂枝100克、生姜(切片)150克、甘草(炙)100克、芍药100克、大枣(切开)12枚,水1.5千克,煮麻黄时除去白沫,再下葛根,下葛根后再煎余300克,下其他药,煎至450克后,倒出,滤去药渣,分3次服用,每次150克(《伤寒论》葛根汤)。

2. 治高血压:葛根30克、茺蔚子15克,煎水至500毫升倒出,滤渣,早晚各服250毫升药汤。

狗　脊

【处方用名】狗脊,金毛狗脊,酒狗脊(处方写狗脊、金毛狗脊、金毛狗,取生品)。

【药性】苦,甘,温。归心、肝、肾经。

【炮制】

1. 生品:取原药材,用热沙烫去绒毛,清水洗净,水泡12小时后捞出,润透或蒸透,切3~3.5厘米厚片,晒干。

2. 酒狗脊:取去毛狗脊水泡12小时,与黄酒拌匀,闷至酒尽时,至笼内蒸6小时,闷一天,取出晒至半干,将锅内余汁拌入狗脊内再蒸,反复3次,蒸至内外呈黑色为度,取出,切顺刀片3~3.5毫米厚,晒干。100千克狗脊用黄酒18千克。

【炮制作用】狗脊茸毛易引起咳嗽伤肺,所以去绒毛。酒炙可增其补肝肾作用。

【功用主治】强腰膝,祛风湿,利关节。主治肾虚腰痛脊强,足膝软弱无力,风湿痹痛,小便过多,遗精,白带多。

【用法用量】内服:煎汤10~15克,或浸酒。

【宜忌】肾阴虚有热,小便不利。口苦舌干者禁服。

【选方】

1. 治五种腰痛,轻身力,利腰膝:酒狗脊100克、萆薢100克、菟丝子50克(酒炙),上药研细粉糊丸,梧桐子大,饭前服30丸,早晚各服一次。

2. 治腰腿痛,手足麻木,筋脉不舒:狗脊(酒炙)、蘑菇各120克,酒500克,浸15~30天,每服药酒15克,日服3次。

骨碎补

【处方用名】骨碎补,猴姜,毛姜。

【药性】苦,温。归肝、肾经。

【炮制】

1. 生用:取原药材,除去杂质,洗净润透,切薄片干燥。

2. 烫骨碎补:取净河沙置锅内加热,倒入骨碎补片,不断翻动,烫至鼓起取出,筛去沙子,撞去绒毛。

3. 酒炙:取烫骨碎补片,用白酒拌匀,润透,文火炒干,取出放凉。100千克骨碎补用白酒10千克。

4. 盐炙:取烫骨碎补片,加盐水拌匀,润透,文火炒干,取出放凉。100千克骨碎补,用盐2千克。

【炮制作用】

1. 酒炙:用于疗伤接骨。

2.盐炙:用于补肾健骨。

【功用主治】补肾健骨，活血止痛。主治肾虚腰痛，足膝萎弱，耳鸣耳聋，牙痛，久泄，遗尿，跌打骨折及斑秃。

【用法用量】内服，煎汤10~20克，或入丸、散;外用，捣烂敷或研末敷，酒浸搽。

【宜忌】阴虚内热及无瘀血者慎服，忌羊肉，羊血。

【选方】

1.治肾虚腰痛，风湿性腰腿痛:骨碎补(炙)、桑寄生各15克，秦艽、豨莶草各9克，水煎服。

2.治肾虚、久泄:骨碎补15克、补骨脂9克、山药15克、五味子6克，水煎服。

关白附

【处方用名】关白附，制关白附，生关白附(处方写关白附，取制关白附)。

【药性】辛，甘，热，有毒。归胃、肝经。

【炮制】

1.生用:取原药材，除去杂质，洗净干燥。

2.制关白附:取净关白附大小分开，清水浸泡，每日换水，2~3次，数日后如起白沫，放水后加入(100:2)白矾，泡一天后再换水，泡至口尝微有麻舌感为度，取出，将生姜片及白矾粉置锅内，加适量水煮沸后倒入关白附。共煮无白心时捞出，除姜片，晾七八成干，切0.6~0.8毫米厚，干燥。100千克关白附用生姜、白矾各15千克。

【炮制作用】生关白附有毒，制则降低其毒性。

【功用主治】祛风痰，定惊痫，逐湿寒。主治中风痰壅，口眼歪斜，癫痫，偏正头痛，风痰眩晕，破伤风，小儿惊风，风湿痹痛，面部黑斑，疮痒疥癣，皮肤湿痒。

《别录》:“主心痛，血痹，面上病，行药势。”

【用法用量】内服，煎汤，1.5~6克，或入丸、散;外用，煎汤洗或研末调敷。

【宜忌】阴虚或热盛之证者及孕妇禁服，过量服用易致中毒，中毒症状同川乌头。

《本草汇言》:“血虚生风，内热生惊，似风似惊之证需禁服。”

【选方】

1.治口眼歪斜:白附子、白僵蚕、全虫各等份，研末每服5克、热酒调下(《杨氏家藏方》牵正散)。

2.治半身不遂，手足麻顽，口眼歪斜，痰涎壅塞、小儿惊风、大人头风、洗头风、妇人血风:半夏(浸洗，生用)350克、川乌头(去皮脐，生用)25克、南星(生用)150克、白附子(生用)100克。上诸药研细末，以绢袋盛装，用冷水摆揉令出白浆，如有渣再研再入袋摆揉尽浆为度。放入瓷盆中，日晒夜露，每日换清水搅之，如此春五日，夏三日，秋七日，冬十日，去水晒干，以糯米粉煎粥为丸，如绿豆大，初服5丸，加至15丸，生姜汤下，不计时。如瘫痪风，以温酒下20丸，日3服(《局方》青州白丸子)。

3.治脚汗:关白附煮烂，加芒硝再煎滚，溢洗2~3次神效。

贯　众

【处方用名】贯众，贯仲，贯众炭(处方写贯众或贯仲，取生品)。

【药性】苦，涩，微寒，小毒。归肝、胃经。

【炮制】

1.生品:取原药材，除去杂质及残留的根，洗净，润透，切厚片，干燥。

2.炒炭:取贯众片置锅内，用武火炒至

面呈焦黑色，内部呈棕褐色，喷淋清水，灭尽火星，凉透。

【炮制作用】

1. 生用：清热解毒，杀虫。

2. 炒炭：用于止血，多用于崩漏，下血。

【功用主治】清热解毒，凉血，止血，杀虫。主治风热感冒，温热，斑疹，吐血、咳血、衄血、便血、崩漏，血痢，带下及钩虫等肠道寄生虫病。

《本草经疏》："疫气发时，将此药置水中，让人饮此水则不传染。"

《本经疏证》："治喉痹，解药毒，消顽肿。"

【用法用量】内服，煎汤5~15克，或入丸、散；外用，研末调敷。

【宜忌】脾胃虚寒，阴虚内热者及孕妇慎服。

【选方】

1. 治年久咳嗽：贯众、苏木各50克，研末。每服15克，水1盏，姜2片，煎七分温服。

2. 治妇人崩漏：贯众用米炒，研细粉，每服10克，酒、醋冲服。或用贯众炭12克，三七9克，研细，每服6克，日服2次，温水冲服。

3. 治诸热毒、食毒、酒毒、药毒：贯众、黄连、甘草各15克，骆驼峰15克，研细，每服15克，冷水调下。

广防己

【处方用名】广防己，防己。

【药性】苦，辛，寒。

【炮制】生用：取原药材，除去杂质，洗净，润透，切片，干燥。

【功用主治】祛风止痛，清热利水。主治湿热身痛、风湿痹痛、下肢水肿、小便不利、脚气。

【用法用量】内服：煎汤4.5~9克。

H

孩儿参

【处方用名】孩儿参，太子参，童参。

【药性】甘，微苦，微寒。归脾、肺经。

【炮制】生用：取原药材，除去杂质，洗净干燥。

【功用主治】益气生津，补脾润肺。主治脾虚体倦，食欲不振，气阴两伤，干咳痰少，自汗气短，内热口渴，神经衰弱，心悸失眠，头昏健忘，小儿夏季热。

《河北中草药》："益气补脾，生津除烦。"

【用法用量】内服：煎汤10~15克。

【选方】

1. 治肺虚咳嗽：太子参15克、麦冬12克、甘草6克，煎汤服。

2. 治病后虚弱、伤津口干：太子参、生地、白芍、玉竹各9克，水煎服。

3. 治心悸：太子参9克、南沙参9克、丹参9克、苦参9克，水煎服，1日1剂。

4. 治神经衰弱：太子参15克，当归、酸枣仁（炒）、远志（炙）、炙甘草各9克，水煎服，日1剂。

5. 治小儿出虚汗：太子参9克、浮小麦15克、大枣10枚，水煎服。

海　芋（痕芋头）

【处方用名】海芋，痕芋头。

【药性】辛，寒，有毒。

【炮制】生用：取原药，除去杂质，清水洗净，捞出晒干。

【功用主治】清热解毒，行气止痛，散结

消肿。主治流感、感冒、腹痛、肺结核、风湿骨痛、疔疮、痈疽肿毒、瘰疬、附骨疽、斑秃、疥癣、虫蛇咬伤。

《天宝本草》:“敷疔,诸疮疥癣,杀除百虫。”

《岭南采药录》:“治感冒发热,妇人赤白带下。”

【用法用量】内服,煎汤3~9克;外用,捣敷,焙贴或煨热擦。

【宜忌】不宜生食,本品有毒,体虚者及孕妇慎服。

【选方】防止流行性感冒:鲜海芋500克去皮,洗净切片,大米120克,食盐15克,混合入锅,武火炒至大米呈棕黑色,加水10千克,煮沸2小时,过滤。预防,每日1次,每次150克,连服3天。治疗,每日2次,每次150克。

何首乌

【处方用名】首乌,生首乌,何首乌,制首乌(处方写何首乌、首乌,取制首乌)。

【药性】苦,甘,涩,微温。归心、肝、肾经。

【炮制】

1. 生用:取原药材,除去杂质,大小分开,洗净润透,切厚片或小块,干燥。

2. 黑豆制:将黑豆煮汁约25千克,拌首乌片,拌匀润透(汁已吸尽),上笼蒸至棕褐色,取出晒干。100千克首乌片,用黑豆10千克。

3. 酒炙:取首乌片,用黄酒拌匀润透(黄酒吸尽),上笼蒸6小时,取出稍晒,再加入锅内水汁,使汁吸尽,再上笼蒸,反复蒸至首乌内部呈黑色透亮为度,取出,晒干。100千克首乌,用黄酒12千克。

【炮制作用】黑豆蒸、黄酒蒸:增其补肝肾、益精血、乌须发、强筋骨的作用。

【功用主治】养血滋阴,润肠通便,祛风,解毒。主治头昏目眩,心悸,失眠,腰膝酸软,须发早白,耳鸣,遗精,肠燥便秘,久疟体弱,风湿搔痒,疮痈,瘰疬,痔疮。

【用法用量】内服,煎汤10~20克,熬膏,浸酒或入丸、散;外用,煎水洗,研末撒或调敷。养血、滋阴宜熟用,润肠通便、祛风截疟、解毒宜生用。

【宜忌】大便溏泄,有湿痰者慎服。忌铁器,恶萝卜。

【选方】乌须发,壮筋骨,固精气:赤、白首乌各500克,黑豆(蒸九次为末)、赤白茯苓各500克(人乳浸)、怀牛膝400克(酒浸)、当归(全归酒浸)、枸杞400克(酒浸)、菟丝子400克(酒浸)、补骨脂200克(炒香),上药为末炼蜜和丸,如弹子大,制成150丸,日服3次,每次1丸,早用黄酒冲下,晚上盐水冲下,午用姜汤下,其余和丸梧桐子大,每日空腹服100丸,久服极验(《积善堂经验方》七宝美髯丹)。

红大戟

【处方用名】红大戟,红芽大戟,煨大戟,醋大戟(处方写大戟、红大戟、红芽大戟取生品)。

【药性】苦,寒,有毒。归肺、脾、肾经。

【炮制】

1. 生用:取原药材,除去杂质,洗净润透,切1.5~1.8毫米厚,干燥。

2. 醋炙:取净红大戟与醋拌匀,置锅内煮至药透醋尽为度,取出,切顶刀片1.5~1.8毫米厚,干燥。100千克红大戟用醋36千克。

【炮制作用】醋炙:能缓和峻泻作用。

【功用主治】泻水逐饮，解毒散结。主治水肿胀满，痰饮喘急，痈疮肿毒，瘰疬痰核。

《中草药学》：“通二便。”

【用法用量】内服，煎汤1.5~3克，研末，0.3~1克，或入丸、散或泡酒；外用，适量，捣敷或煎汤洗。

【宜忌】体虚者及孕妇禁服，不宜与甘草同用。

【选方】

1. 治痈疽，恶疮，喉闭喉风：五倍子（焙）15克、山慈菇100克、麝香（另研）15克、千金子（去壳去油取霜）50克、红大戟75克，上五味研成细末，用糯米汤糊40丸，每服一丸，水冲服，如有痢疾或腹泻者用粥汤制止。

2. 治瘰疬：甘遂（制）100克，红大戟150克，白芥子40克，麻黄20克，生南星、白僵蚕、朴硝、藤黄、姜半夏各80克，熬膏贴之，膏上掺“九一丹”少许，未溃者甚效。

胡黄连

【处方用名】胡黄连，胡连。

【药性】苦，寒。归肝、胃、大肠经。

【炮制】生用：拣去杂质，清水洗净，捞出，润透切0.3~0.6毫米厚，干燥。

【功用主治】退虚热，消疳热，清热燥湿，泻火解毒。主治阴虚骨蒸，潮热盗汗，小儿疳积，湿热泻痢，黄疸，吐血、衄血、目赤肿痛，痈肿疮疡，痔疮肿毒。

【用法用量】内服，煎汤6~12克，或入丸、散；外用，研末撒，调敷或绞汁点眼。

【宜忌】脾胃虚弱者慎服。恶菊花、玄参、白鲜皮。

【选方】

1. 治旋耳疮：胡黄连一味，研细末，麻油调搽。

2. 治痈疽疮肿，已溃未溃者皆可：胡黄连、穿山甲等分为末，以茶或鸡蛋清调涂。

3. 治痔疮疼痛，不可忍者：胡黄连细末，鹅蛋汁调涂之。

虎 杖

【处方用名】虎杖，花斑竹，酸杆。

【药性】苦，微寒。归肝、胆、肺经。

【炮制】生用：取原药材，除去杂质，洗净润透，切2~3毫米厚，干燥。

【功用主治】活血祛瘀，利湿退黄，清热解毒。主治妇女闭经、痛经、产后恶露不下、癥瘕积聚、风湿痹痛、湿热黄疸、淋浊带下、跌打损伤、疮痈肿毒、水火烫伤。

【用法用量】内服，煎汤10~15克，或浸酒或入丸、散；外用，研末调敷、煎浓汁温敷、熬膏药涂擦。

【宜忌】孕妇忌服。

【选方】

1. 治腹内积聚、虚胀雷鸣、四肢沉重、月经不通：虎杖切细，水煮服，不计时。

2. 治热性黄疸：虎杖、金钱草、板蓝根各30克，水煎服。

3. 治放疗所致的白细胞下降：虎杖、鸡血藤各30克，当归、甘草各9克，水煎，日二服。

4. 治胃癌：虎杖30克，煎水服，日一剂，上下午各服一次。

5. 治高血脂：虎杖研细末，日服2次，每次10克，温水冲服。

6. 治风湿痹痛，四肢麻木：虎杖500克，白酒1000克，浸1~4周，随量服，或虎杖、西河柳、鸡血藤各30克,水煎服。

华山参

【处方用名】华山参,热参。

【药性】味甘,微苦,涩,热,有毒。

【炮制】生用:拣去杂质,洗净,晒干,用时捣碎。

【功用主治】补虚,温中,安神,定喘。主治劳伤体弱,虚寒腹泻,失眠,心悸易惊,咳嗽痰喘,自汗,盗汗。

【用法用量】内服:煎汤0.3~0.9克。

【宜忌】本品有毒,内服宜慎。

【选方】

1. 治体虚,寒咳,痰喘:华山参0.9克、麦冬9克、甘草3克、冰糖3克,水煎服。

2. 治虚寒腹泻、失眠:华山参0.9克、桂圆肉15克、冰糖适量,水煎服。

黄 精

【处方用名】黄精,鸡头黄精,九蒸黄精(处方写黄精,鸡头黄精,取生品)。

【药性】甘,平。归肺、脾、肾经。

【炮制】

1. 生用:取原药材,除去杂质,洗净略润,切1毫米厚,干燥。

2. 九蒸九晒黄精:取黄精,用黄酒拌匀润透,置笼内隔水蒸,蒸至内外乌黑发亮取出,晒八成干,将蒸时流入容器内的黄精汁,拌入八成干的黄精内,闷至汁尽,上笼再蒸24小时,如此反复晒,反复拌汁,反复蒸九次,即成九蒸九晒黄精。100千克黄精用黄酒50千克。

【炮制作用】酒炙增其补中益气作用,减少对咽喉的刺激。

【功用主治】养阴润肺,补脾益气,润肾填精。主治阴虚劳嗽,肺燥咳嗽,脾虚乏力,食少口干,消渴,肾亏腰膝酸软,阳痿遗精,耳鸣目暗,须发早白,体虚羸瘦,风癞癣疾。

《别录》:“主补中益气,除风湿,安五脏,久服轻身。”

《日华子》:“补五劳七伤、助筋骨、止饥、耐寒暑、益脾胃、润心肺,单服九蒸九晒黄精,食之驻颜。”

【用法用量】内服,煎汤10~15克,或入丸、散,熬膏;外用,煎汤洗、涂膏。

【宜忌】中寒泄泻、痰湿痞满、气滞者慎服。

【选方】

1. 治脾虚胃弱,体倦乏力:九制黄精、党参、淮山药各50克,炖鸡吃。

2. 助气固精:九制黄精、枸杞子各1千克,焙干研末用蜜制丸,如梧桐子大,每服50丸,饭前温黄酒服。

3. 治肾虚腰痛:九制黄精250克、黑豆60克,煮食。

4. 治小儿五迟、五软:九制黄精1千克,煨大枣180克,焙干,糊蜜丸黄豆大,每次6丸,日三服,开水调下。

黄 连

【处方用名】黄连,鸡爪连,川黄连,炒黄连,姜黄连,酒黄连,黄连炭,土黄连(处方写黄连,川黄连,鸡爪黄连取生品)。

【药性】苦,寒。归心、肝、胃、大肠经。

【炮制】

1. 生用:取原药材,除去杂质,清水洗净,润透,切顺片0.8毫米厚,晒干。

2. 酒炙:取黄连片与黄酒拌匀,润至酒

尽时置锅内,用武火炒至面呈黄红色为度,取出放凉。100千克黄连片,用黄酒12千克。

3.姜汁炙:生姜压烂,取汁加水适量,与黄连片拌匀,略润,置锅内,用武火炒至黄红色为度,取出放凉。100千克黄连片用生姜24千克。

4.炒黄连炭:取黄连片,置锅内,用武火炒至面呈黑色,内呈黄褐色为度,喷水灭火星,取出放凉。

5.炒黄连:取黄连片,置锅内,用文火炒至片面呈黄红色为度,取出,放凉。

6.吴茱萸水炙:将吴茱萸加水煮30分钟,取水滤渣(1千克吴茱萸用水4千克),与黄连片拌匀,水尽,置锅内,用文火炒至面呈黄红色为度,取出放凉。100千克黄连片用吴茱萸10千克。

7.土炒黄连:将灶心土置锅内炒松,倒入黄连片,炒至闻到黄连的香味时,取出,筛去土,放凉。每千克黄连片用灶心土300克。

【炮制作用】

1.炒黄连:缓和黄连苦寒之性。

2.酒黄连:引药上行,清上焦之火。

3.姜黄连:增其降逆止呕化痰作用,缓和其苦寒之性。

4.炒炭:止血。

5.吴茱萸水炙:缓和其苦寒之性,厚肠道。

6.土炒:消积食之火。

【功用主治】清热泻火,燥湿,解毒。主治热病邪入心经之高热,烦躁,湿热胸痞,泄泻,痢疾,心火亢盛之心烦失眠,胃热呕吐,消谷善饥,肝火目赤肿痛,牙龈肿痛,口舌生疮,耳聋,痔血,湿疹,烫伤。

【用法用量】

1.内服:煎汤1.5~3克,研末0.3~0.5克,或入丸、散。

2.外用:研末调敷,或煮水洗,或熬膏涂,或浸汁用。

热病高热,湿热蕴蒸,热毒炽盛,诸症宜生用。肝火上炎(上焦),目赤肿痛,头痛宜黄酒炙。胃热呕吐宜姜汁拌炒。肝火犯胃脘、腹疼吞酸宜用吴茱萸拌炒。

【宜忌】胃虚呕恶,脾虚泄泻,五更肾泻,均应慎服。

《本草经集注》:"恶菊花、芫花、玄参、畏款冬、牛膝。"

【选方】

1.治三焦积热,上焦眼目红肿,头项肿痛,口舌生疮。中焦心膈烦躁,不思饮食,下焦小便赤涩,大便秘结,五脏俱热(即生痈疽、疮痂、粪门肿痛或下鲜血):黄连(去须芦)、黄芩(去芦)、大黄各500克,研细末糊丸,如梧桐子大,每服30丸,用热水服下。

2.治慢性胃炎:黄连10克、陈皮10克,煎水服或热水浸泡15克,当茶饮,可重复浸泡3~5杯水,当日服完,10日为1疗程,1~6疗程可治愈。

黄 芪

【处方用名】黄芪,口芪,绵芪,箭芪,炙黄芪,盐黄芪(处方写黄芪,口芪,绵芪,箭芪,取生品)。

【药性】甘,温。归肺、脾经。

【炮制】

1.生用:取原药材,除去杂质,洗净润透,切顶刀片1~1.2毫米厚,干燥。

2.炒黄芪:取黄芪片,置锅内,用武火炒至深黄色,取出放凉。

3.蜜炙:取黄芪片,用炼蜜拌匀,稍润,置锅内,用文火加热,炒至深黄色不黏手为度，取出，放凉。100千克黄芪片用炼蜜36千克。

4.酒炙：取黄芪片，用黄酒拌匀，稍润，置锅内，用武火加热，炒干，取出。100千克黄芪片用黄酒50千克。

5.盐炙：取黄芪片，用稀释过的盐水拌匀稍润后，置锅内，用武火炒至微干，取出。100千克黄芪片用食盐2千克。

【炮制作用】

1.生用：固表止汗，脱毒生肌，利水退肿。

2.炒用：用于食少便溏，脾胃虚胀。

3.蜜炙：质偏润，用于补气生血、肺虚气短、气虚血弱、气虚便秘。

4.酒炙：升气力较强，用于气虚肺寒及气虚下陷。

5.盐炙：引药入肾，补肝肾，治崩带，淋浊。

【功用主治】益气升阳，固表止汗，利水消肿，托毒生肌。主治一切气虚血亏之证，如脾虚泻泄，肺虚咳嗽，脱肛，子宫下垂，自汗，盗汗，水肿，血痹，痈疽难溃或久溃不敛。

《药性论》："主虚喘、肾衰、耳聋、疗寒热，生陇西者，下补五脏。"

《日华子》："黄芪助气壮筋骨，长肉补血，破癥瘕，治瘰疬、瘿瘤、肠风、血崩、带下、赤白痢疾，产前产后一切疾病。"

《医学启源》："治虚劳自汗，补肺气，实皮毛，泄肺中火，脉弦自汗。善治脾胃虚弱，血脉不行、内托阴证、疮疡。"

【用法用量】内服：煎汤10~20克，大剂量可用30~60克，或入丸、散。

【宜忌】表实邪胜，食积停滞，肝郁气滞，痈疽初起或溃后热毒尚盛等实证，以及阴虚阳亢者均慎服。恶龟甲、白鲜皮，恶防风。

《本草经疏》：功能实表；有表邪者勿用，能助气，气实者勿用；能内塞，补不足，胸膈气闭闷，肠胃有积滞者勿用；能补阳，阳盛阴虚者勿用；上焦热盛，下焦虚寒者勿用；患者多怒，肝气不和者勿用；痘疮血分热毒者禁用。

《本草汇纂》："反藜芦，畏五灵脂、防风。"

【选方】

1.治表邪自汗：防风50克、黄芪100克、白术100克，加大枣一枚，煎汤服。

2.黄汗病，体肿，发汗而渴：黄芪250克，白芍、桂枝各150克，煎服1日1剂，分2次服。

3.治便秘：黄芪、陈皮各25克，研细末。

黄　芩

【处方用名】黄芩，条芩，酒黄芩，黄芩炭（处方写黄芩、条芩，取生品）。

【药性】苦，寒。归肺、心、肝、胆、大肠经。

【炮制】

1.生用：取原药材，除去杂质，置沸水中煮10分钟，取出，闷润透，切顶刀片0.6~0.9毫米厚，及时晒干或烘干。

2.酒炙：取黄芩片与黄酒拌匀润透，置锅内，用文火炒至深黄色为度，取出，干燥。100千克黄芩片，用黄酒12千克。

3.炒炭：取黄芩片，置锅内，用武火加热，炒至外呈黑色，内呈黑褐色为度，喷水灭火星，取出，晾凉。

4.姜黄芩：取黄芩片，用姜汁拌匀，润透置锅内，用文火炒干。

【炮制作用】

1.酒炙：引药上行，清上焦肺热。

2.炒炭：止血作用。

3.姜黄芩：去痰火，治泻痢。

【功用主治】清热泻火，燥湿解毒，止血，安胎。主治肺热咳嗽，热病，高热神昏，肝火头痛，目赤肿痛，湿热黄疸，泻痢，热淋，吐衄，崩漏，胎热不安，痈肿疔疮。

《滇南本草》："上行泻肺火，下降泻膀胱火。"

【用法用量】

1.内服：煎汤3~9克，或入丸、散。

2.外用：煎水洗，或研末调敷。清热泻火解毒宜生用；治上部热证，宜酒炒；用猪胆汁炒可泻肝火；炒炭用于止血。

【宜忌】畏丹砂、牡丹、藜芦，脾胃虚寒，少食便溏者禁服。

【选方】

1.治上热下寒，寒热格拒，食入即吐：干姜、黄芩、黄连、人参各150克，水煎去渣，分早晚服。

2.治顽固性皮肤溃疡：黄芩200克，加清水1.5千克，武火煎至沸，改为小火煎至药水700毫升，取双层纱布过滤，再小火浓缩至400~500毫升，冷后装瓶备用，用时用清洁纱布浸透药液，外敷溃疡面，干后再淋药液，保持溃疡面湿润。

黄药子

【处方用名】黄药子。

【药性】苦，寒，小毒。归肺、肝经。

【炮制】生用：取原药材，除去杂质，洗净润透，切小块干燥。

【功用主治】散结消瘿，清热解毒，凉血止血。主治瘿瘤，喉痹，痈肿疮毒，毒蛇咬伤，肿瘤及各种出血，百日咳，肺热咳喘。

《开宝本草》："治诸恶肿疮瘘，喉痹，蛇犬咬毒。取根研服，亦含亦涂。"

《绍兴本草》："治瘰疬及瘿气。"

【用法用量】

1.内服：煎汤3~9克，或浸酒，研磨1~2克。

2.外用：鲜品捣敷，或研末调敷，研汁涂。

【宜忌】内服剂量不宜过大。

【选方】

1.治瘿气：黄药子500克，浸洗净，高度酒1500克浸泡，7日后可服，早1盏，晚1盏。忌一切毒物及不得喜怒。

2.治瘰疬：黄药子60克，鸭蛋一枚，水煮，调酒服。

3.治睾丸炎：黄药子10克，猪瘦肉120克，水煮服汤吃肉。

J

姜 黄

【处方用名】姜黄。

【药性】苦，辛，温。归脾、肝经。

【功用主治】破血行气，通经止痛。主治血瘀气滞诸证，胸腹胁疼，妇女痛经，闭经，产后瘀滞腹痛，风湿痹痛，跌打损伤，痈肿，诸疮癣初生时痛痒。

《本草述》："治气证、痞证、胀满喘噎、腹胁肩背及臂痛、痹、疝。"

《现代实用中药》："为芳香健胃药，有利胆道及肝脏之消毒作用，用于胃及十二指肠卡他性炎症，黄疸、胸满痞闷、疼痛。又能止血，治吐血、尿血、衄血，并治痔疾，外用于脓肿创伤。"

【用法用量】内服，煎汤3~10克，或入丸、散；外用，研末，调敷。

【宜忌】血虚者，无气滞、血瘀者及孕妇慎服。

【选方】

1. 治右肋疼痛、胀满不食：姜黄片、枳壳（去瓤麸炒）、桂心（去粗皮）各25克，研末，每服10克，姜汤下，不拘时，热酒调服也行（《济生续方》推气散）。

2. 治心痛：姜黄50克、肉桂150克，研细末，每服15克醋汤调下。

3. 治风痰攻臂疼痛：姜黄100克、羌活50克、白术75克、甘草50克，以上各药皆为生用，研粗粉，每服25克，生姜10片，水一盏，煎至半盏，去渣，温服（《叶氏录验方》五痹汤）。

4. 治非痰非风的肩臂疼痛：姜黄、甘草、羌活各50克，白术100克，切碎，每服50克，水煎服，腰以下疼痛加海桐皮、当归、白芍。

金果榄

【处方用名】金果榄。

【药性】苦，寒。归肺、胃经。

【炮制】生用：取原药材，除去杂质，清水浸泡至六七成透，捞出，润透后切1~1.2毫米厚，干燥。

【功用主治】清热，解毒，利咽，消痈。主治咽喉肿痛，白喉，口舌糜烂，热毒下痢，痄腮，乳痈，痈疽疔毒。

《柑园小识》："祛内外结热，遍身恶毒，消瘴疠，磨涂疔疮肿毒立消。"

《百花镜》："凡肿毒初起，米醋磨薄，露出患头，初起者消，已成者溃。咽喉烂痛，用15克为末，加冰片0.5克，研匀吹咽喉中。"

《中国民族药志》："主治胆囊炎、肝炎、肾炎、盆腔炎、胃热痛、铜钱癣。"

【用法用量】内服，煎汤3~9克，研末用1~2克；外用，捣敷或研末吹喉。

【宜忌】脾胃虚弱者，无热毒结滞者慎服。

【选方】

1. 治急性扁桃体炎：鲜金果榄6克，连翘、牛蒡子各9克，煎服。

2. 治痈疖：金果榄，醋磨，加冰片少许调匀，擦患处。

3. 治水、火烫伤：金果榄、土大黄、生地榆各50克，研细，麻油调，涂患处。

金荞麦

【处方用名】金荞麦。

【药性】酸，苦，寒。归肺、胃、肝经。

【炮制】生用：取原药材，除去杂质，洗净润软，切0.8~1毫米厚，干燥。

【功用主治】清热解毒，祛痰利咽，活血消痈。主治肺痈，肺热咳喘，咽喉肿痛，痢疾，跌打损伤，痈肿疮毒，蛇虫咬伤。

《本草从新》："祛风湿。治手足不遂，筋骨疼痛，与苍术、当归同用甚效。"

《全国中草药汇编》："活血化瘀，健脾利湿。主治咽喉肿痛，肺脓疡，脓胸，肺炎，胃痛，肝炎，痢疾，消化不良，盗汗，痛经、闭经、白带，外治淋巴结结核、痈疖、肿毒、跌打损伤。"

【用法用量】内服，煎汤15~30克，或研末；外用，磨汁涂敷。

【选方】

1. 治肺脓疡：金荞麦250克，装入容器内，加黄酒1250克，口密封，隔水小火蒸3小时，取出倒入锅内去渣，再煎成1000克药水。每服40克，每日3次服。

2. 治肺痈，咯吐脓痰：金荞麦30克、鱼腥草30克、甘草6克，水煎服。

3. 治喉风喉毒：金荞麦用醋磨细，漱喉，涎痰去而喉痹自开。

京大戟(龙虎草)

【处方用名】京大戟,大戟,煨大戟,醋大戟(处方写大戟、京大戟,取生品)。

【药性】苦,辛,寒,有毒。归肺、胃、肾经。

【炮制】

1. 生用:取原药材,除去杂质,洗净润透,切1.5~1.8毫米厚,干燥,外用。

2. 醋炙:取净大戟片,用米醋拌匀闷润至透,置锅内用文火炒干,取出,放凉。100千克大戟片用米醋30千克。

【炮制作用】醋炙:降低其毒性,缓和峻泻作用。

【功用主治】泻水逐饮,消肿散结。主治水肿,胸腹积水,痰饮积聚,二便不利,痈肿,瘰疬。

《本草正》:"性峻利,善逐水邪痰涎,泻湿热胀满。"

【用法用量】内服,煎汤0.5~3克,或入丸、散;外用,研末或熬膏敷,或煎水洗。

【宜忌】虚寒体质者及孕妇禁服,体弱者慎服。反甘草、芫花、海藻,用菖蒲解其毒。

【选方】

1. 治水病,无论年月深浅:大戟(炙)、当归、陈皮各50克,水400毫升,煮余100克,顿服,1日1剂(《活法机要》)。

2. 治急慢性肾炎水肿:大戟(炙)500克、食盐9克,加水适量,拌匀,吸收后晒干,研细粉糊丸,日服2次,每次0.5克,隔日再服,空心温水下,如发现恶心、呕吐、腹泻,用凉糖水服用,可减轻其反应。

九节菖蒲

【处方用名】九节菖蒲,炒九节菖蒲(处方写九节菖蒲取生品)。

【药性】辛,温。归心、肝、脾经。

【炮制】

1. 生用:拣去杂质,清水洗净,捞出,干燥。

2. 麸炒:先将麸皮撒于锅内,加热,待麸皮冒烟时倒入净九节菖蒲,用文火炒至金黄色时取出,筛去麸皮,放凉。100千克菖蒲用麸皮15千克。

【炮制作用】增强其健脾开胃功能。

【功用主治】化痰开窍,祛风除湿,消食醒脾,解毒。主治热病神昏,癫痫,气闭耳聋,多梦健忘,风湿痹痛,胸闷脘胀,痈疽,疥癣。

【用法用量】内服,煎汤1.5~6克,或入丸、散,或鲜品捣汁服;外用,煎水洗或鲜品捣敷,或研末调敷。

【宜忌】阴虚阳亢、烦躁多汗、精滑者慎服。

【选方】

1. 治耳聋:九节菖蒲12克,水煎服或鲜九节菖蒲捣烂取汁,滴耳。

2. 治脘腹闷胀,消化不良:九节菖蒲9克(麸炒)、莱菔子15克、六神曲12克,水煎服。

桔　梗

【处方用名】桔梗,炙桔梗(处方写桔梗,取生品)。

【药性】苦,辛,平。归肺、胃经。

【炮制】

1. 生用:取原药材,除去杂质,洗净润透,切0.8~1毫米厚,干燥。

2. 蜜炙:取桔梗片,加入炼蜜中,拌匀,用文火炒至黄色不黏手为度,取出放凉。100千克用蜜24千克。

【炮制作用】蜜炙：增其镇咳、平喘、祛痰的作用。

【功用主治】宣肺祛痰，利咽排脓，主治咳嗽痰多，咽喉肿痛，肺痈吐脓，胸满胁痛，痢疾，腹痛，小便癃闭。

《药性论》："治下痢、破血、去积气、消积聚、痰涎，主肺气气促嗽逆，除腹中冷痛，主中恶及小儿惊痫。"

【用法用量】内服，煎汤3~10克，或入丸、散；外用，烧灰研末敷。

【宜忌】阴虚久咳及咳血者禁服。胃溃疡者慎服，过量服可引起恶心、呕吐。畏白及、龙胆。

【选方】

1.治胸满：桔梗、枳壳（炙）各50克、研粗末，水一大杯，煎至半杯，分二次服。

2.治产后乳汁不下：桔梗50克，漏芦（去芦头）、钟乳石各25克，研粗末，水1杯，药10克，煎至半杯，温服不拘时。

K

苦　参

【处方用名】苦参。

【药性】苦，寒。归心、肺、肾、大肠经。

【炮制】

1.生用：取原药材，除去残留芦头及杂质，洗净润透，切2~3毫米厚，干燥。

2.苦参炭：取苦参片置锅内，用武火炒至外焦内黄，喷淋清水，取出，凉透。

【炮制作用】炒炭：用于止血，治痢疾。

【功用主治】清热燥湿，祛风杀虫。主治湿热泻痢，肠风便血，黄疸，小便不利，水肿，带下，阴痒，疥癣，麻风，皮肤瘙痒，湿毒疮疡。

《别录》："养肝胆气，安五脏，定志益精，利九窍，除伏热肠澼、止渴、醒酒、小便黄赤、平胃气、令人嗜食轻身。"

【用法用量】内服，煎汤3~10克，或入丸、散；外用，煎水洗，或研末敷或浸酒搽。

【宜忌】脾胃虚寒者慎服，恶贝母、漏芦、菟丝子。久服损肾气，肝肾虚而无大热者勿服。

【选方】

1.治酒渣鼻：苦参200克，当归身100克，研细末用酒糊丸，梧桐子大，每服80丸，饭后热茶送下。

2.嗜睡：苦参15克、白术100克、大黄50克，研细末蜜糊丸，如梧桐子大，饭后服30丸。

L

狼　毒

【处方用名】狼毒、醋狼毒(处方写狼毒，取生品）。

【药性】苦，辛，平，有毒。归肺、脾、肝经。

【炮制】

1.生用：取原药材，除去杂质，洗净润透，切片干燥。

2.醋炙：取狼毒片加醋拌匀，待醋汁吸尽，置锅内，用文火炒微干，取出。100千克狼毒片，用醋30千克。

【炮制作用】醋炙：解毒，并增强其止痛作用。

【功用主治】泄水逐饮，破积杀虫。主治水肿腹胀，痰食虫积，心腹疼痛，癥瘕积聚，结核，疥癣。

《滇南本草》："治胃中年深日久饮食结

住，积久稠痰，状黏如胶。攻虫疾，利水道，下气，消水肿，吐痰涎。”

【用法用量】内服，煎汤1~3克，或入丸、散；外用，研末调敷或醋磨汁涂，或鲜根去皮捣烂敷。

【宜忌】体质虚弱者及孕妇禁服。

【选方】

1.治干癣，积年生痂，搔之出黄水，逢阴雨即痒：醋磨狼毒涂之。

2.治久年干疥、干癣及一切癞疮：狼毒（微炒）研细粉，轻粉是狼毒的一半，和匀，干癣、癞疮，搔破搽之，湿者干掺，数次有效。

藜 芦

【处方用药】藜芦，黑藜芦，老山葱。

【药性】辛，苦，寒，有毒。归肝、肺、胃经。

【炮制】生品：取原药材，除去杂质棕毛，清水洗净，捞出润透，切段5~6毫米长，干燥。

【功用主治】涌吐风痰，杀虫。主治中风痰壅、癫痫、疟疾、疥癣、恶疮。

【用法用量】内服，入丸、散，0.3~0.6克；外用，研末，用油或水调敷。

【宜忌】体虚气弱患者及孕妇忌服。反细辛、芍药、人参、沙参、丹参、玄参、苦参。服后，吐不止，葱汤可以解。

【选方】

1.治疥癣：芦藜，研细粉，生油调敷之。

2.治癣：藜芦根25克、轻粉18克，研细粉，凉水调，搽癣上。

3.治白秃：藜芦，研细粉，用腊月猪脂油和调涂之，盐水洗后再敷，秃好为止。

4.治反花疮：藜芦、猪脂各100克，拌匀涂疮上，日3~5次。

5.治一切疮疽、肉突出，不问大小长短：藜芦，研细粉，和猪脂研如膏，涂患处，7天易之。

龙 胆

【处方用名】龙胆、龙胆草、胆草。

【药性】苦，寒，归肝、胆经。

【炮制】

1.生用：取原药材，除去杂质及跟茎，洗净，闷润透，切段，干燥。

2.酒炙：取龙胆段或片，用黄酒拌匀稍闷，后置锅内，文火加热炒干。100千克龙胆用黄酒10千克。

3.龙胆炭：取龙胆段，置锅内，用武火加热，炒至表面黑色，内部黑褐色，喷水灭火星，取出凉透。

【炮制作用】

1.生品：常用于清热燥湿。

2.酒炒：用于清上焦及肝胆实火。

3.炒炭：用于清肝凉血。

【功用主治】清肝胆实火、泻下焦湿热。主治头胀头痛，目赤肿痛，耳聋耳肿，口苦胁痛，湿热黄疸，小便淋痛，阴肿，阴痒，带下，热病惊风抽搐。

【用法用量】内服，煎汤3~6克，或入丸、散；外用，煎水洗，或研末调搽。

【宜忌】脾胃虚弱及无湿热实证者忌服。

【选方】治阴囊发痒，挠之湿润不干，渐至囊皮干涩，愈痒愈搔：龙胆草100克、五倍子25克、刘寄奴50克，用水一大碗，煎滚，去渣，加樟脑末2.5克，趁热洗患处。

漏 芦

【处方用名】漏芦。

【药性】苦,寒。归胃、大肠、肝经。

【炮制】生用:取原药材,除去杂质,洗净闷润至软,切3~4毫米厚。干燥,筛去灰屑。

【功用主治】清热解毒,活血通乳。主治疮疖肿毒,乳痈,腮腺炎,淋巴结结核,痔瘘,疥癣痒疹,目赤肿痛,痢疾,蛔虫腹痛,风湿痹痛,闪腰岔气,跌打损伤,产后乳汁不下。

《日华子》:"治小儿壮热、通小肠、治泄精、尿血、风赤眼、乳痈、发背、瘰疬(结核)、肠风、排脓、补血、治补损、续筋骨、止血、长肉、通经脉。"

【用法用量】内服,煎汤9~15克;外用,研末醋调敷,或鲜品捣敷。

【宜忌】疮疡阴证者及孕妇禁用。

《本草正义》:"苟非实,不可轻用,不独伤明,尤损正气。"

【选方】

1.治流行性腮腺炎:漏芦4.5克、板蓝根3克、牛蒡子1.2克、甘草1.5克,水煎服。

2.治子宫癌:漏芦24克、马兰子(炒)18克,水煎,1日1剂(《中医秘验方》)。

3.治产后缺乳:漏芦、王不留行各15克,路路通12克,通草6克,水煎服,1日1剂。

4.治筋脉拘挛,骨节疼痛:漏芦(麸炒)25克、地龙(炒)25克,二味研末,生姜汁50克,蜂蜜100克,同煎至沸,加入白酒250克,瓷器装,每用70克,调药末5克,温服不计时(《圣济总录》谷圣散)。

芦　根

【处方用名】芦根,鲜芦根(处方写芦根,取干芦根)。

【药性】甘,寒。归肺、胃、膀胱经。

【炮制】生用:取原药材,除去杂质、须根,洗净,稍润,切段,干燥。

【功用主治】清热除烦,透疹解毒。主治热病烦渴,胃热呕哕,肺热咳嗽,肺痈吐脓,热淋,麻疹,解河豚毒。

《现代实用中药》:"为利尿、解毒药,能溶解胆液凝石,治黄疸,急性关节炎。"

【用法用量】内服,煎汤15~30克,鲜品60~120克,捣汁;外用,煎汤洗。

【宜忌】脾胃虚寒者慎服,忌巴豆。

【选方】

1.治肺痈吐血:鲜芦根1千克,炖猪心、猪肺服。

2.咽喉肿痛:鲜芦根,绞汁调蜂蜜服。

3.治便秘:芦根500克、蜂蜜750克、水6千克,浸泡芦根4小时,小火煎2小时,去渣得药水1千克,再煎至750克,加蜂蜜,熬煮收膏,日服3次,每次30克,饭前服。

M

麻黄根

【药性】甘,微涩,平。归肺经。

【炮制】

1.生用:取原药材,除去杂质及残茎,洗净润透,切1.2~1.8厘米厚,干燥。

2.蜜炙:将蜂蜜置锅内加热至沸(再加适量水)稀释,加入麻黄根片拌匀,炒至面呈黄色,不黏手为度,取出,放凉。100千克麻黄根片用蜂蜜15千克。

【炮制作用】蜜炙:增其止汗作用。

【功用主治】止汗。主治自汗,盗汗。

《滇南本草》:"止汗,实表气,固虚,消肺气,梅核气。"

【宜忌】表邪者禁服。

【选方】

1. 治虚汗无度：麻黄根、黄芪各等份，研粉制丸，用浮小麦熬水冲服15~20克。

2. 治虚劳盗汗不止：麻黄根（炙）、黄芪（炙）、牡蛎（煅）各等份，研粉末每服18克，水1盏，煎水（加葱白3寸），煎至半盏去渣温服。

3. 治产后虚汗不止：当归50克、麻黄根（炙）100克、黄芪（炙）50克，研末每服20克，水1盏，煎至六分，去渣，不计时温服。

麦 冬

【处方用名】麦冬，麦门冬，寸冬，炙麦冬，米炒麦冬（处方写麦门冬，麦冬，寸冬取生品）。

【药性】甘，微苦，微寒。归肺、胃、心经。

【炮制】

1. 生用：取原药材，清水浸泡，捞出润透，抽去芯木，洗净干燥。

2. 米炒：将小米置锅内，炒至冒烟，投入麦冬，用文火炒至麦冬呈黄色微显焦斑为度，取出放凉，筛去残米。100千克麦冬用小米12千克。

3. 蜜炙：将蜂蜜置锅内，加适量清水，加热稀释后投入麦冬，用文火炒至麦冬呈黄色不黏手为度，取出，放凉。100千克麦冬用蜂蜜12千克。

4. 朱砂制：取抽芯麦冬，喷水少许，润透，加朱砂细粉拌匀，晾干。

【炮制作用】

1. 米炒：去其凉性。

2. 蜜炙：增其润肺止咳作用。

【功用主治】滋阴润肺，益胃生津，清心除烦。主治肺燥干咳，肺痈，阴虚劳嗽，津伤口渴，消渴，心烦失眠，咽喉疼痛，肠燥便秘，血热吐衄。

《医学启源》："治经枯，乳汁不下。"

《用药新法》："补心气不足，及治血热妄行。"

【用法用量】内服，煎汤6~15克，或入丸、散；外用，煎汤研末撒，或鲜品捣敷。

【宜忌】虚寒泄泻，湿浊中阻，风寒或寒痰、咳嗽者禁服。恶款冬、苦瓜，畏苦参、青蘘。

【选方】

1. 治燥伤肺胃阴分，或热或咳：沙参15克、麦冬15克、玉竹10克、生甘草5克、冬桑叶7.5克、白扁豆、花粉各7.5克，水5杯，煎汁2杯，日服1剂，分2次服。

2. 治消渴，日夜饮水不止，饮下小便急下：麦冬、黄连、冬瓜干各100克，为粗末，每服25克，水一大盏，煎至七分，去渣，温服。

3. 治虚热上攻，肺脾有热，咽喉生疮：麦冬50克、黄连25克，上为末，蜂蜜为丸，如梧桐子大，每服30丸，麦冬汤下。

4. 治阳明温病，无上焦证，数日不大便：元参50克、麦冬（无芯）40克、生地40克，水8杯，煮余3杯，分3次服，日2剂，不便再服。

5. 治小便淋闭：麦冬30克，水煎浓，日服2~3次。

6. 治乳头皴裂：麦冬50克，细研，用食醋调成糊状，涂患处，5小时换药1次。

7. 治中耳炎：鲜麦冬捣汁，滴耳中。

8. 治烫伤：麦冬500克，煮浓汁两碗，用鹅毛扫之药水，随干随扫，少顷止痛。

猫抓草

【处方用名】猫抓草。

【药性】辛、甘、温，归肝、肺经。

【炮制】生用:取原药材,拣去杂质,洗净晒干。

【功用主治】化痰,散结,解毒。主治瘰疬(淋巴结核),结核,疔疮,偏头痛,疟疾,牙痛,蛇虫咬伤。

《广西中草药》:“治淋巴结核,淋巴结炎,咽喉炎。”

【用法用量】内服,煎汤9~15克;外用,研末敷,或鲜品捣敷。

【选方】

1.治瘰疬(淋巴结核):猫爪草、夏枯草各适量,水煎过滤取汁,再熬成膏贴患处,或用猫爪草120克,加水煮沸后,改用小火煎30分钟,

过滤取汁,加黄酒或江米甜酒(忌用白酒)为引,分3次服完;第2日将原药再煎不加黄酒,再服,2天一剂,连服4剂,间隔3~5天续服。

2.治肺结核:猫抓草60克,水煎服,分2次服(《河南中草药手册》)。

3.治男子乳房发育:猫抓草、生麦芽各50克,煎水代茶饮,1天1剂(《浙江中医杂志》)。

4.治恶性淋巴瘤,甲状腺肿瘤和乳腺肿瘤:猫抓草、蛇莓、牡蛎各30克,夏枯草9克,水煎服,1日1剂(《抗癌本草》)。

5.治慢性咽炎:猫抓草5克、麦冬10克,开水浸泡当茶饮,1日1剂。

【处方用名】麻黄根。

毛冬青

【处方用名】毛冬青。

【药性】苦、涩、凉。

【炮制】生用:除去杂质,清水洗净,润透后切斜片,1~2毫米厚,干燥。

【功用主治】清热解毒,活血通络,消肿止痛。主治风热感冒,肺热喘咳,咽痛,乳蛾,痢疾,牙龈肿痛,胸痹心痛,中风偏瘫,血栓闭塞性脉管炎,丹毒,烧烫伤,痈疽,中心性视网膜炎。

【用法用量】内服,煎汤10~30克;外用,煎汁涂或浸泡。

【宜忌】孕妇及有出血性疾病者慎服。

【选方】

1.治高血压:毛冬青根片60克,水煎代茶饮。

2.治血栓闭塞性脉管炎:毛冬青根90克,煨猪脚1只服食,每天1次。或用冬青根片90克煎水浸泡患处,每日1~2次。

3.治疗冠状动脉粥样硬化性心脏病:毛冬青根片250克,煎汤日1剂,分早中晚3次服。

明党参

【处方用名】明党参。

【药性】甘,微苦,凉。

【炮制】生用:除去杂质,水浸七八成透,捞出润透,切2~3毫米厚,干燥。

【功用主治】润肺化痰,和胃解毒。主治咳嗽痰喘,呕吐反胃,头晕,白带,疔毒疮疡。

《本草从新》:“补肺气,通下行。”

《本草求原》:“养血生津,清热解毒。姜汁炒:补气生肌,托散疮疡。”

【用法用量】内服:煎汤6~12克,或熬膏。

【宜忌】脾虚泄泻,梦遗滑精者及孕妇禁服。

【选方】治疗高血压:明党参、怀牛膝各15克,水煎服。

《本草从新》:“土人参,性善下降,能伸肺经治节,使清肃下行,凡有升无降之证,

每见奇效。”

木　香

【处方用名】木香，广木香，老木香，云木香，煨木香(处方写木香、云木香、广木香、老木香、取生品)。

【药性】辛，苦，温。归脾、胃、肝、肺经。

【炮制】

1. 生用：取原药材，除去杂质，粗细分开，用清水洗去泥土，润透切斜片1.5~2毫米厚或截成3厘米长段，切成顺刀片1.5~2毫米厚，干燥。

2. 炒木香：用武火烧热锅，倒入麸皮，待冒烟时投入木香片，不断翻动麸皮和药片，炒至表面呈深黄色时取出，筛去麸皮，凉透。100千克木香片用麸皮30千克。

【炮制作用】炒木香：去其燥性，生用行血。

【功用主治】行气止痛，调中导滞。主治胸胁胀满，脘腹胀痛，呕吐泄泻，里急后重。

《药性论》：“治女人血气刺心、心痛不可忍，研末浸酒服。治九种心痛、积年冷气、痃癖癥块。”

《本草要略》：“经络中气滞痰结者，亦当用之。”

【宜忌】脏腑燥热者，阴虚津亏者禁用。

【选方】

1. 治一切气不和，走注痛：木香(生)，温水磨汁(浓)，热酒调敷。

2. 治痃气胃冷，不入饮食：木香、川椒、干姜各50克，研细粉，糊丸梧桐子大，温酒服七丸。

3. 治急性腰扭伤：木香、川芎同量研末，早晚各服6克，水冲服。

墓头回

【处方用名】墓头回，墓头回炭(处方写墓头回，取生品)。

【药性】苦，微酸涩，凉。归心、肝经。

【炮制】

1. 生用：取原药材，除去杂质，洗净润透，切厚片，干燥。

2. 炒炭：取墓头回片，置锅内，用中火炒至表面焦黑色，内部呈黑褐色，喷水灭火星，取出，凉透。

【炮制作用】炒炭：增强其止血作用。

【功用主治】止带，止血，清热解毒。主治赤白带下，崩漏，泄泻痢疾，黄疸，疟疾，肠痈，疮疡肿毒，宫颈癌，胃癌。

《陕西中草药》：“清热解毒，消肿，生肌，止血，主治急性阑尾炎初起、瘰疬、无名肿痛、宫颈癌。”

【用法用量】内服，煎汤9~15克；外用，捣敷。

【宜忌】虚寒瘀滞者不宜早用，或过量用。

【选方】

1. 治痛经：墓头回15克、香附15克、黄酒30克，水煎服。

2. 治胃癌：墓头回、红糖各30克，生姜3片，水煎服。

3. 治白带：墓头回15克、羊蹄根30克，水煎服，1日1剂。

N

南沙参

【处方用名】沙参、南沙参、炙南沙参

(处方写南沙参,取生品)。

【药性】甘,微苦,微寒。归肺、胃经。

【炮制】

1.生用:取原药材,除去杂质及芦头,洗净润透,切顺片1.5~2毫米厚,干燥。

2.蜜炙:取蜂蜜加适量水,加热稀释后倒沙参片,拌炒至表面黄色(小火加热)不黏手为度,取出,放凉。100千克沙参片,用蜂蜜25千克。

【炮制作用】蜜炙:增强祛痰止咳作用。

【功用主治】养阴清热,润肺化痰,益胃生津。主治阴虚久咳、痨嗽痰血、燥咳痰少、虚热喉痹、津伤口渴。

《药性通考》:"补阴泻火,专补肺气,清肺养肝,兼养脾胃。"

《玉楸药解》:"清肺气,生肾水,涤心胸烦热,凉头目郁蒸,治瘰疬、鼻疮、喉痹、胸膈烦渴、膀胱癃闭。"

【用法用量】内服:煎汤10~15克,或入丸、散。

【宜忌】恶防风,反藜芦。

【选方】

1.治慢性支气管炎,咳嗽,痰不易出,口干:沙参9克、麦冬9克、甘草6克、玉竹9克,水煎服,1日1剂。

2.治产后无乳:沙参12克,煮猪肉吃,喝汤。

牛　膝(怀牛膝)

【处方用名】牛膝,怀牛膝,炒牛膝(处方中写牛膝、怀牛膝,取生品)。

【药性】苦,酸,平。归肝、肾经。

【炮制】

1.生品:取原药材,除去杂质、芦头,洗净,润透,切段,干燥。

2.盐炙:取牛膝段,加盐水拌匀,闷润透,置加热的锅内,用武火炒干,取出放凉。100千克牛膝段用盐2千克。

3.酒炙:取牛膝段,加黄酒拌匀,闷润透,置锅内用文火炒干,取出,放凉。100千克牛膝用黄酒10千克。

【炮制作用】

1.盐炙:助药入肾,增其健骨作用,并能引药入膝。

2.酒炙:增其补肝肾、益精血、强筋骨作用。

【功用主治】补肝肾,强筋骨,活血通经,引血(火)下行,利尿通淋。主治腰膝酸痛,癥瘕,胞衣不下,下肢痿软,血滞经闭,痛经,产后血瘀,腹痛,热淋,血淋,跌打损伤,痈肿恶疮,咽喉肿痛。

《本草衍义补遗》:"能引诸药下行。"

《药性论》:"治阳痿、补肾填精、逐恶血流结、助十二经脉,病人羸弱加而用之。"

《本草正》:"主治手足血热痿痹、血燥拘挛、通膀胱涩秘、大肠干结、补髓填精、益阴活血。"

【用法用量】内服,煎汤5~15克,或浸酒,或入丸、散;外用,捣敷或捣汁滴鼻或研末撒入牙缝。

【宜忌】凡中气下陷、脾虚泄泻、下元不固、梦遗滑精、月经过多者及孕妇禁服。

《本草经集注》:"恶萤火、龟甲、畏白前。"

【选方】

1.治冷痹祛膝疼痛无力:牛膝(浸酒)50克,肉桂25克,山茱萸50克,三味研细粉。每服10克,空心,温酒冲服,日一次。

2.治消渴不止,下元虚损:怀牛膝粉250克、生地黄汁750克,浸牛膝粉,日晒夜浸,汁尽为度,糊丸,梧桐子大,空心,温酒。冲服13丸。

3. 治高血压：怀牛膝、生地各15克，白芍、茺蔚子各9克，水煎服。

4. 治麻疹合并喉炎：牛膝20克、甘草10克，加水250毫升，煎至药水60毫升，口服，每次4~6毫升，20~40分钟服1次。

糯稻根

【处方用名】糯稻根。

【药性】甘，平。归肺、肾经。

【炮制】生用：取原药材，除去杂质，洗净捞出，晒干。

【功用主治】养阴除热，止汗。主治阴虚发热，自汗，盗汗，口渴，咽干，肝炎，丝虫病。

【用法用量】内服：煎汤15~30克，可用至60~120克，鲜品尤佳。

【选方】

1. 阴虚盗汗：糯稻根、乌枣各60克，红糖30克，水煎服。

2. 治肝炎：糯稻根、紫参各62克，加糖适量煎服。

O

藕 节

【处方用名】藕节，藕节炭（处方写藕节，取生品）。

【药性】甘，涩，平。归肝、肺、胃经。

【炮制】

1. 生用：取原药材，除去杂质，剪去藕头和须根，干燥。

2. 藕节炭：取净藕节，置锅内，用武火加热，炒至表面焦黑色内呈黄褐色为度，喷淋清水少许，灭火星，取出晾干。

【炮制作用】炒炭：增其止血作用。

【功用主治】散瘀止血。主治吐血、咯血、尿血、便血、血痢、血崩。

《药性论》："捣汁饮，主治吐血不止，及口鼻并皆治之。"

《纲目拾遗》："藕节粉，开膈，补腰肾，和血脉，散一切瘀血，生一切新血，产后及吐血者，食之尤佳。"

《本草再新》："凉血、养血、利水通经。"

【用法用量】内服：煎汤10~30克，鲜品捣汁，可用60克。取汁冲服，或入散剂。

【选方】

1. 治吐衄不止：藕汁、生地黄汁、大蓟汁各45克，生蜜五勺和匀，每服1小盅，不拘时候。

2. 治大便下血：藕节晒干（炒炭），每用7块，和蜜7勺，水两碗，煎1碗服。

P

平 贝

【处方用名】平贝母，平贝。

【药性】辛，苦，平。

【功用主治】止咳化痰，润肺，散结。主治支气管炎，肺结核，肺炎，百日咳等咳嗽，痰喘，溃疡病，淋巴结结核，乳腺炎，痈疮等。

【用法用量】内服：煎汤3~9克，研粉1~2克。

【宜忌】反乌头。

【选方】

1. 治结核、咳嗽、痰中带血：平贝35克，白及50克，白糖25克，研末，日服2次，每次10克，温水冲服。

2. 治阴虚发热，咳嗽痰少：平贝10

克、知母10克、甘草5克,水煎,分早、晚两次服。

3.治淋巴结核:平贝15克、玄参20克、牡蛎25克,细粉,蜜丸,重10克,每次服1丸,日服2次。

Q

千年健

【处方用名】千年健、年健。

【药性】苦,辛,温,小毒。归肝、肺经。

【炮制】生用:取原药材,去杂质,清水浸泡6~10小时,捞出,润透,切斜片0.8~1毫米厚,晒干。

【功用主治】祛风湿,舒筋活络,止痛消肿。主治风湿痹痛,肢节酸痛,筋骨痿软,跌打损伤,胃痛,痈疽疮肿。

【用法用量】内服,煎汤9~12克,或浸酒;外用,研末调敷。

【宜忌】阴虚内热者慎服,忌莱菔子。

【选方】治风寒筋骨疼痛、拘挛麻木:千年健、地风各30克,老鹤草90克,共研末,每服3克,水冲服,日服3次。

前 胡

【处方用名】前胡,南前胡,炙前胡,炒前胡(处方写前胡、南前胡,取生品)。

【药性】苦,辛,微寒。归肺、脾、肝经。

【炮制】

1.生用:取原药材,除去杂质,洗净润透,切0.8~1毫米厚,干燥。

2.炒前胡:取前胡片置锅内,用文火炒至带焦斑,取出,放凉。

3.蜜炙:取炼蜜,加适量水稀释后,文火加温,倒入前胡片,拌匀,炒至不黏手为度,取出,放凉。100千克前胡片用25千克炼蜜。

【炮制作用】

1.炒前胡:缓和其寒性。

2.蜜炙:增其润肺化痰止咳作用。

【功用主治】疏散风热,降气化痰。主治外感风热、肺热痰郁、咳喘痰多、痰黄稠黏、呕逆食少、胸膈满闷。

《日华子》:“治一切劳,止咳,破癥结,开胃下食,通五脏,主霍乱转筋。”

【用法用量】内服:煎汤5~10克,或入丸、散。

【宜忌】阴虚咳嗽,寒饮咳嗽患者慎服。恶皂荚,畏藜芦。

【选方】治咳嗽涕唾稠黏,心胸不利,时有烦热:前胡50克(去芦头)、麦冬75克(去芯)、贝母50克(煨黄)、桑白皮50克、杏仁25克(去皮尖麸炒黄)、甘草0.5克,上药研细末,每服20克,水1盏,入生姜0.5克,煎至六分去渣,温水冲服,前胡细末,不计时。

茜 草

【处方用名】茜草,血茜草,红茜草,茜草炭,酒茜草(处方写茜草、血茜草取生品)。

【药性】苦,寒。归肝、心经。

【炮制】

1.生品:取原药材,除去杂质,洗净润透,切1~1.2毫米厚,干燥。

2.炒炭:取净茜草片,置锅内,用武火炒至外黑色,内黑褐色为度,喷清水灭火星,取出,晾干。

3.酒炙:取净茜草片,用黄酒拌匀,润透,置锅内,用小火炒微干,取出放凉。100千克茜草用黄酒25千克。

【炮制作用】

1.生用:凉血、止血、活血化瘀。

2.酒炙:增其活血化瘀作用。

3.炒炭:增其止血作用。

【功用主治】凉血、止血、活血化瘀。主治血热、咯血、吐血、衄血、尿血、便血,崩漏,经闭,产后瘀阻腹痛,跌打损伤,风湿痹痛,黄疸,疮痈,痔肿。

《纲目》:"通经脉,治骨节风痛。"

【用法用量】内服:煎汤10~15克,或入丸、散,或浸酒。

【宜忌】《本草汇言》:"精虚血少者、脾虚胃弱者、阴虚火盛者俱禁用之。"

【选方】

1.吐血不定:茜草50克,研细末,每服10克,水一杯,煎至七分,放凉,饭后服。

2.治软组织损伤:茜草200克、大黄100克,共研末,布包煮20分钟,先洗,凉后加热再洗。用药2~8小时后肿痛不消可换其他方法。

羌 活

【处方用名】羌活,川羌,蚕羌,大头羌,条羌。

【药性】辛,苦,温。归膀胱、肾经。

【炮制】生用:取原药材,除去杂质,清水洗净,润透,切1~1.2毫米厚,干燥。

【功用主治】散表寒,祛风湿,利关节,止痛。主治外感风寒,头痛无汗,风寒湿痹,风水浮肿、疮疡肿毒。

《药性论》:"治贼风、失音不语、多痒血癫、手足不遂、口面歪斜、遍身痛痹。"

【用法用量】内服:煎汤3~10克,或入丸、散。

【宜忌】气血亏虚者慎服。

【选方】

1.治眉骨痛不可忍:炙甘草(夏天生用)、羌活、防风各5克,酒黄芩3.5克(冬天不用此药),上药研粗末,每服15克,水2杯,煎至1杯,饭后服(《兰室秘藏》选奇汤)。

2.治肝脏壅实、筋脉拘急、背膊劳倦、头昏颈项紧急疼痛:羌活、菊花、蔓荆子、川芎各15克,研为细末,每服10克,水1盏,加酸枣仁、鼠粘子各50粒(研碎),煮至七分,去渣,一日1剂,温分2服(《鸡峰普济方》羌活散)。

秦 艽

【处方用名】秦艽,大艽,西秦艽,酒秦艽(处方写秦艽,大秦艽,西秦艽,取生品)。

【药性】苦,辛,微寒。归胃、肝、胆经。

【炮制】

1.生用:取原药材,除去杂质,略泡,洗净润透,切片干燥。

2.酒炙:取秦艽片,加黄酒拌匀、润透,置锅中,用文火加热炒干,取出放凉。100千克用黄酒10千克。

【炮制作用】酒炙:增其活血舒筋作用。

【功用主治】祛风湿,清虚热,退黄。主治风湿痹痛,筋骨拘挛,手足不遂,骨蒸潮热,小儿疳热,湿热黄疸。

《本经》:"主寒热邪气、寒湿风痹、肢节痛、下水、利小便。"

《主治秘要》:"养血、荣筋、中风、手足不遂者用之。"

【用法用量】内服:煎汤3~10克。

【宜忌】久痛虚羸、溲多、便溏者慎服。恶羊肉,煨牛乳。

【选方】

1.治头风痛:秦艽、白芍、川芎各6克,藁本9克,水煎服。

2. 治小便艰难，胀满闷：秦艽50克（去苗），水一大杯煎去七分，饭后分2次服。

青木香

【处方用名】青木香。

【药性】辛，苦，寒，小毒。归肺、胃、肝经。

【炮制】生用：取原药材，除去杂质，大小分开，水泡七八成透后，捞出润透，切2~3毫米厚，干燥。

【功用主治】行气，解毒，消肿。主治脘腹胀痛，疝气，泄泻，痢疾，咳喘，高血压，蛇虫咬伤，痈肿疔疮，秃疮，湿疹，皮肤瘙痒。

【用法用量】内服，煎汤3~9克，研末1.5~2克，每日2~3次；外用，磨汁涂，研末调敷。

【宜忌】脾胃虚寒者慎服。

【选方】

1. 治肠炎，腹痛下痢：青木香9克、槟榔4.5克，黄连5克，研末冲服。

2. 治咽喉肿痛：青木香50克，甘草（生用）5克，研细末，每服10克，水一盏煎至六分去渣，不计时温服。

3. 治腋气：青木香切厚片，米醋浸12小时后加腋下，数次即愈。

4. 治秃头疮，头癣：青木香50克、苦楝子（打碎）50克，75度酒400克浸泡7天后擦患处，每日5~8次，或用纱布浸药液湿敷。

拳　参

【处方用名】拳参，草河车，紫参。

【药性】苦，微寒，小毒。归肺、肝、大肠经。

【炮制】生用：取原药材，除去杂质，清水洗净，捞出润透后，切顶刀片1~2毫米厚，干燥。

【功用主治】清热利湿，凉血止血，解毒散结。主治肺热咳嗽，热病惊痫，赤痢，热泻，吐血，衄血，痔疮出血，痈肿疮毒。

《本经》："主心腹积聚，寒热邪气，通九窍，利大小便。"

《药性论》："能散瘀血，主心腹坚胀，治妇女血闭不通。"

【用法用量】内服，煎汤3~12克，或入丸、散；外用，捣敷或煎水含漱，熏洗。

【宜忌】无实热者，不宜用，阴疽患者禁用。

【选方】

1. 治痢疾：鲜拳参、鲜公英各12克，鲜黄芪9克，水煎服，小儿酌减。

2. 治下痢：拳参片250克，煎水300毫升，入甘草100克，煎取75克，分3次服。

3. 治慢性气管炎：拳参9克、陈皮9克、甘草6克，煎汤服。

4. 治急性扁桃体炎：拳参9克，蒲公英15克，水煎服.

5. 治烧烫伤：拳参研末，调麻油均匀涂患处。

6. 治痈疽疔疮：拳参12克，紫花地丁15克，水煎服。

R

人　参

【处方用名】人参，圆参，红参，白糖参，山参，野山参。

【药性】甘，微苦，微温。归肺、脾、心、肾经。

【炮制】生用：拣去杂质，除去芦头，润透或蒸透切斜片，1~1.2毫米厚，干燥或研成细粉备用。

【功用主治】大补元气，固脱，生津，安神。主治气虚欲脱，劳伤虚损，倦怠，纳呆，呕吐，大便滑泄，气短，自汗，久咳虚肺，久咳虚喘，消渴，失眠，惊悸，健忘，阳痿，尿频，崩漏等一切气虚伤津之证。

《本经》："主补五脏、安精神、定魂魄、止惊悸、除邪气、明目、开心益智，久服轻身延年。"

《别录》："疗肠胃中冷、心腹鼓痛、胸胁逆满、霍乱吐逆、调中、止消渴、通血脉、破坚积、令人不忘。"

《医学启源》："治脾肺阳气不足，及肺气喘促、短气少气、补中缓中，泻脾、胃、肺中火，补元气，止渴，生津液。"

【用法用量】内服：煎汤3~10克，大剂量10~30克，或研末入丸散1~2克，或泡酒。

【宜忌】实证、热证、湿热内盛证及正气不虚者禁服，不宜同茶服，反藜芦。

【选方】

1. 治元阳不足、上气喘急、自汗、盗汗、气虚头晕、阳虚气弱之症：人参25克、附子（炮，先煎两个小时）50克、生姜10片，水煎去渣，日分3次服用（《济生续方》参附汤）。

2. 治疗消渴、引饮无度：人参、栝楼根同等分，生研为末，制丸，梧桐子大，每服30丸，麦门冬水送服（《直指方》）。

3. 治精气大亏，诸药不应：人参250克、九蒸九晒熟地黄500克，用水7.5千克，浸泡一宿，武火取浓汁熬成膏，入白蜜250克，拌匀，入瓷罐装，每次白汤点服。

4. 治小便不通：人参、麻黄各50克，水煎服。

S

三分三

【处方用名】三分三。

【药性】苦，辛，温，大毒。

【炮制】生用：除去杂质，清水洗净，捞出晒干。

【功用主治】解痉镇痛，祛风除湿。治胃痛，胆、肾、肠绞痛，风湿关节痛，腰腿痛，跌打损伤。

【用法用量】内服，煎汤0.6~0.9克，或研末；外用，研末酒调敷或浸酒擦。

【宜忌】本品有大毒，心脏病、青光眼等患者禁服。服药期忌食冷、豆类及牛、羊肉，一次用量不能超过三分三厘（0.6~0.9克）。

【选方】治胃痛，风湿痛，跌打损伤：每服三分三根0.9克，水煎服或研末水冲服。也可研末撒在膏药上，贴患处。

三颗针

【处方用名】三颗针。

【药性】苦，寒。

【炮制】生用：除去杂质，未切片者清水洗净，捞出，喷淋清水，润透后切片1~1.5毫米厚，晒干。

【功用主治】清热，燥湿，泻火解毒。主治湿热痢疾、腹泻、黄疸、湿疹、疮疡、口疮、目赤、咽痛。

【用法用量】内服，煎汤15~30克或泡酒服；外用，研末调敷。

【选方】

1. 治咽喉肿痛：三颗针30克、山慈菇、雪胆各9克，水煎服。

2. 治痈肿疮毒、丹毒、湿疹烫伤、外伤感染：三颗针适量，研细粉，麻油调敷。

三 棱

【处方用名】三棱，生三棱，京三棱，醋三棱（处方写三棱、京三棱，取醋炙）。

【药性】辛，苦，平。归肝、脾经。

【炮制】

1. 生用：拣去杂质，大小分开，浸泡六七成透时，捞出，润至无白芯，切0.6~1毫米厚，干燥。

2. 醋炙：取三棱片加米醋，拌匀，至醋吸尽，置锅内小火加热，炒至色深，微带焦斑取出。100千克三棱片用米醋15千克。

【炮制作用】

1. 生用：行气化滞，用于食积腹胀。

2. 醋炙：入血分，增其破血软坚和止痛作用。

【功用主治】破血行气，消积止痛。主治癥瘕痞块，心腹痛，食积腹胀，瘀滞经闭，痛经，跌打损伤。

《汤液草本》："破血中之气。"

《医学入门》："破血，通经，下乳。"

【用法用量】内服煎汤5~10克，或入丸、散。

【宜忌】气虚、体弱、血枯、经闭、月经过多者及孕妇禁服。

【选方】

1. 治远年近日一切积聚：川芎（醋炙）100克、三棱（醋炙）200克、大黄（醋炙）25克，三味药磨粉为丸如梧桐子大，每次服30丸，温开水送服（《卫生宝鉴》醋煮三棱丸）。

2. 治痛在胁下：三棱250克、枳壳（去瓤麸炒）50克、炙甘草150克，磨粉，每服10克，盐水送，空心服（《圣济总录》京三棱散）。

三 七

【处方用名】三七，三七参，田三七，汉三七，参三七。

【药性】甘，微苦，温。归肝、胃、心、大肠经。

【炮制】生用：拣去杂质，清水洗净，捞出干燥，用时捣碎或研细粉。

【功用主治】止血散瘀，消肿定痛。主治吐血、咳血、尿血、便血、血痢、崩漏、产后出血，外伤出血，跌打损伤，胸痹心痛，脘腹胀痛，癥瘕积聚，血瘀闭经，痛经，产后瘀滞，腹痛，补虚，补血。

【选方】

1. 治疗胃及十二指肠溃疡：三七粉12克、白及9克、乌贼骨3克，研为细末，日服3次，每次3克。

2. 治疗前列腺肥大：西洋参、三七研细粉，每日2克，温开水冲服。

3. 治疗高血脂：三七粉，每次1克，日服2~3次。

山慈菇

【处方用名】光慈菇，山慈菇。

【药性】甘，微辛，寒，小毒。归肝、胃、肺经。

【炮制】生用：取原药材，除去杂质，分大小洗净，润透，切薄片，干燥。

【功用主治】清热解毒，消肿散结。主治痈疽恶疮、瘰疬结核、咽喉痛痹、肺热咳嗽、蛇虫咬伤。

《本草用法研究》："行瘀散结。"

【用法用量】内服，煎汤3~6克，或磨汁，或入丸、散；外用，磨汁涂或研末调敷。

【宜忌】性寒凉，不可过量服。

【选方】

1. 治瘿瘤：山慈菇、海藻、昆布、贝母各等份，为末，每服25克，白开水调服，半月可消。

2. 治食管癌：山慈菇、公丁香各9克，柿蒂5个，水煎服。

山豆根

【处方用名】山豆根，豆根，广豆根，南豆根。

【药性】苦，寒，有毒。归心、肺、胃经。

【炮制】生用：取原药材，除去杂质，大小分开，水浸润透，切片，干燥，筛去灰屑。

【功用主治】泻火解毒，消肿止痛。主治咽喉肿痛，牙龈肿痛，肺热咳嗽，烦渴，黄疸，热结便秘，热肿秃疮，痔疮疥癣，虫毒咬伤。

【用法用量】内服，煎汤6~12克，或磨汁或研末，或入丸、散；外用，含漱或捣敷。

【宜忌】脾胃虚寒，泄泻者禁服。

《得配本草》："虚火炎肺，咽喉肿痛者禁用。"

【选方】

1. 治喉痹：山豆根、升麻、射干各等份，研粗末，每服15克。水两盏，煎余七分，去渣，时时押之(《古今医统》)。

2. 治喉风急症，牙关紧闭，水谷不下：山豆根、白药各等份，水煎噙之，咽下。

3. 治牙痛：山豆根，切片含于痛处。

4. 治赤白痢疾：山豆根研末糊丸，梧桐子大，空心服20丸，3服自止。

5. 治疮癣：山豆根研细粉，腊月猪脂油调涂。

山 柰

【处方用名】山柰。

【药性】辛，温。归脾、胃经。

【炮制】生用：取原药材，除去杂质，洗去泥沙，晒干。

【功用主治】温中，辟秽，消食，止痛。主治瘴疠，脘腹冷痛，霍乱吐泻，食积牙痛，骨鲠喉，跌打肿痛。

【用法用量】内服，煎汤6~9克，或入丸、散；外用，捣敷，研末调敷或搐鼻，或含漱。

【宜忌】阴虚血亏及胃有郁火者禁服。

【选方】

1. 治心腹冷痛：山柰、丁香、当归、甘草各等份，研为末，醋糊丸，梧桐子大，每服30丸，酒下，日服3次。

2. 治头屑：山柰、甘松香、零陵香各0.5克，樟脑1克，滑石粉25克，研为细粉，夜擦，白天篦去。

3. 治一切牙痛：山柰10克(用面包煨熟)、麝香2.5克，研为细粉，每用0.5克，口噙温水，随牙痛处一侧鼻内搐之，漱水吐去，便可。

山 药

【处方用名】山药，怀山药，生山药，炒山药，土山药(处方写山药、怀山药、取麸炒)。

【药性】甘，平。归脾、肺、肾经。

【炮制】

1. 麸炒：将麸皮撒于锅内，待麸皮冒烟时倒入山药片，中火炒至鲜黄色为度，取出，筛去麸皮，晾干。100千克山药片用麸皮18千克。

2.土炒：将灶心土置锅内炒松，倒入山药片，用武火炒至焦黄色，内呈黄色为度，取出，筛去灶心土，晾干。100千克山药片用灶心土30千克。

【炮制作用】

1.麸皮炒：增其健脾和胃作用，可免气滞副作用。

2.土炒：可增强补脾止泻作用。

【功用主治】补脾，养肺，固肾，益精。主治脾虚泄泻，食少浮肿，肺虚咳嗽，消渴，遗精，带下，肾虚尿频。外用治痈肿，瘰疬。

《药性论》："补五劳七伤、去冷风、止腰痛、镇心神、安魂魄、开达心孔、多记事、补心气不足，患者体虚加倍服之。"

《本草再新》："健脾润肺、化痰止咳、开胃气、益肾水、治虚劳损伤、止吐血遗精。"

【用法用量】内服：煎汤15~30克，大剂量60~250克，或入丸、散。补阴宜生用，健脾止泻，炒黄用。

【宜忌】不能和大戟、甘遂同用，湿盛中满或有实邪、积滞者禁用。

【选方】

1.治脾、肺阴亏、不思饮食、虚热劳咳、一切虚损之症：生山药100克、生薏米100克、柿霜40克，先将山药、薏米研成粗粉、煮熟，柿霜饼切碎调入融化，随意服之。

2.治肿毒：山药、蓖麻子、糯米各等份和一处，水浸研为泥敷肿处。

商　陆

【处方用名】商陆，醋商陆（处方写商陆，取生品）。

【药性】苦，寒，有毒。归肺、肾、大肠经。

【炮制】

1.生用：取原药材，除去杂质，洗净润透，切6~9毫米厚，干燥。

2.醋炙：取商陆片，加醋拌匀、润透，置锅内，用文火炒干为度，取出。100千克商陆片用醋30千克。

【炮制作用】醋炙：降低其毒性，缓和泻下作用。

【功用主治】逐水消肿，通利二便，解毒散结。主治水肿、胀满、二便不通、癥瘕，痃癖，瘰疬、疮毒。

《别录》："疗胸中邪气、水肿、痿痹、腹满洪直、疏五脏、散水气。"

《医林纂要》：沉阴下行，泻下逐水，去热结。磨汁涂癣，杀虫。赤商陆，败瘀血，利小便。

【宜忌】体虚，水肿，慎服。孕妇慎服。本品对胃肠道有刺激作用，故饭后，服用过量会引起中毒。

【选方】

1.治肿满、小便不利：商陆（生用）捣烂，加麝香1.5克，贴于脐，以帛束之，得小便利即肿消。

2.治石水病，腹光紧急如鼓，大小便涩：槟榔研末25克，商陆、生姜各50克、桑白皮75克、甘草（炙）0.5克。上药除槟榔外，用水2盏，煎至1盏，去渣，五更前服1次，五更后服1次，每服槟榔0.5克，如大小便不利，再服1剂。

射　干

【处方用名】射干，才干。

【药性】苦，辛，寒，有毒。归肺、肝经。

【炮制】

1.生用：取原药材，除去杂质及残留，洗净润透，切0.8~1毫米厚，干燥。

2.炒射干：取射干片，置锅内，用文火

炒至黄色，略带焦斑为度，取出放凉。

【功用主治】清热解毒，祛痰利咽，消瘀散结。主治咽喉肿痛，痰壅咳喘，瘰疬结核，疟母癥瘕，痈肿疮毒。

《别录》："疗老血在心脾间，咳唾，言语气臭，散胸中热气。"

《药性论》："治喉痹水浆不入，能通闭经，消瘀血。"

【用法用量】内服，煎汤5~10克，或入丸、散，或浸酒；外用，煎水洗，或研末吹喉，或捣烂敷。

【宜忌】病无实热，脾虚便溏者及孕妇禁服。

【选方】

1.治白喉：射干、山豆根各3克，金银花15克，甘草6克，水煎服。

2.治瘰疬结核，因热气结聚：射干，连翘、夏枯草各等份，研磨为丸，每服7克，饭后白水下。

3.治乳痈初起：射干（如僵蚕大），同萱草根为末，蜜调服。

4.治二便不通，诸药无效：射干捣汁，服1盏，立通。

升 麻

【处方用名】升麻，绿升麻，炙升麻，炒升麻，升麻炭（处方写升麻，绿升麻，取生品）。

【药性】辛，甘，微寒。归肺、脾、大肠、胃经。

【炮制】

1.生用：取原药材，除去杂质，略泡，洗净润透，切1.5~2毫米厚，干燥。

2.蜜炙：取蜂蜜，加适量水，加热稀释，倒入升麻片拌匀，文火炒至不黏手为度，取出，放凉。100千克升麻片用蜂蜜25千克。

3.炒炭：将升麻片置锅内，用武火炒至表面呈黑色，内呈黑褐色为度，喷洒凉水适量，灭尽火星取出，放一夜。

【炮制作用】

1.蜜炙：减轻其散风作用，治阴虚下陷。

2.炒炭：缓和其发散作用，治肠风下血。

【功用主治】发表透疹，清热解毒，升阳举陷。主治外感风热，头痛寒热，咽痛，斑疹，麻疹透发不畅，时疫火毒，口疮，痈肿疮毒，中气下陷，脾虚泄泻，久痢下重，脱肛，内脏下垂，妇女带下，崩中。

【用法用量】内服，煎汤：3~6克，清热解毒可用至15克，宜生用，或入丸、散；外用，研末调敷或煎汤含漱。

【宜忌】阴虚阳浮，喘满气逆及麻疹已透者禁服，服过量可出现头晕、震颤、四肢痉挛等症状。

【选方】

1.治口疮：升麻、黄柏、大青叶各等份，水煮含之，冷吐，再热含（《集验方》）。

2.治妇女乳中结核：升麻、甘草、青皮各10克，瓜蒌仁15克，每日1剂，水2盅，煮至1盅，饭后慢慢服之（《证治准绳》）。

3.治膈肌痉挛：升麻、柴胡、枳壳各等份，共研末，每次4克，日3服，温水冲服。

生 姜

【处方用名】生姜、鲜生姜、鲜姜。

【药性】辛、温，归肺、胃、脾经。

【炮制】煨姜：取生姜块，至无烟火炉上，烤至半熟，切片，干燥。

【炮制作用】煨后降低解表作用，用于温中止呕，治疗腹痛，泄泻。

【功用主治】散寒解表，降逆止呕，化痰止咳，解诸毒。主治风寒感冒，恶寒发热，头痛鼻塞，呕吐，反胃，痰饮喘咳，泄泻，食物中毒。

【用法用量】内服，煎汤3~10克，或捣汁冲服；外用，捣敷或炒热烫，绞汁搽。

【宜忌】阴虚内热及实热证禁服。

《本草经疏》："久服损阴伤目。"

【选方】

1. 治风寒感冒：生姜5片、紫苏叶50克，水煎服。

2. 治老人大小便不通：生姜200克、盐一捻、豆豉30粒、全葱带叶根洗净，四味捣烂，放脐中，胶布固定，良久通便。

3. 治水烫伤：生姜适量，捣烂取汁，涂患处，即止痛，水疱已破，涂之无刺激。

石菖蒲

【处方用名】石菖蒲、菖蒲、炒菖浦（处方写菖蒲、石菖蒲、取生品）。

【药性】辛、苦、微温，归心、肝、脾经。

【炮制】

1. 生用：取原药材，除去杂质，洗净润透，切1~1.5毫米厚片，晒干。

2. 姜炙：取净石菖蒲片加姜汁拌匀，置锅内，用中火炒干，取出。100千克菖蒲片用生姜13千克。

3. 麸炒：取麸皮，置锅内加热，待锅内麸皮冒烟时倒入石菖蒲片，拌炒，文火炒制菖蒲发黄时取出，筛去麸皮。100千克菖蒲用麸皮13千克。

【炮制作用】

1. 麸炒：增强祛湿开胃作用。

2. 姜炙：有补脾、暖胃作用。

【功用主治】豁痰开窍，化湿和胃，宁心益志。主治热病神昏，痰厥，健忘，失眠，耳鸣，耳聋，风湿痹痛。

《本经》："主风寒湿痹、咳逆上气、开心孔、补五脏、通九窍、明耳目、出声音、久服轻身、不忘、不迷惑、延年。"

【用法用量】内服，煎汤5~10克；外用，捣末适量。

【宜忌】阴虚阳亢、汗多、滑精者慎服，恶地胆、麻黄。

【选方】

1. 治小便多：石菖蒲、黄连研细，二味各等份，黄酒送服。

2. 治赤白带下：石菖蒲、破故纸各等份，炒研为末，每服10克，更以石菖蒲浸酒调服，一日一服。

3. 治痈疮发背：捣末水调涂之。

熟地黄

【处方用名】熟地黄，酒地黄，焦熟地黄，熟地，熟地黄炭。

【药性】甘，温。归肝、肾经。

【炮制】

1. 酒熟地黄：取净生地黄，用黄酒拌匀，置罐中密封，隔水加热蒸透，至内外黑亮发虚（一般连续蒸48个小时），取出，晾至半干，切片，干燥。

2. 砂仁黄酒蒸地黄（九炙）：取个大干净生地，加黄酒拌匀，焖至酒尽时，置笼内用武火加热（用容器收集流出熟地汁），蒸48小时，至生地中间发虚，内外黑亮为度，取出晒2天，拌入熟地汁，再蒸24小时取出，晒2天，拌入熟地汁，反复蒸晒八次。蒸第九次时拌入熟地汁、阳春砂仁粉，反复揉搓，使砂仁粉进入熟地内，上笼蒸第九次，取出晾至七成干，切斜片2~3厘米厚，晒干。100千克生地用黄酒50千克、砂仁粉500克。

【功用主治】补血滋阴，益精填髓。主

治血虚萎黄，眩晕，心悸，月经不调，崩漏不止，肝肾阴亏，潮热盗汗，遗精阳痿，不孕不育，腰膝酸软，耳鸣耳聋，头目昏花，须发早白，消渴，便秘，肾虚喘促。

【用法用量】内服：煎汤10~30克，或入丸、散，或熬膏或浸酒。

【宜忌】脾胃虚弱，气滞痰多，腹便溏者禁服。

《雷公炮炙论》："忌犯铜铁器，令人肾消并白发，男损容，女损卫。"

【选方】

1.调益荣卫，滋养气血，治冲任虚损，月水不调，脐腹绞痛、崩中漏下、血瘕块硬、发歇疼痛，妊娠宿冷、胎动不安、血下不止及产后乘虚等妇科病：当归（去芦酒浸）、川芎、白芍、熟地黄干（酒炙）各等份，上药研为粗末，每服15克，水一杯，煎至八分，去渣热服（《局方》四物汤）。

2.治小便数而多：龙骨50克、桑螵蛸50克、熟地50克、瓜蒌根50克、黄连（去须）50克，上药研细末，于饭前以粥调下10克（《圣惠方》）。

薯　莨

【处方用名】薯莨，红孩儿。

【药性】苦，凉，小毒。

【炮制】生用：取原药材，洗净润透，切片干燥。

【功用主治】活血止血，理气止痛，清热解毒。主治咳血、咯血、呕血、衄血、尿血、便血、崩漏，月经不调，痛经，产后腹痛，脘腹胀痛，热毒血痢，水泻，关节痛，跌打肿痛，疮疖，带状疱疹，外伤出血。

【用法用量】内服，煎汤3~9克，嚼汁或研末；外用，研末敷或研汁涂。

【宜忌】孕妇慎服。

【选方】

1.治月经不调：薯莨10克、月月红10克，水煎服，。

2.治瘀血停滞：薯莨、凤叉蕨、大血藤、松节各等份，共研末，每服6克，温酒冲服。

3.治痈疮红肿：薯莨、木鳖瓜各适量，共捣烂，敷患处。

水半夏

【处方用名】水半夏，制水半夏，生水半夏（处方写水半夏，取制水半夏）。

【药性】辛，温，有毒。

【炮制】

1.生用：取原药材，除去杂质，洗净干燥，筛去灰屑。

2.清水半夏、姜半夏、法半夏：炮制方法见半夏。

【功用主治】燥湿化痰，解毒消肿，止血。主治咳嗽痰多，痈疮疖肿，无名肿痛，毒虫蜇伤，外伤出血。

【用法用量】内服，煎汤3~9克，或入丸散；外用，捣敷，或研末调敷。

【宜忌】阴虚燥咳者及孕妇慎用。

水菖蒲

【处方用名】水菖蒲。

【药性】辛，苦，温。归心、肝、胃经。

【炮制】生用：取原药材，除去杂质，洗净润透，切1~1.2毫米厚，干燥。

【功用主治】化痰开窍，除湿健脾，杀虫止痒。主治痰厥昏迷，中风癫痫，惊悸健忘，耳鸣耳聋，食积腹痛，痢疾泄泻，风湿疼痛，湿疹，疥疮。

《本草图经》:"捣末,油调涂疥癞。"

【用法用量】内服,煎汤3~6克,或入丸、散。外用,煎水洗,或研末调敷。

【宜忌】阴虚阳亢、多汗、精滑者慎服。

【选方】

1.治癫痫:菖蒲30~60克,捣烂取汁,或水煎浓内服。

2.治中风不语、口歪眼斜:鲜菖蒲根茎15克、冰糖15克,开水炖服。

3.治慢性气管炎:水菖蒲根茎研粉,装入胶囊,每粒0.5克,每次2粒,开水服,日服3次,10天为一疗程。

4.治痰阻心窍、神志不清:菖蒲、远志、天竺黄各9克,水煎服。

5.治中风,痰涎壅盛:菖蒲、生韭芽、生萝卜共捣烂,取汁加白矾少许,水调灌入。

6.治痰疾:菖蒲3克,研细粉,冷开水冲服,日服2次。

T

天　冬

【处方用名】天冬,天门冬,炙天冬(处方写天冬,天门冬,取生品)。

【药性】甘,苦,寒。归肺、肾经。

【炮制】

1.生用:取原药材,除去杂质及出油变黑者,洗净,捞出,晒半干,切片,干燥。

2.蜜炙:将蜂蜜置锅内,加热至沸,倒入天冬片,用文火炒至不黏手为度,取出,放凉。100千克天冬用蜂蜜12千克。

【炮制作用】蜜炙:增强其润肺止咳作用。

【功用主治】滋阴润燥,清肺降火。主治燥热咳嗽,阴虚劳嗽,热病伤阴,内热消渴,肠燥便秘,咽喉肿痛。

《别录》:"保定肺气,去寒热,养肌肤,益气力,利小便,冷而能补。"

《药性论》:"宜久服,煮食之,令人肌肤滑泽,除身中一切恶气、不清之疾,令人白净。"

《本草再新》:"清心火,宜肾水,通经络,兼理血分。"

【用法用量】内服,煎汤6~15克,熬膏或入丸散;外用,捣烂绞汁涂。

【宜忌】虚寒泄泻,风寒咳嗽者禁服。

【选方】治肺胃燥热,痰涩咳嗽:天门冬(蜜炙去芯)、麦门冬(去芯)各等份,研磨,熬膏炼蜜收,不计时含热咽之;加玄参同等分量,糊蜜丸,弹子大,每服1丸,噙化,治口疮常年不愈(《张氏医通》二冬膏)。

天花粉

【处方用名】天花粉,花粉,瓜蒌根。

【药性】甘,微苦,微寒。归肺、胃经。

【炮制】生用:拣去杂质,大小分开,用清水泡六成透,捞出,润焖至内外湿度均匀,顶刀切片1.5~2毫米厚,干燥。

【功用主治】清热生津,润肺化痰,消肿排脓。主治热病口渴,消渴多饮,肺热燥咳,疮疡肿毒。

【用法用量】内服,煎汤9~15克,或入丸散;外用,研末撒,或调敷。

【宜忌】脾胃虚寒,大便溏泄者禁用。

《本经逢原》:"凡痰饮色白,清稀者当禁用。"

【选方】

1.治小便不利,有水者,其人若渴:瓜蒌根100克、薯蓣150克、附子1枚(炮)、瞿麦50克,细盐粉,糊丸梧桐子大,口服3次,每次8丸,以小便利、腹中和为止。

2.治男女老少，壮盛老弱，一切黄疸疾：天花粉50克、茵陈25克，水煎服。

3.治乳汁无：天花粉150克、黄酒600克，煮3沸，去渣分早中晚3次服。

天葵子

【处方用名】天葵子。

【药性】甘，微苦，微辛，寒，小毒。归肝、脾、膀胱经。

【炮制】生用：除去杂质，洗净，干燥。

【功用主治】清热解毒，消肿散结。主治小儿热惊，癫痫，痈肿，疔疮，乳痈，瘰疬，皮肤痒疮，目赤肿痛，咽痛，蛇虫咬伤。

《医学纂要》："泻肝胆，肾命相火之邪，解一切热毒，金石药毒。"

【用法用量】内服，煎汤9~15克；研末1.5~3克；或浸酒。外用，捣敷或捣汁点眼、滴鼻。

【宜忌】脾胃虚寒者禁服。

【选方】

1.治疬串：天葵子，1岁1粒，同鲫鱼捣烂蒸熟服。

2.治白喉：鲜天葵籽，捣烂取汁，滴鼻，并灌服1~2勺。

天　麻

【处方用名】天麻、明天麻。

【药性】甘，辛，平。归肝经。

【炮制】生用：拣去杂质，清水洗净，捞出，润透后置笼内蒸软，切顶刀片0.6~1毫米厚，干燥。

【功用主治】息风止痉，平肝阳，祛风通络。主治急、慢性惊风，抽搐，拘挛，破伤风，眩晕，头痛，半身不遂，肢体麻木，风湿痹痛。

《日华子》："助阳气、补五劳七伤、鬼疰蛊毒、通血脉开窍。"

《开宝本草》："主诸风湿痹、四肢拘挛、小儿风痫、惊气、利腰膝、强筋力。"

《本草汇言》："主头风、头痛、头晕虚旋，癫痫强痉。四肢挛急、语言不顺，一切中风，风痰等症。"

【用法用量】内服：煎汤3~10克，研末1~1.5克，或入丸散。

【宜忌】气血虚甚者慎服。御风草根勿与天麻同用，有肠结之患。

《本草疏经》："病人精液衰少、口干舌燥、咽干作痛、大便闭涩，病火炎头晕，血虚头痛及南方似中风，皆禁用之。"

【选方】

1.治肝阳上亢、肝风上扰、头痛、眩晕、失眠：天麻15克，钩藤(后下)、川牛膝各20克，石决明30克(先煮)，山栀、黄芩、杜仲、益母草、桑寄生、夜交藤、茯神各15克，水煎服，分早晚各服(《杂病证治新义》天麻钩藤饮)。

2.治腰脚疼痛：天麻、细辛、半夏各100克，研粗末，用绢袋两个，各装150克，煮熟，交替熨痛处，汗出即愈。

天南星

【处方用名】天南星，南星，制南星，生南星(处方写南星、天南星，取制南星)。

【药性】苦，辛，寒，有毒。归肺、肝、脾经。

【炮制】

1.生用：取原药材，除去杂质，大小分开，洗净干燥。

2.姜矾制：取净天南星，大小分开，按

大小分浸泡，每日换水2~3次，如起白沫，换水后加白矾；100千克南星加白矾2千克，泡一天后再换水，至切开口尝微有麻舌感时捞出。将生姜、白矾置锅内加水适量，水煮沸时，倒入泡好南星，共煮至无白心时取出，除去生姜，晾至五六成干，切0.6~1毫米厚的片，干燥。

【炮制作用】

1.生用：外用于疮疡瘰疬等证。

2.姜矾制：内服，用于燥湿化痰，治痰湿咳喘、痰堵眩晕、关节痹痛。

【功用主治】祛风止痉，化痰散结。主治中风痰壅，口眼㖞斜，半身不遂，手足麻痹，风痰眩晕，癫痫，惊风，破伤风，咳嗽多痰，痈肿瘰疬，跌打损伤，毒蛇咬伤。

【用法用量】内服，煎汤3~9克，一般炮制后用，或入丸、散；外用，研末调服。

【选方】

1.治破伤风：南星（生）、防风、白芷、天麻、羌活、白附子各等份，研末，每服15克，口服2次，早晚各1次。热黄酒调服，另用南星末敷伤处（《外科正宗》玉真散）。

2.治乳房赤肿、作痛：生南星研细粉，生姜捣汁调敷（涂）自散。

土贝母

【处方用名】土贝母。

【药性】苦，凉。归心、肺经。

【炮制】生用：拣去杂质，清水洗净，捞出晒干。

【功用主治】清热化痰，散结拔毒。主治乳痈，瘰疬痰核，肿瘤疮疡，肿毒，赘疣，蛇虫咬伤。

【用法用量】

内服，煎汤9~30克，或入丸、散；外用，研末调敷或熬膏药贴敷。

【选方】

1.治乳痈初起：白芷、土贝母各等份，细研，每服15克，体壮者可每次服25克，陈酒热服，护暖出汗，即消，重者再服。

2.治淋巴结结核未破：土贝母9克，煎汤服。同时用土贝母研粉醋调外敷。

3.刀伤、外伤：土贝母研细粉敷上，止血，收口。

4.治骨结核溃烂流脓：土贝母、蜈蚣各等量，共研细粉，每次3克，日服3次，甜米酒炖热冲服。

土茯苓

【处方用名】土茯苓。

【药性】甘，淡，平。归肝、肾、脾、胃经。

【炮制】生用：取原药材，除去杂质，大小分开洗净，分别泡透切片，干燥。

【功用主治】清热除湿，泄浊解毒，通利关节。主治梅毒，淋浊，泄泻，筋骨挛痛，脚气，痈肿，疮癣，瘰疬，瘿瘤及汞中毒。

《医学入门》：“善治久病杨梅痈漏，及曾误食轻粉，肢体损坏，筋骨疼痛者，能收其毒而祛其风，补其虚。寻常老弱亦可服之，健筋骨。”

【用法用量】内服，煎汤10~60克；外用，研末调敷。

【宜忌】肝、肾阴虚者慎服。服时忌茶，煎时忌铁器。

【选方】

1.治杨梅疮，鱼口，肾痔：土茯苓200克、黄柏100克、生黄芪100克、生甘草100克，煎水，日分3次服。

2.治风湿骨痛、疮疡肿毒：土茯苓500克，去皮，和猪肉同炖，分数次连渣服。

3.治瘰疬溃烂:土茯苓切片,水煎服应多服,常服。

4.治臁疮:土茯苓、樱皮、忍冬、甘草、槲木皮各等份,水煎,日分三服。

5.治牛皮癣:土茯苓60克研末,布包煎汤,每日一剂,分两次服,15天为1个疗程,3~4个疗程,皮疹消退。

威灵仙

【处方用名】威灵仙,灵仙,铁脚灵仙。

【药性】辛,咸,微苦,温,小毒。归膀胱、肝经。

【炮制】

1.生用:取原药材,除去杂质,清水洗净,夏天泡10天左右,冬天泡20天左右,捞出稍凉,切顶刀片儿,1.5~2毫米厚,干燥。

2.酒炙:取威灵仙片,用黄酒拌匀润透,后置锅内用文火炒干。100千克威灵仙片用黄酒10千克。

【炮制作用】酒炙:可增其祛风通络作用。

【功用主治】祛风除湿,通络止痛。主治风湿痹痛,肢体麻木,经脉拘挛,屈伸不利,脚气肿毒,疟疾,骨鲠咽喉,并治痰饮积聚。

《现代实用中药》:"为利尿药,通经药,有镇痛之效。治偏头痛、颜面神经麻痹、痛风。"

【用法用量】内服,煎汤6~9克,治骨鲠咽喉,可用30克,或入丸、散,或浸酒;外用,捣敷,洗。

【宜忌】气血亏虚及孕妇禁服。

【选方】

1.治胆结石:威灵仙60克,1日1剂,煎汤,分两次服。

2.治淋病,尿道狭窄:威灵仙30克水煎服,1日1剂,分3次服,空心服。

乌 药

【处方用名】乌药,台乌,天台片,醋乌药,酒乌药(处方写乌药,台乌,天台片取生品)。

【药性】辛,温。归脾、胃、肝、肾、膀胱经。

【炮制】

1.生用:取原药材,除去杂质,大小分开,浸泡六成透,取出,润透切片0.8~1毫米厚,干燥。如产地已切片,筛去灰屑。

2.醋炙:取乌药片加醋拌匀,闷透至锅内,用文火加热,炒至略带焦斑,取出放凉。100千克乌药片用醋12千克。

3.酒炙:取乌药片加黄酒拌匀,闷透,置锅内,文火加热,炒至微干,取出,放凉。100千克乌药片用黄酒12千克。

【炮制作用】

1.酒炙:可增其行气作用。

2.醋炙:可增其下气作用。

【功用主治】行气止痛,温肾散寒。主治胸胁满闷,脘腹胀痛,头痛,寒疝疼痛,痛经及产后腹痛,尿频,遗尿。

《医林纂要》:"泄肺逆、燥脾湿、润命火、坚肾水、去内寒。"

《医学入门》:"疏散宣通,强于香附,不可多服。"

【用法用量】内服,煎汤:5~10克,或入丸、散;外用,研末,调敷。

【宜忌】气虚及内热证患者禁服,孕妇及体虚者禁服。

【选方】

1.治七情伤感、上气喘息、烦闷不食:人参、槟榔、沉香、天台乌药各等份,研细,水3杯，煮沸去渣，温服或糊丸，每服4克，日三服(《严氏济生方》四磨汤)。

2. 治气喘：乌药末、麻黄各75克，韭菜绞汁一碗。冲药末服(二味研细粉)。

3. 治男女一切风气，四肢关节疼痛、遍身顽麻、头目眩晕及瘫痪、语言涩滞、经脉经挛，又治脚气、步履艰难、脚膝软弱：麻黄(去根节)、陈皮(去瓤)、乌药(去木)各100克，白僵蚕(去丝、嘴、炒)、川芎、枳壳(去瓤麸炒)、甘草(炒)、白芷、桔梗各50克，干姜(炮)25克。

上药研细末，每服15克，水1盏，姜3片，枣1枚，煎至七分温服，日服3次，早中晚各1次(《局方》乌药顺气散)。

西洋参

【处方用名】西洋参，花旗参，洋参。

【药性】甘，微苦，寒。归肺、胃、心、肾经。

【炮制】生用：取原药材，清水喷湿，润透后，切斜片0.6~1毫米厚，晒干，研细粉冲服。

【功用主治】补气养阴，清火生津。主治气虚阴亏火旺，咳喘痰血，虚热烦倦，内热消渴，口燥咽干。

《本草求原》："清肺肾，凉心脾以降火，消暑，解酒。"

【用法用量】内服：煎汤3~6克，或入丸、散。

【宜忌】反藜芦，忌铁，火炒。

【选方】

1. 治原因不明长期低热：西洋参3克、地骨皮6克、粉丹皮6克同煎，日1剂，2次服。

2. 食欲不振，倦怠神疲：西洋参10克、白术10克、云苓10克煎服，分早、晚2次。

夏天无

【处方用名】夏天无。

【药性】苦，微辛，凉。归肝、肾经。

【炮制】生用：取原药材，拣去杂质，洗净捞出，晒干。

【功用主治】祛风除湿，通络止痛，降血压。主治风湿性关节炎，中风偏瘫，坐骨神经痛，小儿麻痹后遗症，腰肌劳损，跌打损伤，高血压。

《浙江民间常用草药》："行血，活血，止血，止痛，镇痉。"

《全国中草药汇编》："祛风湿，降血压。主治风湿性关节炎、腰肌劳损、高血压、脑血管意外起的偏瘫。"

【用法用量】内服：煎汤5~15克，研末2~4克，也可制丸剂。治疗腰椎间盘突出引起的坐骨神经痛，配其他药物疗效较好。

仙　茅

【处方用名】仙茅、酒仙茅(处方写仙茅，取生品)。

【药性】辛，温，小毒。归肾、肝经。

【炮制】

1. 生用：取原药材，除去杂质，洗净，捞出，稍润，切段，干燥。

2. 酒炙：取仙茅段，用黄酒拌匀，闷透，置锅内，文火炒干，取出。100千克仙茅用黄酒18千克。

【炮制作用】酒炙：增其补肾阳，壮筋骨作用。

【功用主治】温肾壮阳，驱寒除湿。主治阳痿精冷，小便失禁，脘腹冷痛，腰膝酸软，筋骨软弱，下肢拘挛。

【用法用量】内服：煎汤3~10克，或入丸、散，或浸酒。

【宜忌】阴虚火旺者禁服。

【选方】

1.治男子虚损，阳痿不举：仙茅200克（炙）、淫羊藿200克（羊脂油炒）、五加皮200克，同用布包，酒内浸30天后，饮酒。

2.治老人遗尿：仙茅30克，泡酒服。

鲜地黄

【处方用名】鲜地黄，生地汁，地黄，干地黄，生地，干生地，怀生地，焦生地，酒生地（处方写地黄、生地、干生地、怀生地、取生品）。

【药性】甘，苦，寒。归心、肝、肾经。

【炮制】生用：取原药材，除去须根及芦头，洗净泥土，切片1~1.5厘米后，晒干。

【功用主治】清热凉血，生津润燥。主治急性热病，高热神昏，斑疹，津伤烦渴，血热妄行之吐血、衄血、崩漏、便血、口舌生疮，咽喉肿痛，劳热咳嗽，跌打损伤，痈肿。

【用法用量】内服，煎汤10~30克，捣汁或熬膏。外用，捣烂敷，或取汁涂搽。

【宜忌】胃虚食少，脾虚有湿者慎服。

【选方】

1.治热病，初觉烦躁头痛，腰脚痛：地黄汁450克、黄芩1克、生姜0.5克、白蜜半勺，黄芩、生姜砸碎，水1大杯，煎至六分，去渣入地黄汁，蜜再煎2~3沸，温服，分2次服。

2.治伤寒心热口舌生疮：地黄汁45克、蜜75克，上二味搅匀，慢火煎如稠汤，每服半勺，含化，徐徐咽津，不拘时。

3.治喉闭：生地汁300克、蜜450克，微火煎之，取300克，稍稍含之。

香 附

【处方用名】香附，香附米，醋香附，制香附，酒香附，香附炭，生香附，血制香附（处方写香附，取醋炙）。

【药性】辛，甘，微苦，平。归肝、三焦经。

【炮制】

1.生用：取原药材，除去杂质，洗净，捞出，晒干，碾成豆大的颗粒，筛去碎屑，簸去皮毛，即得香附米。

2.醋炙：取香附片，加醋拌匀润透，用文火炒干，取出放凉。100千克香附用醋20千克。

3.酒炙：取香附片，用黄酒拌匀，润透，文火炒干，取出放凉。100千克香附用黄酒20千克。

【炮制作用】

1.生用：行气、理气、解郁、止痛。

2.醋炙：增其疏肝、止痛、消食化滞作用。

3.酒炙：增其行通经络作用。

【功用主治】理气解郁，调经安胎。主治胁肋胀痛，乳房胀痛，疝气疼痛，月经不调，脘腹痞满疼痛，嗳气吞酸，呕恶，经行腹痛，崩漏带下，胎动不安。

《滇南本草》："调血中之气、开郁气而调诸气、宽中消食、止呕吐、和中养胃进食。"

《医林纂要》："补肝，破郁，宣达气血，肝家主药，兼利三焦，治疟疾。"

【用法用量】内服：煎汤5~15克。

【宜忌】气虚无滞，阴虚血热者慎服。

【选方】

1. 治偏头痛：川芎100克、香附200克，为细末，茶水调服。

2. 治急性膀胱炎：香附30克，加水300克，煎至200毫升，水煎服，1日1剂，连服3日。

3. 治牙齿疼痛：香附200克、细辛25克，研粗末，水1盏，煎至八分去渣，稍热漱口，水凉吐出，再服热药水，反复漱吐。

薤白

【处方用名】薤白，薤白头。

【药性】辛，苦，温。归肺、心、胃、大肠经。

【炮制】生用：取原药材，除去杂质及须根、僵黑粒，摘去皮膜，洗净干燥。

【功用主治】理气宽胸，通阳散结。主治胸痹心痛彻背，胸脘痞闷，咳喘痰多，脘腹疼痛，泻痢后重，白带，疮疖痈肿。

《别录》："除寒热，去水气，温中散结、利病人。诸疮、中风寒水肿，以涂之。"

《食疗本草》："通神，安魂魄，益气，续筋力，治妇人赤白带下。"

《纲目》："温补，助阳道。治胸痹刺痛，下气散血。"

【用法用量】内服，煎汤5~10克，鲜品30~60克，或入丸、散；外用，捣敷，捣汁涂。

【宜忌】阳虚及发热者慎服。不可与牛肉同食，多食昏气昏目。忌蜂蜜。

【选方】

1. 治胸痹之病，喘息咳唾，胸背痛，短气：瓜蒌(全)1枚，薤白、白酒各1000克，上三味同煮，取300克药酒，去渣温服。

2. 治霍乱，干呕不止：薤白(切)一握，生姜(切)25克，陈皮15克，水2大盅，煎7分，温服。

3. 治疮：薤白和生盐捣烂敷。

徐长卿

【处方用名】徐长卿。

【药性】辛，温。归肝、胃经。

【炮制】生用：取原药材，除去杂质，洗净润透，切1~1.2毫米厚。

【功用主治】祛风除湿，行气活血，去痛止痒。主治风湿痹痛，腰痛，脘腹疼痛，牙痛，跌打损伤，小便不利，泄泻，痢疾，湿疹，荨麻疹，毒蛇咬伤。

《药性考》："除关格之证，辟瘟宜服。"

《贵阳民间药草》："补气补血，行血活气，治月经不调要药。"

【用法用量】内服，煎汤3~10克，不宜久煎，研末1~3克，或入丸，或入酒；外用，煎汤洗，或涂敷，鲜品捣敷。

【选方】

1. 治慢性腰痛：徐长卿、虎杖各9克，红四块瓦5克，研末服，每次0.5~1克，每日2~3次温水冲服。

2. 治血虚经闭：徐长卿，研末吞服，每次3克，日服3次。

3. 治皮肤痒：徐长卿适量，煎水洗。

4. 治支气管炎、哮喘：徐长卿9克，煎水，日服1剂。

续断

【处方用名】续断，川断，炒续断，续断炭，酒川断，盐川断(处方写续断，川断，取生品)。

【药性】苦，辛，微温。归肝、肾经。

【炮制】

1. 生用：用取原药材，拣去杂质，洗净

润透,切成小块,干燥。

2. 盐炙:取续断块与盐水拌匀,润至盐水尽,置锅内,用文火炒至微干,取出,放凉。100千克续断块用盐3千克。

3. 酒炙:取续断块与黄酒拌匀,润至酒尽,置锅内,用文火炒至微干,取出,放凉。100千克续断块用黄酒18千克。

【炮制作用】

1. 盐炙:增其下行作用,专补肝肾。

2. 酒炙:增其强筋壮骨作用。

【功用主治】补肝肾,强筋骨,调血脉,止崩漏。主治腰背酸痛,肢节痿痹,跌扑损伤,损筋折骨,胎动漏红,血崩,遗精,带下,痈疽疮肿。

《滇南本草图说》:"治一切无名肿毒、杨梅、天疱诸疮。"

《本草求源》:"治肝肾病及心肺病,骨蒸劳热、盗汗烦躁、气喘咳嗽、脓血。"

【用法用量】内服,煎汤6~15克,或入丸、散;外用,鲜品捣敷。

【宜忌】恶雷丸。

【选方】

1. 治腰痛并脚软:续断100克,破故纸、牛膝、木瓜、萆薢、杜仲各50克,研细末,蜜丸,梧桐子大,空心服,酒下60丸(《扶寿精方》续断丸)。

2. 治气滞腰卒痛:断续、威灵仙(锉,焙)、肉桂、当归各50克,为末,每服15克,温酒调下,不拘时(《圣济总录》续断散)。

3. 长发:用续断汁洗头。

萱草根

【处方用名】萱草根。

【药性】甘,凉,有毒。归脾、肝、膀胱经。

【炮制】生用:取原药材,除去杂质及茎叶,用清水快洗,取出,略润,切0.8~1.2毫米厚,干燥。

【功用主治】清热利湿,凉血止血,解毒消肿。主治黄疸,水肿,淋浊,带下,衄血,便血,崩漏,瘰疬,乳痈,乳汁不通。

《本草从新》:"小便不通,煎水频饮甚良,遍身水肿亦效。"

【用法用量】内服,煎汤6~9克;外用,捣敷。

【宜忌】本品有毒,内服宜慎,不宜久服、过量,以免中毒。大剂量服用可致失明。

【选方】

1. 治心痛诸药不效:用萱草根一寸,磨醋一杯,温服即止。

2. 治大便后有血:萱草根、生姜各等份,油炒,酒冲服。

玄　参

【处方用名】玄参,元参,油蜜蒸玄参(处方写玄参、元参,取生品)。

【药性】甘,苦,咸,微寒。归肺、胃、肾经。

【炮制】

1. 盐炙:取玄参片盐水拌匀,闷润至盐水尽时,置笼内蒸12小时,蒸至内呈漆黑色,润泽明亮为度,取出,晾至半干。100千克玄参用食盐12千克。

2. 油蜜炙:取玄参片,倒入混拌好的油蜜中拌匀,油蜜混合拌匀至发白沫,倒入玄参,置笼内蒸至内外,漆黑发亮为度,取出,晾干。100千克玄参用麻油、蜂蜜各6千克。

【炮制作用】

1. 盐炙:引药入肾,增其滋阴益精作用。

2. 油蜜炙:增其润燥滑肠作用。

【功用主治】凉血，滋阴降火，解毒。主治温热病，热入营血，身热，烦渴，舌绛，发斑，骨蒸劳嗽，虚烦不寐，津伤便秘，目涩昏花，咽喉肿痛，瘰疬痰核，痈疽疮毒。

《纲目》："滋阴降火，解斑毒，利咽喉，通小便血滞。"

《广西本草选编》："治血栓闭塞性脉管炎，高血压。"

【用法用量】内服，煎汤9~15克，或入丸、散；外用，研末调敷。

【宜忌】脾虚便溏或有湿者禁服。忌铜，恶黄芪、干姜、大枣、山茱萸，反藜芦。

【选方】

1. 治三焦积热：玄参、黄连、大黄各100克，研细末，炼蜜为丸，梧桐子大，每服30丸，白水下。

2. 治口舌生疮久不愈：玄参、天门冬(去芯)、麦门冬(去芯)各50克，研粉，炼蜜为丸，弹子大，每服一丸含化咽津。

3. 治阳明温病，无上焦证，数日不大便：玄参50克，麦冬(去芯)40克，生地黄40克，水八杯，煮取3杯。

4. 瘰疬初起：玄参(蒸)、牡蛎(煅)、贝母(去芯蒸)各200克，共为末成丸，日2服，每次15克。

雪上一枝蒿

【处方用名】雪上一枝蒿。

【药性】苦、辛、温、大毒，归肝经。

【炮制】取原药材，用清水浸泡7天，每天换水2次，待稍软后切片，上笼蒸3小时，晒干，用熟猪油拌匀、炒透入药。

【功用主治】祛风除湿，活血止痛。主治风湿骨痛、跌打损伤、肢体疼痛、牙痛、疮疡肿毒、癌性疼痛。

《四川中药志》："治顽固性风湿关节剧痛。"

《云南抗癌中草药》："治胃癌、食管癌、肺癌、横纹肌肉癌、癌性疼痛。"

《云南中药志》："用于骨折肿痛、胃痛，经痛。"

【用法用量】内服，研末每次不超过0.02克，一天不超过0.04克；外用，浸酒涂，或研末调敷，或煎汤熏洗。

【宜忌】本品剧毒，未经炮制不宜服用，严控服量。孕妇、老弱、幼儿及心脏病溃疡病患者均禁服。酒浸，严禁内服，只可外涂。

【选方】

1. 治风湿性关节痛，神经性皮炎，无名肿毒，骨折，跌打损伤：雪上一枝蒿9克泡酒，外擦患处(《云南中草药》)。

2. 用于麻醉止痛：雪上一枝蒿、乌草、生南星适量，共捣绒，用75%高度白酒浸泡一天，外擦痛处，做局部麻醉用。忌内服。

伊贝母

【处方用名】贝母，伊贝，生贝。

【药性】苦，甘，微寒。

【炮制】生品：取原药材，除去杂质，筛去灰屑，用时捣碎。

【功用主治】止咳化痰，清肺散结。用于肺热咳嗽、胸闷痰黏、淋巴结结核、痈肿。

【用法用量】内服：煎汤3~9克。

【宜忌】反川乌、草乌。

银柴胡

【处方用名】银柴胡，银胡。

【药性】甘,苦,凉。归肝、胃经。

【炮制】生用:取原药材,除去杂质,清水洗净,润透切1.5厘米段,干燥。

【功用主治】清虚热,除疳热。主治阴虚发热,骨蒸劳热,阴虚久疟,小儿疳积发热。

《本草求原》:"清肺、胃、脾、肾热,治五脏虚损,肌肤劳热、骨蒸烦痛、湿痹拘挛。"

【用法用量】内服:煎汤5~10克,或入丸、散。

【宜忌】外感风寒,血虚无热者慎服。

【选方】

1.治骨蒸劳热:银柴胡7.5克、黄连、秦艽、鳖甲(炙)、地骨皮、青蒿、知母各5克,甘草0.5克,水2盅煎八分,久服。

2.治男女虚劳发热,或咳或不咳:银柴胡、沙参各等份,每服10克,水煎服。

《本草汇言》:柴胡有银柴胡、北柴胡、软柴胡三种之分,银柴胡清热,治阴虚内热;北柴胡清热,治伤寒邪热;软柴胡清热,治肝热骨蒸。

《本经》:"明目益精,是指银柴胡而言,非北柴胡所能。"

玉　竹

【处方用名】玉竹,葳蕤,炙玉竹(处方写玉竹、葳蕤取生品)。

【药性】甘,平。归肺、胃经。

【炮制】

1.生用:取原药材,除去杂质,清水洗净,捞出润透,切段5~6毫米厚,干燥。

2.蜜炙:取净玉竹,倒入稀释后的蜂蜜,锅内加热,文火炒拌,炒至玉竹不黏手为度,取出,放凉。100千克玉竹用蜂蜜12千克。

【炮制作用】蜜炙可增其补血、润肺、止咳作用。

【功用主治】滋阴润肺,养胃生津。主治燥咳,劳嗽,热病伤阴,咽干口渴,消渴,阴虚外感,头昏眩晕,筋脉挛痛。

《滇南本草》:"补气血,补中健脾。治男女虚证,肢体酸软、自汗、盗汗。"

《冯氏锦囊》:"润肺而止嗽痰,补脾而祛湿热,养肝而理目伤泪出,益肾而除腰痛茎寒。"

【用法用量】内服,煎汤6~12克,熬膏,浸酒或入丸、散;外用,熬膏涂。阴虚有热宜生用。

【宜忌】痰湿气滞者禁服,脾虚便溏者禁服。

【选方】

1.治糖尿病:玉竹、生地、枸杞各500克,加水7.5千克,熬成膏,每顿1勺,1日3次。

2.治男女虚证、肢体酸软,自汗、盗汗:玉竹25克,丹参12克,水煎服,日1剂。

郁　金

【处方用名】郁金,生郁金,川郁金,广郁金,黄郁金,温郁金,醋郁金,酒郁金(处方写郁金、温郁金、川郁金、黄郁金,取醋煮或醋炙)。

【药性】辛,苦,寒。归心、肝、胆经。

【炮制】

1.生用:除去杂质,清水洗净,泡至四五成透,捞出润透,切斜片0.6~0.8毫米厚,干燥。

2.醋炙:取郁金片,加米醋拌匀闷透,置锅内,用文火炒至带红色,取出放凉。100千克郁金片,用米醋10千克。

3.酒炙:取郁金片,用黄酒拌匀,置锅内,用文火炒至微干,取出晾干,100千克郁金用酒12千克。

【炮制作用】

1.醋炙：引药入肝，增强疏肝理气作用。

2.酒炙：增强其解郁破瘀作用。

【功用主治】活血止痛、行气解郁、清心凉血、利胆。主治胸腹胁肋诸痛、痛经、黄疸等疾病。

《本草备要》："行气、解郁、泄血、破瘀、凉心热散肝郁，治妇人经脉逆行。"

【用法用量】内服：煎汤3~6克，或入丸、散。

【宜忌】无气滞血瘀者慎服，孕妇慎服。

【选方】

1.治气滞血瘀之胸痛：木香、郁金各等份，气郁为主，木香加倍，血郁为主，郁金加倍。研末，每服10克，黄酒调下。

2.治病毒性肝炎：郁金（醋炙）研粉，日服3次，每次5克。用药时间不能少于30天，因肝功能改善多见于第二、第三星期，一般60天后，肝炎症状消失。

元　胡（延胡索）

【处方用名】元胡，延胡索，玄胡索，玄胡，生玄胡（处方写延胡索、玄胡索，玄胡、元胡取醋炙）。

【药性】辛，苦，温。归心、肝、脾经。

【炮制】

1.生品：拣去杂质，清水洗净，捞出，润透后切成0.3~0.5毫米厚，晒干，打成黑豆大小的碎块。

2.醋炙：取净元胡与醋拌匀，置锅内，加水适量，用文火煮至醋尽药透，中心无白芯为度，取出，晾至半干，切0.3~0.5毫米厚，或打成碎块，晾干。100千克元胡用醋24千克。

3.酒炙：取元胡块或片，与黄酒拌匀，润至酒尽时，移置锅内用武火炒至微带焦斑为度，取出，放凉。每100千克元胡块用黄酒12千克。

4.炙元胡炭：取元胡块置锅内，用武火炒至外呈黑色，内呈焦黑色为度，喷洒凉水适量，灭尽火星，取出，凉透。

【炮制作用】

1.醋炙：引药入肝，增强行气止痛作用。

2.酒炙：增其活血祛瘀，祛瘀止痛作用。

3.元胡炭：止血、止痛、治血崩、血淋。

【功用主治】活血利气，止痛。主治心腹，腰膝诸痛，经痛，产后瘀阻，腹痛，跌打损伤和各种神经痛，关节痛。

【用法用量】内服3~9克。

【宜忌】孕妇忌用。

远　志

【处方用名】远志，远志肉，远志筒，炒远志，炙远志（处方写远志肉、远志筒，取甘草水浸）。

【药性】辛，苦，微温。归心、肺、肾经。

【炮制】

1.生用：取原药材，除去杂质，略洗，润透去芯，切段，干燥。

2.甘草制：将甘草锤碎，置锅内，加清水适量，煮汁。除去甘草，倒入远志段，泡至甘草汁尽为度，取出，干燥。100千克远志用甘草30千克。

3.蜜炙：先将蜂蜜倒入锅内加热至沸，倒入甘草制过的远志，用文火炒至深黄色，不黏手为度，取出，放凉。100千克远志用蜂蜜18千克。

4.麸炒：先将麸皮倒入锅内加热，用中火炒至冒烟时，倒入甘草制过的远志，炒至远志表面微带焦斑为度，取出，筛去麸皮，放凉。100千克远志用麸皮12千克。

【炮制作用】

1.甘草水制:解毒,缓和远志苦燥之性。

2.蜜炙:增其润肺化痰作用。

3.麸炒:缓和其苦燥之性。

【功用主治】宁心安神,祛痰开窍,解毒消肿。主治心神不安,惊悸失眠,健忘,咳嗽痰多,痈疽发背,乳房肿痛。

【用法用量】内服,煎汤3~10克,浸酒或入丸、散;外用,研末酒调敷。

【宜忌】阴虚火旺,脾胃虚弱者及孕妇慎用。用量不宜过大,以免引起呕吐,恶心。畏蛴螬、珍珠、藜芦。

【选方】

1.健忘:远志、石菖蒲各等份,煎水当茶饮。

2.治不寐:远志、炒酸枣仁、莲肉各等份,水煎服。

3.治口疮:五倍子、远志(去芯)各25克,研细粉掺少许于舌上,吐出。

Z

泽 泻

【处方用名】泽泻,盐泽泻,炒泽泻(处方写泽泻,取生品)。

【药性】甘,淡,寒。归肾、膀胱经。

【炮制】

1.生用:拣去杂质,洗净,浸泡,润透,切2~3厘米厚的片,干燥。

2.盐炙:取泽泻片和盐水拌匀,润至盐水尽时,置锅内用文火炒至微黄色,取出,放凉。100千克泽泻片用食盐2千克。

3.麸炒:取麸皮置锅内,用文火加热待麸皮冒烟时,倒入泽泻片,炒至面呈黄色取出,筛去麸皮,放凉。100千克泽泻片用麸皮12千克。

【炮制作用】

1.盐炙:引药入肾,增其利尿作用。

2.麸炒:增强其健脾、止泻作用。

【功用主治】利水渗湿,泄热通淋。主治小便不利,热淋涩痛,水肿胀满,泄泻,痰饮眩晕,遗精。

《药性论》:“主治肾虚滑精,治五淋,利膀胱热,宣通水道。”

《本草再新》:“泻肾经之邪火,利下焦之温热,化痰理气。治便血、弱血、崩中。”

【用法用量】内服,煎汤5~15克。

【宜忌】肾虚精滑,无湿热者禁服。凡淋、渴,水肿,肾阳虚所致者亦不可用,畏海蛤、文蛤。

【选方】

1.治臌胀水肿:白术、泽泻各50克,研末每次煎服10克,糊丸,梧桐子大,每服30丸,茯苓汤下。

2.治急性肠炎:泽泻15克、猪苓9克、白头翁15克、车前子6克,水煎服。

浙 贝

【处方用名】浙贝,大贝,象贝母,元宝贝。

【药性】苦,寒。归肺、心经。

【炮制】生用:取原药材,除去杂质,剥去残留的芯,清水洗净,捞出晒干,用时打碎,或稍润,泡后捞出,切顶刀片0.8~1毫米厚,干燥。

【功用主治】清热化痰,降气止咳,散结消肿。主治风热或痰热咳嗽,肺痈吐脓,瘰疬瘿瘤,疮痈肿毒。

《纲目拾遗》："解毒利痰，开宣肺气。"

【用法用量】内服，煎汤3~10克，或入丸、散；外用，研末撒、敷。

【宜忌】寒痰、湿痰及脾胃虚寒者慎服。反乌头。

【选方】

1. 治口腔溃疡：浙贝5克、乌贼骨6克，研细，每服6克，日服3次。

2. 治胃及十二指肠溃疡：乌贼骨85克、浙贝15克，二药研细，每服6克，日服3次。

知　母

【处方用名】知母，盐知母（处方写知母，取生品）。

【药性】苦，寒。归肺、胃、肾经。

【炮制】

1. 生用：取原药材，除去杂质、毛须，洗净润透，切0.6~1毫米厚，干燥。

2. 盐知母：取净知母片，用盐水拌匀，文火炒微干，取出，放凉。100千克知母用盐2千克。

3. 麸炒知母：取麸皮置锅内加热，待锅内麸皮烟起时，倒入知母片，炒至微黄取出，筛去麸皮，放凉。100千克知母片用麸皮10千克。

【炮制作用】

1. 盐炒：增其益肾滋阴降火作用，多用于肾虚火旺。

2. 麸炒：缓和寒滑之性，用于脾胃虚弱患者。

【功用主治】清热泻火，滋阴润燥。主治温热病高热烦渴，肺热咳嗽，骨蒸潮热，遗精，盗汗，虚烦不眠，消渴。

【用法用量】内服：煎汤6~12克，或入丸、散；清热泻火，滋阴润燥，宜生用；入肾降火滋阴，宜盐炙。

【宜忌】脾胃虚弱，大便溏泄者禁服。

【选方】

1. 治热在下焦血分，不渴而小便闭：黄柏（酒炙）、知母（酒炙）各50克，肉桂2.5克，研末糊丸，如梧桐子大，每服100丸，空心白汤下。如小便前，阴中刺痛，当有恶物下为验（《兰室秘藏》通关丸）。

2. 滋肾水益元气，补下元不足，去膀胱积热：知母（盐炙）50克，黄柏、黄连各50克，研末为丸，梧桐子大，饭前温水送50丸（《普济方》坎离丸）。

朱砂根

【处方用名】朱砂根，百两金。

【药性】苦，辛，凉。

【炮制】生用：取原药材，除去杂质，洗净，捞出，润透，切段，1~2厘米长，晒干。

【功用主治】清热解毒，活血止痛。主治咽喉肿痛，风湿热痹，黄疸，痢疾，跌打损伤，乳腺炎，睾丸炎。

【用法用量】内服，煎汤，15~30克；外用，捣敷。

【宜忌】孕妇禁服。

【选方】

1. 治咽喉肿痛：朱砂根全草6克，射干3克、甘草3克，水煎服。

2. 治肺病及劳伤吐血：朱砂根15克，同猪肺同煮，先喝汤后吃肺。

3. 治妇女白带、痛经：朱砂根15克，水煎加白糖，黄酒冲服。

4. 治睾丸炎：朱砂根30~60克、荔枝核14枚，煎水，酒水煎服。

竹节参(竹节七)

【处方用名】竹节参,竹节七。

【药性】甘,微苦,微温。归肺、脾、肝经。

【炮制】生用:除去杂质,清水洗净,干燥,用时捣碎。

【功用主治】补虚强壮,止咳祛痰,止血止痛。主治病后体弱,食欲不振,虚劳咳嗽,咯血,吐血,衄血,便血,尿血,倒经,崩漏,外伤出血,癥瘕,血瘀经闭,产后瘀阻腹痛,风湿关节痛,跌打损伤,痈肿,痔疮,毒蛇咬伤。

【用法用量】内服,煎汤3~10克,或浸酒,或入丸、散;外用,研末掺或调敷。

【宜忌】无虚无瘀者,不宜,孕妇忌服。

【选方】

1. 治病后虚弱:竹节参15克,炖肉吃或水煎服。

2. 治脾胃虚弱,欲食不振:竹节参、炒白术各9克,酒炒公英根9克,水煎,日分2次服。

3. 治全身筋骨疼痛:竹节参30克、细辛3克,水煎加酒冲服。

4. 治腰痛:竹节参9克、黄茅根6克、桑树皮9克,水煎兑黄酒服,日服2次。

竹节香附(两头尖)

【处方用名】竹节香附,两头尖,酒竹节香附(处方写两头尖、竹节香附,取生品)。

【药性】辛,热,有毒。

【炮制】

1. 生用:取药材,除去杂质,筛去灰屑,用时捣碎。

2. 酒炙:取净竹节香附打碎,用黄酒拌匀,稍润,至黄酒吸尽后,用文火炒至微干,取出。100千克竹节香附用黄酒15千克。

【炮制作用】酒炙:增强祛风、消肿作用。

【功用主治】祛风湿,散寒止痛,消痈肿。主治风寒湿痹,四肢拘挛,骨节疼痛,痈疮肿痛。

【用法用量】内服,煎汤3~15克,或入丸、散;外用,研末撒膏药上敷贴。

【选方】治痈疽疮疡:竹节香附3克、金银花30克、地丁30克,水煎,日分早晚服。

苎麻根

【处方用名】苎麻根。

【药性】甘,寒。归肝、心、膀胱经。

【炮制】

1. 生用:取原药材,除去杂质,清水洗净,泡至七八成透,捞出润透后切斜片1~12毫米厚,干燥。

2. 炒苎麻根炭:取苎麻根片,置锅内,武火加热,炒至面呈黑色,内部呈焦黄色,取出喷清水灭火星,凉透。

【炮制作用】炒苎麻根炭:增强其止血作用。

【功用主治】凉血止血、清热安胎、利尿、解毒。主治血热妄行所致的咯血、吐血、衄血、血淋、便血、崩漏、紫癜,胎动不安,胎漏下血,小便淋沥,痈疮肿毒,蛇虫咬伤。

【用法用量】内服,煎汤5~30克,或捣汁;外用,鲜品捣敷,或煎汤洗。

【宜忌】胃弱泄泻者勿服,诸病不由血热者亦不宜用。

【选方】

1. 治淋证尿血，小便不利：苎麻根、小蓟各9~15克，生麻黄9克，水煎服。

2. 治痢疾：苎麻根60克、野马草30克、红糖或冰糖15克，水煎服。

3. 治小便不通：苎麻根研细粉摊在绢上，贴少腹连阴际，须臾即通。

4. 治痛风：苎麻根250克、雄黄15克，共捣烂敷患处，如痛不止，用莲叶包药煨微热敷患处。

紫 草

【处方用名】紫草，紫草根。

【药性】苦，寒。归心、肝经。

【炮制】生用：取原药材，除去杂质，洗净，略润，切段，干燥。

【功用主治】凉血活血，解毒透疹。主治吐血、衄血、尿血，紫癜、斑疹，麻疹，黄疸，痈疽，烫伤。

《本经》："主治心腹邪气，五疸，补中益气，利九窍，通水道。"

《纲目》："治斑疹痘毒，活血、凉血、利大肠。"

【用法用量】内服，煎汤3~9克，或入散剂；外用，熬膏或油涂。

【宜忌】胃肠虚弱，大便溏泄者禁服。

【选方】

1. 治吐血、衄血，不大凶亦不禁止，起居如故，饮食如常，一年之间发二三次或发五六次，久必成劳：紫草、怀生地各200克，白果肉、茯苓、麦门冬各150克，煎成膏炼蜜收，早晚各服10余茶勺，白汤下(《方脉正宗》)。

2. 治小便淋沥不通：紫草1.5克，研末，水1盏，煎水炖服。

紫 菀

【处方用名】紫菀，炙紫菀(处方写紫菀，取生品)。

【药性】苦，辛，温。归肺经。

【炮制】

1. 生用：取原药材，除去杂质及残茎，清水洗净，润透，切段，干燥。

2. 蜜炙：取炼蜜，加适量水加热，稀释后加净紫菀段或片，拌匀润透，用文火炒至棕褐色，不黏手为度，取出，放凉。100千克紫菀段用炼蜜24千克。

【炮制作用】蜜炙：增强其润肺止咳作用。

【功用主治】润肺下气，化痰止咳。主治咳嗽，肺虚劳嗽，肺痿肺痈，咳吐脓血，小便不利。

【用法用量】内服，煎汤5~10克，或入丸、散。

【宜忌】阴虚干咳者慎服。恶天雄、瞿麦、雷丸、远志，畏茵陈。

【选方】

1.治习惯性便秘：紫菀、苦杏仁、当归、肉苁蓉各9克，研粗末水煎服(《安徽中草药》)。

2.治妇人卒不得小便：紫菀研末，井水冲服，三指一撮(《千金方》)。

第六章　果实种子类

B

八角茴香

【处方用名】大茴香，八角大茴。

【药性】辛，甘，温。归肝、肾、脾，胃经。

【炮制】

1. 生用：取原药材，除去杂质及果柄，筛去灰屑。

2. 炒大茴：八角茴，置锅内，用文火微炒，取出放凉。

【功用主治】散寒，理气，止痛。主治寒疝腹痛，腰膝冷痛，胃寒呕吐，脘腹疼痛，寒湿脚气。

《医林纂要》："润肾补肾，疏肝木，达阴郁，舒筋，下除脚气。"

【用法用量】内服，煎汤3~6克，或入丸、散；外用，研末，调敷。

【宜忌】火旺者禁服。多食损目发疮。

【选方】

1. 治小肠气痛不可忍者：杏仁50克、葱白（和根捣焙干）25克、八角茴50克，研末服15克，空心温酒下。

2. 治膀胱偏坠，疝气：八角茴、牵牛（炒）二味各等份，研末。空心酒调下。

3. 治妇人小腹痛、心腹痛：八角茴50克、红橘皮100克、白豆蔻25克，研末，每服15克，酒1盏煎服（滤渣），分早、中、晚服。

八月札

【处方用名】预知子，八月札。

【药性】微苦，平。归肝、胃、膀胱经。

【炮制】生用：拣去杂质，清水洗净，捞出，润透后，切顶刀片1.5~3毫米厚，晒干。

【功用主治】疏肝和胃，活血止痛，软坚散结，利小便。主治肝胃气滞，脘腹、胁肋胀满，饮食不消，痢疾，疝气，腰痛，月经不调，痛经，瘿瘤，瘰疬，恶性肿瘤。

【用法用量】内服：煎汤9~15克，大剂量可用30~60克，或泡酒。

【宜忌】孕妇禁服。

【选方】

1. 治中寒腹痛、疝痛：八月札30克，小茴香12克，水煎服，1日1剂。

2. 治肝癌：八月札、石燕、马鞭草各30克，水煎服，日服一剂。

巴　豆

【处方用名】巴豆，生巴豆，巴豆米，江子，肥鼠子，巴豆霜（处方写巴豆、巴豆米、江子，取巴豆霜）。

【药性】辛，热，大毒。归胃、大肠、肺经。

【炮制】

1. 生用：取原药材，拣去杂质，置烈日下晒或烘裂，搓擦去皮，簸取净仁。

2. 制霜：取净巴豆仁，碾碎，用多层吸油纸包裹，压榨去油，反复压榨，至油尽为度。取出，碾碎，过筛；或用多层吸油纸包裹，置火炉边，上压重物，使油渗出。每日换纸2~3次，至油尽为度，取出，碾碎，过筛。

【炮制作用】制霜：降低其毒性，缓和泻下作用。

【功用主治】泻下寒积，逐水消肿，祛痰利咽，蚀疮杀虫。主治寒邪食积所致的胸腹胀满急痛、大便不通，泄泻痢疾，水肿腹大，痰饮喘满，喉风喉痹，癥瘕，痈疽，恶疮疥癣。

《医学启源》："导气消积，去脏腑停寒，消化寒凉及生冷硬物所伤，去胃中寒积。"

《汤液本草》："可以通肠，可以止泄。"

《本经》："荡练五脏六腑，并通闭塞，利水谷道，去恶肉，除鬼毒疰邪物，杀虫鱼。"

【用法用量】内服，巴豆霜入丸、散0.1~0.3克；外用，捣膏涂，或用纱布包擦。

【宜忌】无寒实积滞，体虚者及孕妇禁用。服巴豆后不宜食热粥，若泻下不止，可服黄连、黄柏或绿豆煎汤，放凉服。

《本草经集注》：畏大黄、黄连、藜芦。

【选方】

1. 治寒癖宿食，久饮不消，便秘：巴豆仁150克、清酒750克，煮三日三夜，研，令大熟，合酒微煎之，丸如胡豆大，每服1丸，水下，欲吐者服2丸(《千金方》)。

2. 治乳癖：巴豆仁，加入融化后的黄腊中，文火炸6~7分钟，至巴豆仁变为深黄色，滤出并导去蜡液，将巴豆仁摊开，待巴豆仁上的余蜡凝固后，收起，放凉处。每次凉开水冲服5粒，日服3次，30天一疗程，一疗程后停服10天，再服第二个疗程，以治愈为度。

3. 治腹水肚大，动有水声，皮肤黑：巴豆仁90枚(去皮熬黄)，杏仁60枚(去皮熬黄)，二味捣末糊丸，小豆大，水冲服1丸，日服3丸，以水下为度，勿服白酒(《张文仲方》)。

白扁豆

【处方用名】白扁豆，扁豆仁，炒扁豆，土炒扁豆(处方写白扁豆，扁豆仁，取生品)。

【药性】甘，淡，平，归脾，胃经。

【炮制】

1. 生用：用除去杂质，清水洗净，捞出晒干。

2. 去皮：取净扁豆置沸水中，煮至皮微鼓起、松软为度，取出，倒入冷水中，搓去皮，晒干。

3. 炒黄：取净白扁豆置锅中，用文火炒至微带焦斑为度，取出，碾碎。

4. 土炒：灶心土置锅内炒松，倒入净白扁豆，炒至焦黄色、爆裂为度，取出，筛去土，研碎。100千克白扁豆用灶心土30千克。

【炮制作用】炒黄、土炒：增其健脾和胃，止泻作用。

【功用主治】健脾，化湿，消暑。主治脾虚生湿，食少便溏，白带过多，暑湿吐泻，烦渴胸闷。

《别录》："和中下气。"

【用法用量】内服，煎汤10~15克，或生品研水绞汁，或入丸、散；外用，捣敷。健脾、止泻宜炒用，消暑、养胃、解毒宜生用。

【宜忌】不宜多食，以免壅气伤胃。

【选方】

1. 治肾炎(慢性)、贫血：白扁豆30克，红枣20枚，水煎煮。

2. 治中砒霜毒：白扁豆，生研，水绞汁服。

白豆蔻

【处方用名】豆蔻，白豆蔻，蔻仁，蔻米，紫豆蔻。

【药性】辛，温。归肺、脾、胃经。

【炮制】

1. 生用：取原药材，除去杂质及果壳，筛去灰屑，用时捣碎。

2. 豆蔻仁：取干净白豆蔻，去果壳取仁，用时打碎。

【功用主治】化湿行气，温中止咳，开胃消食。主治湿阻气滞，脾胃不和，脘腹胀满，不思饮食。

《主治秘要》："其用有四：破肺中滞气；退口中臭气；散胸中冷气；补上焦元气。"

《纲目》：补肺气，益脾胃，理元气，收脱气。

【用法用量】内服：煎汤3~6克，后下，或入丸、散。

【宜忌】阴虚，血燥者禁服。

【选方】

1. 治气膈脾胃，全不进食：白豆蔻仁、砂仁各100克，陈皮（蒸炒）150克，丁香（不见火）25克，为细末，枣肉（熟烂），适量和丸，如赤小豆大，每服100丸，米汤下。

2. 治妊娠呕吐：白豆蔻3克、竹茹9克、大枣3枚，三味药煎汤取半碗，生姜捣碎，取汁冲服（白豆蔻研末加入药汤，最优）。

3. 治酒醉不醒：白豆蔻研细粉冲服。

白　果

【处方用名】白果，白果仁，银杏，炒白果，炙白果（处方写白果，白果仁，银杏，取生品）。

【药性】甘，苦，涩，平，小毒。归肺、肾经。

【炮制】

1. 生用：拣去杂质，除去硬壳。

2. 炒黄：取白果置锅内，用中火炒至表面带焦斑或爆裂为度，取出放凉，去壳捣碎。

3. 蜜炙：将蜂蜜置锅内加热至沸，倒入白果仁，用文火炒至表面呈黄色，不黏手为度。取出，放凉。100千克白果仁，用蜂蜜12千克。

【炮制作用】

1. 炒黄：增其温肺益气作用。

2. 蜜炙：增其止咳平喘作用。

【功用主治】敛肺定喘，止带缩尿。主治哮喘痰嗽，白带白浊，遗精尿频，无名肿毒，疮癣。

《纲目》："熟食温肺益气，定喘嗽，缩小便，止白浊；生食降痰，消毒杀虫。"

《本草再新》："补气养心，益肾滋阴，止咳除烦，生肌长肉，排脓拔毒，消疮疥疽瘤。"

【用法用量】内服，煎汤3~9克，或捣汁；外用，捣敷，或切片涂。

【宜忌】过量可致中毒，有实邪者禁服。若中毒，白果壳可煎汤解，生者慎食。

【选方】

1. 治赤白带下，下元虚惫：白果仁（炒黄）、莲子肉、江米各25克，胡椒7.5克，研为末，用乌骨鸡1只，去鸡肠盛药，瓦罐内煮烂，空心食之。

2. 治小便频数、遗尿：白果仁5粒，蜗牛3只（焙干），研末冲服。

3. 治头面癣疮：生白果仁切开，频擦有效。

4. 治老人尿频：用白果仁30克、大枣10枚，每日1剂，水煎3小时，温服。

白胡椒

【处方用名】白胡椒，胡椒，古月。

【药性】辛，热。归胃、大肠、肝经。

【炮制】生用：取原药材，除去杂质，筛去灰屑，用时打碎或研细粉。

【功用主治】温中散寒，下气止痛，止泻，开胃，解毒。主治胃疼痛，呕吐，受寒泄泻，食欲不振、中鱼蟹毒。

【用法用量】

1. 内服：煎汤1~3克，或入丸、散。

2.外用：研末调敷，或置膏药内外贴。

【宜忌】热病及阴虚有火者禁服，孕妇慎服，不宜多服，多服损肺。

《本草害利》："此药如肉桂、黑附子，用于阳虚火衰，必须加当归、地黄同用，则无偏性之弊。"

【选方】

1.治阴囊潮湿(或湿疹)：胡椒10粒，研粉加水2千克，煮沸洗患处，日2次。

2.治小便不通：白胡椒7粒，葱白1根，共捣如泥，填敷脐内，盖胶布固定，一般敷药2~3小时即效。

3.治泄泻：胡椒研粉，姜汁调敷脐上。

4.治水气脚肿，腹胀，上气喘满：胡椒200粒(生用)、巴豆10粒(去皮心膜)。上二味，研粉成丸(醋糊丸)，绿豆大，每服1丸，淡姜汤送服。

白花菜子

【处方用名】白花菜子。

【药性】苦，辛，微毒。

【炮制】拣去杂质。

【功用主治】祛风除湿，活血止痛。主治风湿关节肿痛，筋骨麻木、酸痛。外伤瘀肿疼痛，骨结核，痔漏。

《河北中草药》："除风散寒，活血通痹。用于风寒湿痹、筋骨麻木、腰腿酸痛、关节肿痛。并对外伤瘀血、痔漏等疾亦有行瘀止痛的功效。"

【用法用量】内服，煎汤9~15克；外用，煎汤洗，或研末调敷。

【选方】

1.治跌打损伤：白花菜子15克、透骨草30克。煎水洗患处。

2.治骨结核：用白花菜子适量，研细粉与面粉加冷水调匀成糊状，煮熟外敷。

白芥子

【处方用名】白芥子，芥子。

【药性】辛，温。归胃、肺经。

【炮制】

1.生用：取原药材，除去杂质，筛去灰屑，用时捣碎。

2.炒黄：取净白芥子置锅内，用文火炒至深黄色，有爆裂声、香辣味时，取出放凉。

【炮制作用】炒黄：药性缓和，增其温肺、豁痰的作用。

【功用主治】利气燥痰，散结消肿。主治咳喘痰多，胸满胁痛，肢体麻木，关节肿痛，痰湿流注，阴疽肿毒。

【用法用量】内服，煎汤3~6克，或入丸、散；外用，研末调敷，穴位敷贴。

【宜忌】肺虚咳嗽，阴虚火旺者禁服。皮肤过敏或溃破者禁服。

【选方】

1.治痰涎伏在心膈上下，忽患胸背、手脚、颈项、腰胯隐痛不可忍，连筋骨，腰疼，坐卧不宁，时时走易不定，或令人头痛不可抬，或神意昏倦多睡，或饮食无味，痰唾稠黏，夜间喉中如锯声，多流唾液，手脚重，腿冷痹，气脉不通：甘遂(去芯)、紫大戟(去皮)、白芥子各等量。煮糊丸如梧桐子大，晒干，饭后，临卧，淡姜水或热水下7~10丸，如痰猛气实，加服数丸无妨，有效如神(《三因方》控涎丹)。

2.治胸胁痰饮：白芥子25克、白术50克。研细末，枣肉和捣为丸，梧桐子大，每早上白水下百丸(《本草汇言》引《摘玄方》)。

柏子仁

【处方用名】柏子仁，生柏子仁，柏子仁霜(处方写柏子仁，取炒黄者)。

【药性】甘，平。归心、肾、大肠经。

【炮制】

1. 生用：取原药材，除去杂质及残留的种皮，筛去灰屑。

2. 炒黄：取生品置锅内，用文火加热，炒至油黄色，有香味溢出，取出放凉。

3. 柏子霜：取生品研成泥状，加热后压去部分油脂，研成细末，用吸油纸包，上压重物，使油渗在纸上，换纸，再压，反复多次，使大部分油被吸尽为止。

【炮制作用】

1. 制霜：降低其滑肠作用，用于惊悸、失眠、健忘、盗汗、脾虚、便秘、便溏患者。

2. 炒黄：降低其呕吐作用。

【功用主治】养心安神，敛汗，润肠通便。主治惊悸怔忡，失眠，健忘，盗汗，肠燥便秘。

【用法用量】内服，煎汤10~15克，便溏者制霜用，或入丸、散；外用，研末调敷。

【宜忌】痰多，肺气上浮，大便滑泄，胃虚欲吐，四者禁服。

【选方】

1. 治老人虚秘(便秘)：柏子仁(炒)、火麻仁，松子仁各等份，同研，熔白蜡丸，梧桐子大，少量黄丹汤服30丸，饭前服。

2. 治脱发：当归、柏子仁(炒)各25克，研细末，炼蜜丸，日3次，饭后服9克。

荜 茇

【处方用名】荜茇。

【药性】辛，热。归脾、胃、大肠经。

【炮制】生用：取原药材，去柄，筛去灰屑，用时捣碎。

【功用主治】温中散寒，下气止痛。主治脘腹冷痛，呕吐，泄泻，头痛，牙痛，鼻渊，冠心病，心绞痛。

【用法用量】内服，煎汤1~3克，或入丸、散；外用，研末搐鼻，或为丸纳龋齿孔中，或浸酒擦患处。

【宜忌】阴虚火旺者，禁服。

《本草正》："其味大辛，须同人参、白术、当归、地黄诸甘温剂同用。"

【选方】

1. 治久寒积冷，脏腑虚弱，心腹亏痛，胁肋胀满，泄泻肠鸣，自利，米谷不化，阳气暴衰，阴气独胜，手足厥冷，伤寒阴盛，神昏脉短，四肢倦怠：荜茇、肉桂各2千克，肉桂2千克，干姜、高良姜各炮3千克，研为细末，水糊丸，梧桐子大，每服20丸，米汤下(《局方》大已寒丸)。

2. 治满口白烂：荜茇50克、黄柏(炙)50克，为细末，同米醋煎后，调上药，漱口(《丹溪治法心要》)。

3. 治瘴气成块，在腹内不散：荜茇50克、大黄50克，生研末，入麝香少许，炼蜜为丸，梧桐子大。凉黄酒调服30丸。

荜澄茄

【处方用名】荜澄茄，澄茄。

【药性】辛，温。归胃、脾、肾、膀胱经。

【炮制】生用：取原药材，除去杂质及果柄，清水洗净，捞出干燥。

【功用主治】温中散寒，行气止痛，暖肾。主治胃寒呕逆，脘腹胀满，冷痛，肠鸣泄泻，寒疝腹痛，寒湿小便淋沥混浊。

【用法用量】内服，煎汤1~5克，或入丸、散；外用，研末，擦牙或搐鼻。

《得配本草》："得豆蔻仁治噎食，配荆芥、薄荷治鼻塞，佐良姜治寒呃。"

【宜忌】阴虚火旺及积热火盛者，禁服。

【选方】

1.治反胃吐食，吐出黑汁，治不愈者：荜澄茄研末。米汤和丸，如梧桐子大，姜汤下40丸，日1服。

2.治脾胃虚弱，胸膈不快，不进饮食：荜澄茄适量研细末，姜汁打神曲末煮糊为丸，梧桐子大，饭后姜汤下20丸。

3.治鼻寒不通：荜澄茄25克、薄荷15克、荆芥穗5克，蜜和丸，樱桃大，每次噙化1丸。

4.治痘疮入目，羞明生翳：荜澄茄末，吹入鼻中少许，3~5次见效。

蓖麻子

【处方用名】蓖麻子，大麻子。

【药性】甘，辛，平，小毒。归肝、脾、肺、大肠经。

【炮制】

1.生用：取原药材，除去杂质，用时去壳捣碎。

2.蓖麻子霜：取净蓖麻子仁，炒热研成细末，用多层吸油脂包裹，压榨去油，反复多次压榨，至松散成粉，不再结块为度，取出研细。

【功用主治】拔毒，导滞，通络利窍。主治痈疽肿毒，瘰疬，乳痈，喉痹，疥癞癣疮，烫伤，水肿胀满，大便燥结，口眼歪斜，跌打损伤。

《日华子》："治水胀腹满，细研煎水服。催生，敷产妇手脚心。疮痂疥癣可研敷。"

《纲目》："主偏风不遂，失音口噤，头风耳聋，舌胀，喉痹，齁喘，脚气肿毒，丹瘤，烫火伤，针刺入肉，女人胎衣不下，子肠延出，开通关窍，经络，能止诸痛，消毒，追毒，拔毒。"

【用法用量】内服，入丸、散1~5克，生研或炒食；外用，捣碎敷，或研末调敷。

【宜忌】孕妇及大便滑泄者禁服。

【选方】消肿，拔毒，各种疮疖、肿毒未溃：生品适量，去壳取仁，捣烂敷患处。

槟　榔

【处方用名】槟榔，大白，大腹子，炒槟榔，焦槟榔，槟榔炭（处方写槟榔、大白、大腹子，取生品）。

【药性】苦，辛，温。归胃、大肠经。

【炮制】

1.生用：取原药材，除去杂质，清水洗净泡透，春、冬天泡20天，夏、秋天泡12天，切0.15~0.5毫米厚，晾干。

2.炒黄：取槟榔片置锅内，用文火炒至微黄色，取出晾干。

3.炒焦：取槟榔片，置锅内，用文火炒至焦黄色，取出放凉。

4.炒炭：取槟榔片，置锅内，用文火炒至外呈黑色，内呈黑褐色，喷水灭火星，取出放干。

【炮制作用】

1.炒黄、炒焦：增其消导作用。

2.炒炭：增其治血痢疗效。

【功用主治】驱虫消积，下气行水，截疟。主治虫积，食滞，脘腹胀痛，泻痢后重，脚气，水肿，疟疾。

《本草汇言》："主治诸气，祛瘴气，破滞气，开郁气，下痰气，去积气，解蛊气，消谷气，逐水气，散脚气，杀蛊气，通上气，宽中气，泄下气。"

【用法用量】内服:煎汤6~15克,杀虫单用60~120克,或入丸、散。

【宜忌】气虚下陷者禁服。

《本草经疏》:"凡病属阴阳两虚,中气不足,而不是肠胃壅滞,宿食胀满者,应忌用。"

【选方】

1. 治大小便不通,肠胃有湿,大便秘涩:槟榔半个,用麦冬煎水磨5克,重汤烫热服之。

2. 治五淋:赤芍50克、槟榔1个(裹面煨)研末,每服5克,水煎,空心服。

补骨脂

【处方用名】补骨脂,补骨脂,盐骨脂(处方写补骨脂,破骨脂,取生品)。

【药性】辛,苦,温。归肾、脾经。

【炮制】

1. 生用:取原药材,除去杂质,洗净干燥。

2. 盐炙:取净补骨脂,用盐水拌匀,润透,置锅内,用文火炒鼓起,取出,晾干。100千克补骨脂用食盐2千克。

【炮制作用】盐炙:增强其温补肾阳的作用。

【功用主治】补肾助阳,固精缩尿,暖脾止泻。主治虚寒腰痛,阳痿滑精,遗尿,尿频,久泻,虚喘,白癜风,斑秃,银屑病。

【用法用量】内服,煎汤6~15克,或入丸、散;外用,酒浸涂。

【宜忌】阴虚内热者禁服。

《海药本草》:"恶甘草。"

《得配本草》:"阴虚下陷,内热烦渴,眩晕气虚,怀孕心包热,二便结者禁用。"

【选方】

1. 治腰痛:补骨脂研末(盐炙)温黄酒下15克。

2. 治脾肾虚弱,全食不进:补骨脂(炒香)200克、肉豆蔻(生用)100克,研为细末,大枣50个,生姜200克同煮枣烂,去姜、去枣皮枣核,用枣肉入药粉和丸,梧桐子大,每服30丸,盐水下,日3次(《本事方》二神丸)。

C

苍耳子

【处方用名】苍耳子,生苍耳子(处方写苍耳子,取炒黄或麸炒者)。

【药性】苦,甘,辛,温,小毒。归肺、肝经。

【炮制】

1. 生用:取原药材,除去杂质,碾去刺,筛去灰屑。

2. 炒黄:取生品置锅内,用文火加热炒至深黄色,取出放凉。

3. 麸炒:先将麸皮置锅内,用中火加热,待冒烟时加入净苍耳子,拌炒至表面深黄色为度,取出,筛去麸皮及灰屑。100千克苍耳子,用麸皮45千克。

【炮制作用】炒黄、麸炒:去其毒。

【功用主治】散风寒,通鼻窍,祛风湿,止痒。主治鼻渊,风寒头痛,风湿痹痛,风湿,湿疹,疥癣。

《本草备要》:"善发汗,散风湿,上通头顶,下行足膝,外达皮肤。治头痛、目暗、齿痛、鼻渊。"

【用法用量】内服,煎汤3~10克,或入丸、散;外用,捣敷或煎水洗。

【宜忌】本品有毒,剂量过大,可致中毒。忌猪肉,散气耗血,虚者勿服。

【选方】

1. 治诸风眩晕,或头脑攻痛:苍耳子(炒)150克,天麻、白菊花各15克。研末水冲服,适量,酌用。

2.治牙痛:苍耳子(炒)煮水含,反复吐含。

3.治腹大水肿,小便不利:苍耳子(烧灰),葶苈子(研末),各等份,冲水服,每次15克。

4.治慢性鼻炎:苍耳子(炒黄)160克、辛夷16克,入温热麻油1千克中,浸泡24小时,再用文火煮沸至麻油800克,冷却后过滤装瓶内,每日滴鼻3~4次。

草豆蔻

【处方用名】草豆蔻,草蔻仁。

【药性】辛,温。归脾、胃经。

【炮制】

1.生用:取原药材,除去杂质、果柄及果壳,筛去灰屑,用时捣碎。

2.炒黄:取生品置锅内,用文火炒至微黄色,并有香味溢出时,取出放凉。

【功用主治】温中燥湿,行气健脾。主治寒湿阻滞脾胃之脘腹冷痛,痞满作胀,呕吐,泄泻,食谷不化,痰饮,脚气,瘴疟,口臭。

《纲目》:"治疠,寒疟,伤暑吐下,泻痢,噎膈反胃,痞满吐酸,痰饮积聚,妇人恶阻,带下,除寒燥湿,开郁破气,杀鱼肉毒。"

【用法用量】内服:煎汤3~6克,宜后下,或入丸、散。

【宜忌】阴虚血少,津液不足者,禁服。无寒湿者,慎服。

【选方】

1.治脾胃虚弱,不思饮食,呕吐,满闷,心腹痛:草豆蔻仁400克、生姜1片、甘草200克。研粗末入银器内,用水过药三指,慢火熬尽水,取出,焙干研细末。每服5克,热水点服。

2.治心腹满,短气:草豆蔻仁50克,为末,用生姜、木瓜煎汤冲服,2.5克。

草 果

【处方用名】草果,草果仁。

【药性】辛,温。归脾、胃经。

【炮制】

1.炒黄:取净草果,置锅内,用文火炒至焦黑色,鼓起,草果仁微黄为度,取出稍凉,剥去壳取仁,用时捣碎。

2.姜汁炙:取草果仁,加姜汁、加水、少许拌匀,微炒至姜汁被吸尽为度,取出,放凉。100千克草果仁,用生姜10千克。

【炮制作用】

1.炒黄:降其辛燥劣性,便于煎煮。

2.姜汁炙:增强其温中散寒、止呕化痰的作用。

【功用主治】燥湿温中,祛痰截疟。主治脘腹冷痛,恶心呕吐,胸膈痞满,泄泻,下痢,疟疾。

《本草求原》:"善消冷食停痰,破瘴治疟,水肿带下,寒湿瘀滞者均宜。"

【用法用量】内服:煎汤3~6克,或入丸、散。

【宜忌】阴虚血少者,禁服。忌铁。

【选方】

1.治脾胃虚寒,反胃呕吐:草果仁4.5克、附子、生姜各6克、枣肉12克,水煎服。

2.治心脾痛:草果仁、延胡索、五灵脂、没药各等份,研末,每服15克,不拘时,温黄酒调服。

车前子

【处方用名】车前子,生车前子,炒车前子,盐车前子(处方写车前子,取炒黄者)。

【药性】甘，淡，微寒。归肺、肝、肾、膀胱经。

【炮制】

1. 生用：取原药材，除去杂质，筛去灰屑，洗净，晒干。

2. 炒黄：取干净车前子，置锅内，用文火炒至有爆炸声、色变深，取出，放凉。

3. 盐炙：取净车前子，用盐水拌匀，置锅内，用文火炒至有爆炸声，色变深，取出放凉。100千克车前子，用盐2千克。

【炮制作用】

1. 生品：利水通淋。

2. 炒黄：渗湿止泻，祛痰止咳。

3. 盐炙：引药入肾，增强其下行利水作用。

【功用主治】清热，利尿，明目，祛痰。主治小便不通，淋浊，带下，水肿，暑湿泻痢，目赤障翳，痰热咳喘。

《日华子》："通小便，淋涩，壮阳，治脱精，心烦，下气。"

【用法用量】

1. 内服：煎汤5~15克，包煎或研末，随汤冲服或入丸、散。

2. 外用：水煎洗，或研末调敷。

【宜忌】阳气下陷，肾虚遗精者禁服。

【选方】

1. 治诸淋闭塞不通：车前子、滑石粉各50克，研末，饭前服5克，日服3次。

2. 治水臌，周身肿胀按之如泥：牵牛子、甘遂各6.5克、肉桂1.5克、车前子50克，水煎服。

陈　皮

【处方用名】陈皮，土陈皮，陈皮炭（处方写陈皮，取生品）。

【药性】辛，苦，温。归脾、胃、肺经。

【炮制】

1. 生用：取原药材，除去杂质，洗清水洗净润透，切0.6~0.9毫米丝，干燥。

2. 陈皮炭：取干净陈皮丝，置锅内，用中火炒至褐黑色为度，喷水灭火星，取出晾干。

3. 土炒陈皮：取灶心土，置锅中，用中火炒灶心土，加入陈皮丝，炒至焦黄色为度，取出，筛去灶心土，放凉。

【炮制作用】

1. 土炒：增强其健脾、消食作用。

2. 炒炭：可止血。

【功用主治】理气调中，降逆止呕，燥湿化痰。主治胸膈满闷，脘腹胀痛，不思饮食，呕吐，哕逆，咳嗽多痰，乳痈初起。

《本经》："利水谷，去臭，下气，通神。"

《医学启源》："去胸中寒邪一，破滞气二，益脾胃三。"

【用法用量】内服：煎汤3~10克，或入丸、散。

【宜忌】气虚、阴虚者禁用。

【选方】

1. 治元气弱，饮食不消，或脏腑不调，心下痞闷：陈皮（炒）、枳实（麸炒）各50克、白术（炒）100克，研粉，制丸绿豆大，每服50丸，日服3次，白水下。

2. 治产后小便不通：陈皮、苏叶、枳壳（麸炒）、木通各等份，研末，每服20克，水煎服。

3. 治断乳后乳房胀痛：陈皮40克、柴胡10克，水煎服，日1剂，连服3剂。

赤小豆

【处方用名】赤小豆，赤豆。

【药性】甘，酸，微寒。归心、小肠、脾经。

【炮制】生用：取原药材，除去杂质，洗

净晒干，用时捣碎。

【功用主治】利水消肿退黄，清热解毒消痈。主治水肿、脚气、黄疸、淋病、便血、肿毒疮疡、癣疹。

《药性论》："消热毒痈肿，散恶血不尽，烦满。"

【用法用量】内服，煎汤10~30克，或入丸、散。外用，生用研末调敷，或煎水洗。

【宜忌】阴虚津伤者慎服。

《食性本草》："久服瘦人，同羊肉服伤人。"

【选方】

1. 治腮颊热肿：赤小豆研末和蜜调匀涂之，一夜即消，加芙蓉叶末尤妙。

2. 治大浮水病：白茅根一大把、赤小豆150克，煮干，去茅根食豆，水随小便下。

茺蔚子

【处方用名】茺蔚子，益母草子。

【药性】甘，辛，微寒，小毒。归肝经。

【炮制】

1. 生用：取原药材，除去杂质，洗净干燥。

2. 炒：取净茺蔚子置锅内，用文火炒至鼓起，并有爆裂声时，取出晾干。

【功用主治】活血调经，清肝明目。主治妇女月经不调，痛经，闭经，产后瘀滞，腹痛，肝热头痛，头晕，目赤肿痛，目生翳障。

《日用本草》："茺蔚子，生食，补中益气，通血脉，填精髓，止渴，润肺。"

《医学入门》："善行瘀血，养新血。治血逆，心烦，益心力，逐水气浮肿，去风热疮毒，治折伤，内损有瘀，天阴则痛。"

【宜忌】瞳孔散大者及孕妇禁服。忌铁器。

《本草从新》："行中有补，终是滑利之品，非血滞、血热者勿用。"

【选方】

1. 治子宫脱垂：茺蔚子（炒）15克、枳壳12克，水煎服。

2. 治头目昏，目赤肿痛：茺蔚子（炒）10克、菊花10克、白蒺藜10克，川牛膝10克，水煎服。

3. 治高血压：茺蔚子（炒）、黄芩各9克、夏枯草、生杜仲、桑寄生各15克，水煎服。或用茺蔚子煎汤，睡觉前泡洗双脚40~50分钟。

楮实子

【处方用名】楮实子。

【药性】甘，寒。归肝、肾、脾经。

【炮制】

1. 生用：取原药材，除去杂质，洗净干燥。

2. 炒黄：取净楮实子置锅内，用文火炒至有爆裂声、香味溢出，取出放凉。

【功用主治】滋肾益阴，清肝明目，健脾利水。主治肾虚，腰膝酸软，阳痿，目昏，目翳，水肿，尿少。

【用法用量】内服，煎汤6~10克，或入丸、散；外用，捣敷。

【选方】

1. 治目昏：楮实子、荆芥穗、地骨皮各等份，研细末，糊丸，梧桐子大，每服20丸，温开水下。

2. 去皱皱、悦皮肤：楮实子、地瓜根、商陆各等份，研细末，每早上用少许，常洗擦患处。

川楝子

【处方用名】川楝子，生川楝子，金铃子，炒川楝子，盐川楝子（处方写川楝子、金铃子，取炒）。

【药性】苦，寒，小毒。归肝、胃、小肠经。

【炮制】

1. 生用：取川楝子，除去杂质，洗净润透，切厚片干燥，用时捣碎。

2. 炒黄：取川楝子片，置锅内，用文火加热，炒至微带焦斑，取出放凉。

3. 盐炙：取川楝子片，加入化开的盐水中，拌匀润至盐水尽，置锅内，用文火加热炒至表面微带焦斑，取出放凉。100千克川楝子片，用盐3千克。

【炮制作用】

1. 炒黄：降低其毒性。

2. 盐炙：引药入肾，增其利湿热、疗疝痛的作用。

【功用主治】疏肝泄热，行气止痛，杀虫。主治脘腹胁肋疼痛，疝气疼痛，虫积腹痛，头癣。

《本经》："主温疟伤寒，大热烦狂，杀三虫疥疡，利小便，通水道。"

《本草求原》："行经血，利小便。"

【用法用量】

1. 内服：煎汤3~10克，或入丸、散。

2. 外用：研末调涂。行气止痛宜炒用。杀虫宜生。

【宜忌】脾胃虚寒者禁用。内服，不宜用量过大，以免引起恶心，呕吐。

【选方】

1. 治肋间神经痛：川楝子9克、橘络6克，水煎服。

2. 治膀胱疝气、闭塞下元、大小便不通，疼痛不可忍者：川楝子49枚(捣如豆大)、巴豆49枚(去皮，不用碎)，同川楝子一起，炒川楝子呈深黄色，去掉巴豆不用，小茴香50克(炒)，除巴豆不用外，将川楝子、小茴香研细末，每服10克，温酒调下。

刺蒺藜

【处方用名】蒺藜，白蒺藜，刺蒺藜，盐蒺藜(处方写蒺藜，白蒺藜，刺蒺藜取炒者)。

【药性】苦，辛，平。归肝、肺经。

【炮制】

1. 生用：取原药材，除去杂质，洗净干燥后，碾去刺。

2. 炒黄：取生品刺蒺藜置锅内，用文火炒至黄色，取出，放凉。

3. 盐炙：取生品刺蒺藜，用盐水拌匀、润透置锅内，用文火炒至表面发黄，取出放凉，100千克生品刺蒺藜，用食盐2千克。

【炮制作用】生用治头痛；炒黄治眼疾；盐炙可增强其补肾作用。

【功用主治】平肝，解郁，明目，祛风。主治头痛，眩晕，胸胁胀痛，乳房胀痛，癥瘕，目赤翳障，风疹瘙痒，白癜风，痈疽，瘰疬。

《日华子》："益精，疗肿毒，小便多，止遗沥，泄精，溺血。"

【用法用量】内服，煎汤6~9克，或入丸、散；外用，煎水洗，或研末调敷。

【宜忌】血虚、气弱者及孕妇慎用。

【选方】

1. 治伤寒，头痛，身热，百节疼痛：炒蒺藜、白芷、黑附子(炙)、白僵蚕(炒)各等份，研细末，每服12克，青茶或酒调下，不拘时。

2. 治黄疸：带刺蒺藜(炒)250克、茵陈(炒)200克，研细，早晚各服25克，水煎服。

葱　子

【处方用名】葱籽。

【药性】辛。温。归肺、胃经。

【炮制】生用：取原药材，除去杂质，筛去灰屑。

【功用主治】温肾，明目，解毒。主治肾虚阳毒，遗精，目眩，视物昏暗，疮痈，药食中毒。

【用法用量】内服，煎汤6~12克，或入丸、散；外用，熬膏敷贴，煎水洗。

【选方】治眼暗，补不足：捣葱子和蜜，如梧桐子大，饭后，服丸20丸，日3服。

D

大腹皮

【处方用名】大腹皮、腹皮、大腹毛。

【药性】辛、微温，归脾、胃、大、小、肠经。

【炮制】生用：拣去杂质，用干草或黑豆水洗净，捞出，晒干，碾松，去硬皮，筛去灰屑，切碎。

【炮制作用】甘草或黑豆水洗大腹皮：主要起去其毒性的作用。

【功用主治】下气宽中，行水消肿。主治胸腹胀满，水肿，脚气，小便不利。

《纲目》："降逆气，消肌肤中水气，浮肿，脚气，壅逆，瘴气痞满，胎气恶阻胀闷。"

【用法用量】

内服，煎汤5~10克，或入丸、散；外用，煎水洗，或研末调敷。

【宜忌】气虚体弱者禁服。

【选方】

1. 治脾胃停滞，头面上肢悉肿，心腹胀痛，上气促急，胸膈烦闷，痰涎上涌，饮食不下，行步气奔，壮如水病：生姜皮、桑白皮、陈皮、大腹皮、茯苓皮各等份，上研细末，每服15克，水1盏半，煎余八分，去渣不计时，温服，日3~5次（《中藏经》五皮散）。

2. 治心中寒发痛甚：大腹皮25克、吴茱萸5克（水浸一夜，炒干）、高良姜、芍药各50克，上为细末，每服10克，温黄酒冲服。

大　枣

【处方用名】大枣，枣肉，大枣肉，红枣。

【药性】甘，温。归心、脾、胃经。

【炮制】

1. 生用：大枣，取原药材，除去杂质及霉烂果，洗净干燥。

2. 炒大枣：取干净大枣，置锅内，用武火加热，炒至表面呈黑色取出，摊开放凉。

【功用主治】补脾胃，益气血，安心神，调营卫，和药性。主治脾胃虚弱，气血不足，食少便溏，倦怠乏力，心悸失眠，妇人脏燥，营卫不和。

【用法用量】内服：煎汤9~15克。

【宜忌】凡湿盛、痰凝、食滞、虫积及齿病者，慎服或禁服。不宜生食。

【选方】

1. 治脾胃虚寒，饮食减少，经常泄泻，完谷不化：白术200克、干姜100克、鸡内金100克、熟枣肉250克，上四味，白术、鸡内金生用，研细粉做成饼，烘干，当点心，细嚼之。

2. 治中风惊恐虚悸，四肢沉重：大枣（去核）7枚、青粱粟米30克，先煮枣，取水250克，后入米煮，粥食。

3. 治非血小板减少性紫癜：大枣洗净后内服，每日3次，每次10枚，一般吃500~1000克，紫癜消失。

淡豆豉

【处方用名】淡豆豉，豆豉。

【药性】苦，辛，平。归肺、胃经。

【炮制】生用：取原药材，除去杂质，筛去灰屑。

【功用主治】解肌发表，宣郁除烦。主治外感表证、寒热头痛、心烦，胸闷、懊怅不眠。

《食疗本草》："能治长久盗汗。"

《本草元命苞》："口舌生疮，豉末含之。"

《纲目》："下气，调中，治伤寒温毒发痘，呕逆。"

【用法用量】内服，煎汤5~15个，或入丸、散；外用，捣敷，或炒焦研末调敷。

【宜忌】胃虚易泛恶者慎服。

【选方】

1. 治泻痢虚损：豆豉100克、白术15克、甘草2.5克。上药研末糊丸，如梧桐子大，每服4丸，米汤下。如未愈及赤白痢腹满胁痛者加2丸。

2. 治痔漏：豆豉（炒），槐豆（炒）各等份，研末，每服50克，水煎空腹。

3. 治小便不通：连须根葱1根（不洗），生姜1片，淡豆豉20粒，盐2勺。同研锤做饼，放铫子上烘热，饼掩脐中，用厚棉絮系定，良久气通自立，不通再换。

稻　芽

【处方用名】稻芽

【药性】苦，微寒。归脾、胃经。

【炮制】炒黄：取稻芽，置锅内，用文火炒至深黄色，或微带焦斑为度，取出放凉。

【炮制作用】炒黄：增其健脾开胃，消食作用。

【功用主治】健脾，消食。主治食积胀满，不思饮食。

【用法用量】内服：煎汤10~15克，或入丸、散。

【选方】

1. 治消化不良，食欲不振：炒稻芽12克、炒神曲9克、麦芽12克、炒山楂9克、鸡内金9克，水煎服(《山东中草药手册》)。

2. 治胸闷腹胀：炒稻芽12克、炒莱菔子9克、陈皮9克，水煎服(《山东中草药手册》)。

地肤子

【处方用名】地肤子，扫帚子。

【药性】苦，寒。归肾、膀胱经。

【炮制】除去杂质，筛去灰屑。

【功用主治】清热利湿，祛风止痒。治小便不利，淋浊，带下，血痢，风疹，湿疹，疥癣，皮肤瘙痒，疮毒。

《本草蒙筌》："多服益精强阴，久服明目聪耳，浴身去皮肤瘙痒热疹，洗眼除热暗、雀目涩痛。"

【用法用量】内服，煎汤6~15克，或入丸、散；外用，煎水洗。

【宜忌】内无湿热，小便过多者忌服。

【选方】

1. 治下焦结热，至患淋证，小便赤黄不利，数起出少，茎痛或出血：地肤子150克、知母、黄芩、猪苓、瞿麦、枳实、生麻、通草、冬葵子、海藻各100克，水1.5千克，煮取药汁三分(500克)，分3次服。大小便皆痹者加大黄150克(《千金方》地肤子汤)。

2. 治肾炎水肿：地肤子10克、浮萍8克、木贼草6克、桑白皮10克，水煎，去渣，日分3次服(《现代实用中药》)。

3. 治阳虚气弱，小便不利：党参20克、威灵仙7克、寸冬30克(带心)、地肤子5克，煎服。

4.治阴虚血亏，小便不利：熟地50克、生龟板25克（捣碎）、生杭菊25克，地肤子5克，煎服。

5.治久血痢，日夜不止：地榆炭2克、地夫子50克、黄芩2克，研细末，不计时，以粥调饮下10克。

6.治身上脸上手上出瘊子：地夫子、白矾各等份，研末煎洗，不几次，即去尽。

7.治急性乳腺炎：地夫子50克，水煎，加适量红糖，趁热服下，每日1剂，服4~6剂痊愈。

冬瓜皮

【处方用名】冬瓜皮。

【药性】甘，微寒。归肺、脾、小肠经。

【炮制】拣去杂质，清水洗净，捞出稍凉，切丝1.5~3毫米宽，晒干。

【功用主治】清热利水，消肿。主治水肿，小便不利，泄泻，疮肿。

《滇南本草》："止渴，消痰，利小便，治中风皆效。熬水洗痔。"

【用法用量】内服，煎汤15~20克；外用，煎汤洗。

【宜忌】因营养不良而致之虚肿慎用。

【选方】

1.治水肿：冬瓜皮30克、五加皮10克、姜皮12克、茯苓皮10克，煎汤服。

2.治体虚浮肿：冬瓜皮20克、赤小豆60克、红糖适量，煮烂，食豆，喝汤。

3.治咳嗽：霜打冬瓜皮25克，蜂蜜适量，水煎服。

4.治消渴不止、小便多：冬瓜皮、麦冬各30~60克，黄连10克，水煎，每日分2~3次服。

冬瓜子

【处方用名】冬瓜子，冬瓜仁，炒冬瓜子（处方写冬瓜子，冬瓜仁，取生品）。

【药性】甘，微寒。归肺、大肠经。

【炮制】

1.生用：取原药材，除去杂质，软子及空壳，洗净干燥。

2.炒黄：取净冬瓜子，微火炒至浅黄色，微带香味，取出放凉。

【炮制作用】炒黄：便于煎汤。

【功用主治】清肺化痰，消痈排脓，利湿。主治痰热咳嗽，肠痈，肺痈，带下，水肿，淋证，利水道，去淡水。

【用法用量】内服，煎汤10~15克，或研末服；外用，研膏涂敷。

【宜忌】脾胃虚寒者慎服。

【选方】

1.治肺痈，吐痰如脓：苇茎150克、薏米75克、桃仁50克（去皮尖）、冬瓜子（炒）75克，水1.5千克，先煮苇茎得750毫升水，去渣，再下其他三味药，煮取300毫升药水，分早、晚二次服（《古今录验》苇茎汤）。

2.治消渴不止，小便多：冬瓜子（炒）、麦门冬、黄连各100克，水煮温服。

冬葵子

【处方用名】冬葵子。

【药性】甘，寒。归大肠、小肠、膀胱经。

【炮制】除去杂质，清水洗净，捞出，干燥。

【功用主治】利水通淋，滑肠通便。主治淋病，水肿，大便不通，乳汁不行。

《本草备要》："润燥，利窍，通营卫，滋气脉，行津液，利二便，消水肿，通关格。"

【用法用量】内服：煎汤6~15克，或入散剂。

【宜忌】气虚下陷，脾虚肠滑，二者禁服。

【选方】

1.治大便不通，十日或长时间不通：冬葵子研粉加乳汁各等量，和服。

2.治小便不利：冬葵子500克、茯苓150克，研粉，日服3次，每次服5~10克。

3.治卒关格，大小便不通，支满欲死：冬葵子300克、水600毫升，煮水150毫升，一次服，不通，再服。另同时用冬葵子研粉，用猪脂和丸鸡蛋大，服1丸更佳(《肘后方》)。

F

佛　手

【处方用名】佛手，川佛手，广佛手。

【药性】辛，苦，温。归肝、脾、肺经。

【炮制】生用：取原药材，除去杂质；或清水喷淋稍润，切碎干燥。

【功用主治】疏肝理气，和胃化痰。主治肝气郁结之胁痛，胸闷，肝胃不和，脾胃气滞之脘腹胀痛、嗳气、恶心，久咳，痰多。

《滇南本草》："补肝暖胃，止呕吐，和行中气。"

《福建药物志》："理气宽胸，化痰消胀，治胸腹胀痛、神经性胃痛、呕吐、喘咳。"

【用法用量】内服：煎汤3~5克，或泡茶饮。

【宜忌】阴虚有火，无气滞者慎服。

【选方】

1.治食欲不振：佛手、枳实、生姜各3克、黄连1克，水煎服，1日1剂。

2.治肝胃气痛：佛手、延胡索各6克，水煎服，1日1剂。

3.治腹部臌胀、发肿：佛手(去瓤)200克，人中白150克，共研末，空腹白水下。

4.治痰湿咳嗽(清痰、白痰)：佛手、姜半夏各6克，红糖适量，水煎服。

浮小麦

【处方用名】浮小麦，浮麦。

【药性】甘，凉。归心经。

【炮制】生用：取原药材，除去杂质，清水洗净，捞出晒干。

【功用主治】除虚热，止汗。主治阴虚发热，盗汗，自汗。

《纲目》："益气除热，止自汗、盗汗，骨蒸虚热、妇人劳热。"

《青岛中药手册》："养心安神，治脏躁症。"

【用法用量】内服：煎汤15~30克，或研末。止汗宜微炒用。

【选方】

1.治盗汗，虚汗不止：浮小麦不以多少，文火炒焦，研为末，每服10克，米汤调下，日服3~5次。

2.治男子血淋不止：浮小麦加童便，炒研为末，炒糖煎水调服，10~20克，日服多次。

3.治脏躁症：浮小麦30克，甘草15克，大枣10枚，水煎服。

G

枸杞子

【处方用名】枸杞子，杞子，杞果，甘杞子。

【药性】甘，平。归肝、肾、肺经。

【炮制】生用:取原药材,除去杂质及残留的果柄和蒂。

【功用主治】养肝,滋肾,润肺。主治肝肾亏虚,头晕目眩,目视不清,腰膝酸软,阳痿遗精,虚劳咳嗽,消渴引饮。

《本草汇言》:"疗肝风血虚,润肺生津,补肾添精。"

【用法用量】内服:煎汤5~15克,或入丸、散、膏、酒剂。

【宜忌】脾虚便溏者慎服。

《药品化义》:"人参固气令精不遗,枸杞滋阴使火不泄,二品相需使用更佳。"

《得配本草》:"得麦冬治干咳;得北五味生心液;配椒、盐、理肾而除气痛;佐术、苓补阴而不滑泄。"

【选方】

1.治肝肾不足,眼目昏暗,视目不明,茫茫漠漠,常见黑花,多有冷泪:枸杞子150克、巴戟(去芯)50克、甘菊200克、苁蓉(酒浸切、炒)100克,上为细末糊丸,梧桐子大,每服50丸,空心服,温黄酒下(《局方》菊睛丸)。

2.安神养血,滋阴壮阳,益智,强筋骨,泽肌肤,驻颜色:枸杞2500克,桂圆肉2500克,用水25千克,以砂锅桑柴火慢熬,渐渐加水,熬制桂圆、枸杞无味时去渣,慢火熬成膏,不见生水,装入瓷罐中收藏,不拘时频服2~3勺(《摄生秘剖》杞圆膏)。

谷　芽

【处方用名】谷芽,炒谷芽,焦谷芽(处方写谷芽取炒黄者)。

【药性】甘,平。归脾、胃经。

【炮制】

1.生用:除去杂质,清水洗净,捞出晒干。

2.炒黄:取净谷芽置锅内,用文火炒至深黄色为度,取出放凉。

3.炒焦:取净谷芽置锅内,用文火炒至焦黄色为度,取出放凉。

【炮制作用】

1.生谷芽:养胃消食。

2.炒黄,炒焦:增其健脾开胃,消食作用。

【功用主治】消食化积,健脾和胃。主治食积停滞,胀满泄泻,脾虚少食,脚气浮肿。

《别录》:"主寒中,下气,除热。"

《纲目》:"醒脾开胃,下气和中,消食化积。"

《本草汇言》:"消宿食,行滞气之药。"

【用法用量】内服:煎汤10~15克,大剂量30克,或研末。

【宜忌】胃下垂者禁用。

【选方】

1.启脾进食:谷芽200克、研末,入姜汁、盐少许,合作饼,焙干;入炙甘草、砂仁、白术(麸炒)各50克,共研细末,白汤服,每次15克,或丸服,日服2次。

2.治饮食停滞,胸闷胀满:谷芽12克、山楂6克、陈皮10克、红曲6克,水煎服,日服1剂,分2次服。

瓜　蒌

【处方用名】瓜蒌,全瓜蒌,糖瓜蒌。

【药性】甘,微苦,寒。归肺、胃、大肠经。

【炮制】

1.生用:取原药材,除去杂质及果柄,洗净压扁,切丝干燥。

2.蜜炙:将瓜蒌丝,倒入用开水稀释过的炼蜜中,拌匀润透,用武火炒至不黏手为度,取出,放凉。100千克瓜蒌丝,用蜂蜜15

千克。

【炮制作用】蜜炙:增其润肺润肠作用。

【功用主治】清热化痰,宽胸散结,润燥滑肠。主治肺热咳嗽,胸痹,结胸,消渴,便秘,痈肿疮毒。

《本草蒙筌》:"味甘补肺捷,性润下气佳,令垢涤郁开,俾火弥痰降。凡虚怯痨嗽当求,解消渴生津,悦皮肤去皱。下乳汁,炒香酒调末服,止诸血。"

《长沙药解》:"清心,通乳汁,下胞衣,理吹奶,调乳痈,解消渴,疗黄疸,通小便,润大肠,断吐血,收脱肛,平痈毒,医疮疡。"

《重庆堂随笔》:"舒肝郁,润肝燥,平肝逆,缓肝急。"

【用法用量】内服,煎汤9~20克,或入丸、散;外用,捣敷,或研末调敷。

【宜忌】脾胃虚寒,便溏及寒痰、湿痰者慎服。反乌头。

《本草经集注》:"恶干姜,畏牛膝、干漆。"

【选方】

1.治干咳无痰:鲜瓜蒌捣烂绞汁,入蜜等份,加白矾5克,煮膏含咽之。

2.治肺痿咳血不止:瓜蒌(带瓤焙干)50个、乌梅肉(焙)50个、杏仁(去皮尖炒)20个。研为末,每服1捻,生猪肺1薄片,加入末内,炙熟,凉嚼咽之,口服2次。

3.治乳痈:瓜蒌50个、乳香5克,研为末,每服4克,温黄酒调下。

4.治咽痛烦闷,咽物即痛,因虚热引起:瓜蒌1枚、白僵蚕(微炒)3克、桔梗40克、甘草(炒)15克。上药研细粉,少许干掺。

瓜蒌皮

【处方用名】栝楼皮,瓜蒌皮。

【药性】甘,微苦,寒。归肺、胃经。

【炮制】

1.生用:取原药材,除去果柄、仁、瓤及杂质,用清水洗净,润透切丝,干燥。

2.炒黄:取瓜蒌丝置锅内,用文火加热,炒至棕黄色,略带焦斑,取出放凉。

3.蜜炙:取炼蜜,用适量水稀释后,加入栝蒌丝拌匀,润透,置锅内,用文火炒至棕黄色。不黏手为度,取出放凉。100千克栝蒌丝,用炼蜜25千克。

【功用主治】清肺化痰,宽胸散结。主治肺热咳嗽,胸胁痞痛,咽喉肿痛,乳癖乳痈。

《衷中参西录》:"敛肺,宁嗽,定喘。"

《江西省植物药材志》:"为镇咳镇静药,有解热利尿效能,治急性气管炎,咳嗽,胃闷,胃痛,能利膈、宽胃、豁痰、宁咳,并治黄疸、水肿、解酒。"

【用法用量】内服,煎汤9~12克,或入丸、散;外用,烧存性。研末调涂。

【宜忌】脾虚者慎服。

《本草集经注》:"恶干姜,畏牛膝、干漆,反乌头。"

【选方】

1.治阳明温病,下之不通,喘促不宁,痰涎壅滞,肺气不降:生石膏25克、生大黄15克、杏仁粉10克、栝蒌皮8克。水5杯,煎煮取2杯,先服1杯,不知再服。

2.治胸闷、咳嗽:瓜蒌皮15克、陈皮9克、枇杷叶(去毛)9克。水煎服,冰糖为引。

3.治咽喉肿痛,语不出声:瓜蒌皮(炒黄)、白僵蚕(去头微炒)、甘草(炒黄)各等份,研为末,每服10克,用温酒调下,或用浓生姜汤调服,日服3次。

瓜蒌子

【处方用名】瓜蒌子,生瓜蒌子,栝楼子,

栝蒌仁，炙栝楼，楼仁霜(处方写栝楼子，瓜蒌仁，取炒黄者)。

【药性】甘，微苦，寒。归肺、胃、大肠经。

【炮制】

1. 生用：取原药材，除去杂质及干瘪的种子，洗净，干燥。

2. 炒黄：取净栝蒌子，置锅内，用中火炒至表面有焦斑、微鼓起为度，取出放凉。

3. 制霜：取净栝蒌子，碾碎，用吸油纸包裹，加热微炕，压榨去油，至油尽为度，碾细末。

4. 蜜炙：将蜂蜜置锅内加热至沸，倒入栝蒌子，用文火炒至深黄色，不黏手为度，取出，放凉。100千克栝蒌子，用蜂蜜12千克。

【炮制作用】

1. 炒黄：寒性减弱，用于润肺化痰。

2. 制霜：润肺祛痰，减轻其滑肠作用，用于脾胃虚弱者，并除去恶心呕吐作用。

3. 蜜炙：增其润肠作用。

【功用主治】清肺化痰，滑肠通便。主治痰热咳嗽，肺虚燥咳，肠燥便秘，痈肿疮毒。

《本草再新》："解郁，祛风，生津止渴，治腰腿痛。"

《衷中参西录》："其开胸降胃之力效大，且善通小便。"

【用法用量】内服，煎汤9~15克，或入丸、散；外用，研末调敷。胃弱者用霜。

【宜忌】脾胃虚冷作泄者禁服。

《本草经集注》："恶干姜，畏牛膝，干漆，反乌头。"

【选方】

1. 治咳嗽不止，不拘寒痰、热痰、风痰、湿痰、气闭痰、食积痰：栝蒌子霜150克、陈南星、川贝母各50克，研末和匀，每遇痰证，除虚劳血痰不治外，每用5克，寒痰，用生姜调下；热痰，用灯心汤下；风痰用制附子1.5克煎汤下；湿痰，用白术汤下；气闭痰，用牙皂汤下；食积痰，用枳实汤下；如气虚不运生痰，浓煎人参汤下。

2. 治大便燥结：瓜蒌子、火麻仁各9克，煎水服。

3. 治发背诸恶疮：栝蒌5个(取子研细用子)、乳香5块(如枣核大研细)、白糖500克，同熬成膏，每服10~15克，温酒化下，日服2次，无不立效。

4. 治热游丹毒：栝蒌仁(研末)100克，酽醋调涂。

H

核桃仁

【处方用名】核桃仁，胡桃仁。

【药性】甘，温。

【功用主治】敛肺平喘，温补肾阳，润肠通便。主治肺虚咳喘、肾虚腰痛、遗精阳痿、大便秘结、乳汁缺少。

【用法用量】内服：煎汤3~9克；或入丸、散。

黑芝麻

【处方用名】黑芝麻，生黑芝麻(处方写黑芝麻，取炒黄者)。

【药性】甘，平。归肝、脾、肾经。

【炮制】

1. 生用：取原药材，除去杂质，洗净，干燥。

2. 炒黑芝麻：取净黑芝麻置锅中，用文火炒至有爆裂声，有香味时取出，放凉。

【功用主治】养血益精，润肠通便。主

治肝肾精血不足所致的头晕，耳鸣，腰脚痿软，须发早白，肌肤干燥，肠燥便秘，妇人乳少，痈疮，湿疹等。

《日华子》："补中益气，养五脏，治劳气，产后羸困。耐寒暑，止心悸，催生落胞，逐风湿气，游风，头风。补肺气，润五脏，填精髓。细研涂发，发更长。"

《本草新编》："益元阳，兴阴茎，最生津液，入口即生。"

【用法用量】内服，煎汤9~15克，或入、散；外用，煎水洗浴或捣敷。

【宜忌】便溏者慎服，不宜生吃，生吃过寒，多食伤脾胃。

【选方】

1.治肝肾不足，时发目疾，皮肤干燥，大便闭坚：桑叶（霜打，去梗、筋）、黑芝麻（炒）各等份，研细末，糊丸，每服25克，勿间断。

2.白发转黑发：黑芝麻（炒）、白茯苓，甘菊花各等份，研末，蜂蜜和丸，每服15克，清晨白开水送下。

3.治妇人乳汁少：黑芝麻（炒）研细，加入少量食盐食之。

4.治孕妇足月不产：黑芝麻蒸熟，日服45克，分二服，干嚼化，温开水送服，善能催生下胞，且无一切留难诸疾。

红豆蔻

【处方用名】红豆蔻，玉果。

【药性】辛，温。归脾、胃、肺经。

【炮制】生用：取原药材，除去杂质，捡去灰屑，用时捣碎。

【功用主治】温中燥湿，醒脾消食。主治脘腹冷痛、食积腹胀、呕吐泄泻、反胃、痢疾。

《海药本草》："善醒于醉，解酒毒。"

《本经逢原》："止呕进食，大补命门相火。"

【用法用量】内服，煎汤3~6克，或研末；外用，研末搐鼻，或调敷。

【宜忌】阴虚火旺者禁服。

【选方】

1.胃脘疼痛（包括慢性胃炎），神经性胃炎：红豆蔻、香附、生姜各9克，每日1剂，煎分2次服。

2.治慢性气管炎，吐痰不爽：红豆蔻3克、莱菔子、苏子各6克，水煎，分2次服。

葫芦巴

【处方用名】葫芦巴，芦巴子，炒葫芦巴，盐葫芦巴（处方写葫芦巴，芦巴子，取生品）。

【药性】苦，温。归肝、肾经。

【炮制】

1.生用：取原药材，除去杂质，洗净干燥。

2.炒黄：取生品，置锅内，用文火加热炒至表面棕黄色、微鼓起、时有爆裂声，取出，放凉。

3.盐炙：取生品，用盐拌匀润透，置锅内，用文火加热，炒至鼓起，时有爆裂声，有香味儿，取出，放凉。100千克葫芦巴，用食盐2千克。

【炮制作用】

1.炒黄：便于煎煮。

2.盐炙：可引药入肾，增强补肾壮阳作用。

【功用主治】温补肾阳，驱寒逐湿。主治寒疝，腹胁胀满，寒湿脚气，肾虚腰痛，阳痿遗精，腹泻。

【用法用量】内服：煎汤3~10克，或入丸、散。

【宜忌】阴虚火旺或有湿热者，慎服。孕妇误服令儿矮。

【选方】

1. 治脾胃虚寒，洞泻不止：葫芦巴200克、补骨脂150克、白术(炒)100克、人参50克，俱炒黄，研末糊丸，每服15克，日3次。

2. 治腰痛：葫芦巴(盐炙)15克，研末，木瓜泡酒调服。

花　椒

【处方用名】花椒，川椒，川花椒，蜀椒，青椒，炒花椒(处方写花椒，川花椒，蜀椒，青椒，用生品)。

【药性】辛，温，小毒。归脾、胃、肾经。

【炮制】

1. 生用：取原药材，除去椒目、果柄及杂质。

2. 炒黄：取生品置锅内，用文火加热炒出汗，有香味溢出，放凉。

【炮制作用】炒黄：缓和药性。

【功用主治】温中止痛，除湿止泻，杀虫止痒。主治脾胃虚寒型脘腹冷痛，蛔虫腹痛，呕吐泄泻，肺寒咳嗽，阴痒带下，湿疹及皮肤瘙痒。

【用法用量】

内服，煎汤3~6克，或入丸、散；外用，煎水洗，或含漱，或研末调敷。

【宜忌】阴虚火旺者，孕妇禁用。

【选方】

1. 治水泻无度：花椒100克(去目)，醋1千克，煮至醋尽，焙干，研末糊丸，绿豆大，装入瓷瓶内，每服10~15丸，小米汤下。

2. 治顽癣：川椒(去籽)25克、紫皮蒜100克，先将大蒜捣泥，川椒研粉，与大蒜泥混合拌匀，装入瓶内，用温水浸泡患处，洗净擦干，用棉签涂药泥一层，用棉签反复揉搓，使药物渗入皮肤，每日1~2次，10天为一疗程，皮肤损伤基本痊愈，即用羊蹄根煎汤，洗患处，每星期2~3次，坚持2~3个月。

化橘红

【处方用名】橘红，柿红，云皮，化橘红，炙橘红(处方写橘红，柿红，云皮，化橘红取生品)。

【药性】苦，辛，温。归肺、脾经。

【炮制】

1. 生用：取原药材，清水洗净，捞出，润透后切斜方块或丝，晒干。

2. 蜜炙：将蜂蜜置锅内，加热至沸，倒入橘红块或丝，用文火炒至不黏手为度，取出，放凉。每100千克橘红，用炼蜜18千克。

【炮制作用】蜜炙：增强其止咳、化痰作用。

【功用主治】燥湿化痰，理气，消食。主治风寒咳喘痰多，呕吐，呃逆食积不化，脘腹胀痛。

《本经逢原》："能下气，消痰。"

《纲目拾遗》："治痰症，消油腻谷食积，醒酒，宽中，解蟹毒。"

【用法用量】内服：煎汤3~6克，或入丸、散。

【宜忌】气虚、阴虚及燥咳痰少者禁服。

【选方】

1. 治痰喘：化橘红、半夏各15克、川贝9克，共研细末，每服6克，开水下，日服3次。

2. 治支气管炎：过江龙30克、化橘红15克、杏仁9克，煎服；石串莲30克、化橘红15克、青竹标12克，煎服。

槐　角

【处方用名】槐角，槐豆，槐实，炙槐角，

槐角炭(处方写槐角、槐豆、槐实,取清蒸者)。

【药性】苦,寒。归肝、大肠经。

【炮制】

1.蜜炙:取净槐角置锅内,用文火加热,炒至鼓起,取水稀释好的蜂蜜喷撒,在鼓起的槐豆上,炒至外皮光亮、不黏手为度。取出放凉,100千克槐豆,用蜜5千克。

2.清蒸:取净槐角略润,置笼内或罐内,隔水加热,蒸至内外黑褐色为度,取出,干燥。

3.炒炭:取净槐角,置锅内,用武火炒至外焦黑色、内褐黄色为度,取出,喷水灭火星。摊开晾干。

【炮制作用】

1.清蒸:降其苦寒之性,缓和药性。

2.炒炭:止血,治肠风。

3.蜜炙:增强润肠作用。

【功用主治】凉血止血,清肝明目。主治肠风下血,血痢,崩漏,血淋,吐血,衄血,眩晕,发背,烫伤。

【用法用量】内服,煎汤5~15克,或入丸、散,或嫩角捣汁;外用,煎水洗,研末撒,或油调敷。

【宜忌】脾胃虚寒,食少便溏者及孕妇慎服,不可久服,引起泻痢。

【选方】

1.治高血压:槐豆、黄芩各9克,煎水服(《安徽中草药》)。

2.治白发:槐角20克、旱莲草2克、生地黄25克,研细,浸酒20日,取酒饮醉,醒来白发变黑发(《普济方》一醉散)。

火麻仁

【处方用名】火麻仁,生麻仁,炒麻仁(处方写火麻仁,取炒黄者)。

【药性】甘,平。归肺、胃、大肠经。

【炮制】

1.生用:取原药材,除去杂质,筛去灰屑,洗净干燥。

2.炒黄:取净火麻仁,置锅内,用武火炒至微黄色,有香味儿出,取出放凉。

【功用主治】润燥滑肠,利水,活血。主治肠燥便秘,风痹,消渴,风水,脚气,热淋,痢疾,月经不调,疮癣,丹毒。

《本经》:“补中益气,肥健不老。”

《别录》:“主中风汗出,逐水,利小便,破积血,复血淋,乳妇产后余疾。”

《食性本草》:“去五脏风,润肺,治关节不通,发落,通血脉。”

【用法用量】内服,煎汤10~15克,或入丸、散;外用,捣敷或煎水洗。

【宜忌】便溏、阳痿、遗精、带下者慎服。畏牡蛎、白薇,恶茯苓。

《食性本草》:“不宜多服,损血脉、滑精气、萎阳气,妇人多食发带疾。”

【选方】

1.治老人大肠燥结:火麻仁、紫苏子、松子肉、杏仁(炒,去皮尖)、芝麻,炒研如泥各等份,共研细,糊丸弹子大,每服1丸,蜂蜜水化下。

2.治月经不通二三月,或半年、一年:火麻仁300克、桃仁100克,研细,热黄酒一升(150克)浸一夜,日服150克药酒。

J

急性子

【处方用名】急性子,凤仙花子。

【药性】辛,微苦,温,小毒。归肝、脾经。

【炮制】生用：取原药材，除去杂质及果壳，洗净干燥。

【功用主治】行瘀降气，软坚散结。主治经闭腹痛、痛经、难产胞衣不下、产后瘀血不尽、噎膈、痞块、骨鲠、龋齿、疮疡肿毒。

【用法用量】内服，煎汤3~4.5克；外用，研末，或熬膏药敷贴。

【宜忌】内无郁热者及孕妇禁用。

《纲目》："缘其透骨，最能埙齿，与玉簪根同，凡服者不可着齿也。"

【选方】

1.治噎食不下：急性子，浸酒3宿，晒干，研末，酒丸绿豆大，每服8粒，温酒下，不可多服。

2.治单、双喉蛾：白色急性子研细粉，用纸管吹入喉内，闭口含之，日作3次。

3.治跌打损伤阴囊入腹疼痛：急性子、沉香各1.5克，研末水冲服。

椒　目

【处方用名】椒目，花椒目，川椒目。

【药性】苦，辛，温，有小毒。归脾、肺、膀胱经。

【炮制】生用：取原药材，除去杂质，筛去灰屑，用时捣碎。

【功用主治】利水消肿，祛痰平喘。主治水肿胀满，哮喘。

《医林纂要》："坚肾，润命门，行淫水，安相火。"

《杭州药用植物志》："适用于心脏病，水肿，膀胱炎，小便不利，及神经性喘息等。"

【用法用量】内服，煎汤2~5克，研末1.5克。或入丸、片、胶囊剂；外用，研末后醋调敷。

【宜忌】不宜久服。

【选方】

1.治久水、腹肚如大鼓者：水沉椒目，熬之，捣如膏油，服1勺。

2.治腹满，口舌干燥，肠间有水：防己、椒目、葶苈子(熬)、大黄各50克。研末蜜丸，如桐子大，饭后服1丸，日3次。口中有津液、渴者，加芒硝25克。

3.治久年眼生黑花，不可见者：椒目(炒)50克，苍术(炒)100克，研末，醋糊丸梧桐子大，每服20丸，醋汤送下。

金樱子

【处方用名】金樱子，炙金樱子(处方写金樱子，取生品)。

【药性】酸，涩，平。归脾、肾、膀胱经。

【炮制】

1.生用：取原药材，除去杂质，洗净，略润透，顺刀切两半，用沙烫去毛，去核。

2.蜜炙：取生品金樱子，加入稀释后的炼蜜中润透，置锅内文火加热，炒至表面红棕色，不黏手为度，取出，放凉。100千克金樱子，用炼蜜20千克。

3.盐炙：取生品金樱子，入盐水中拌匀润透，蒸2~3小时，取出晒干。100千克金樱子，用盐2千克。

【炮制作用】

1.蜜炙：可补中，治脾虚泻痢。

2.盐炙：可增其缩尿，固精，引药入肾之效。

【功用主治】固精，缩尿，涩肠，止带。主治遗精、滑精、遗尿、尿频、久泻、久痢、白浊，带下、崩漏。

《医学入门》："久服养精益肾，调和五脏。"

【用法用量】内服：煎汤9~15克，或入

丸、散，或熬膏。

【宜忌】有实火、邪热者，慎服。

【选方】治精滑梦遗，小便后遗沥：金樱子(盐炙)鸡头肉各50克，白莲花蕊、煅龙骨各25克，上为末，水丸，梧桐子大，空心服70丸，盐水下。

韭 子

【处方用名】韭菜籽。

【药性】辛，甘，温。归肝、肾经。

【炮制】

1. 生用：取原药材，除去杂质，筛去灰屑，用时捣碎。

2. 盐炙：取生品，用盐水浸泡，润透，用文火炒至有爆裂声，取出，晒干。100千克韭子，用食盐2千克。

【炮制作用】盐炙：引药入肾。

【功用主治】补益肝肾，壮阳固精。主治肾虚阳痿，腰膝酸软，遗精，尿频，尿浊，带下清稀及顽固性呃逆。

《四声本草》："同龙骨服，甚补中。"

《滇南本草》："补肝肾，暖腰膝，兴阳道，治阳痿。"

【用法用量】内服：煎汤6~12克，或入丸、散。

【宜忌】阴虚火旺者禁服。

【选方】治腰脚无力：韭子(蒸爆晒干炒黄)150克、安息香(水煮炒赤色)100克，二味研细粉成丸，梧桐子大，蜂蜜水冲服，空心服30丸。

橘 核

【处方用名】橘核。

【药性】苦，平。归肝、肾经。

【炮制】

1. 生用：取原药材，除去杂质，洗净干燥。

2. 盐炙：取净橘核，用盐水拌匀、闷润，置锅内用文火炒至微黄、并有香味溢出时，取出放凉。100千克橘核用食盐2千克。

【炮制作用】

1. 生品：行气止痛，多用于疝痛，肝胃气痛，乳痈肿痛。

2. 盐炙：引药入肾，增强其理气、疗疝、止痛的作用。

【功用主治】理气，散结，止痛。主治疝气，睾丸肿痛，乳痈，腰痛。

《本草汇言》："舒肝，散逆气，下寒疝之药。"

《本草备要》："行肝气，消肿散毒。"

【用法用量】内服：煎汤3~9克，或入丸、散。

【宜忌】体虚患者严禁服用。

【选方】治妇女乳房起核，乳癌初起：青橘叶、青橘皮、橘核各15克，黄酒与水各半，煎服，每日2次温服。

橘 红

【处方用名】橘红，柿红，云皮，化橘红，炙橘红(处方写橘红、云皮、化橘红取生品)。

【药性】辛，苦，温。归肺、脾经。

【炮制】

1. 生用：取原药材，除去杂质，清水洗净，捞出润透，切斜方块或丝，晒干。

2. 蜜炙：取蜂蜜加适量水，加热稀释后入橘红丝，拌匀，用文火炒至微黄，不黏手为度。取出，放凉。100千克橘红块或丝，用炼蜜25千克。

【炮制作用】蜜炙：增强其润肺止咳作用。

【功用主治】散寒燥湿，理气化痰，宽中健胃。主治风寒咳嗽、痰多气逆、恶心呕吐、胸脘痞块。

【用法用量】内服：煎汤3~9克，或入丸、散。

【宜忌】阴虚燥咳及久咳气虚者禁服，多服损元气。

【选方】

1. 治因寒引起的咳嗽：橘红（炙）去白200克、甘草（炙）50克，研末每服10克，温水冲下。

2. 治老人气秘，大肠不通：橘红、杏仁（去皮尖）各等份，研末，蜜糊丸，梧桐子大，每服70丸，日2服，温水下。

3. 治乳痈，极痛：陈皮（炒黄）50克，麝香0.5克，研匀，酒调下10克，盖被，汗出即愈，未结即散，已结即溃。

橘　络

【处方用名】橘络。

【药性】甘，苦，平。归肝、肺、脾经。

【炮制】生用：取原药材，除去杂质，喷水润后，撕开，去净黑络，晒干。

【功用主治】通络，理气，化痰。主治经络气滞、久咳胸痛、痰中带血、伤酒口渴。

《纲目拾遗》："通经络滞气，脉胀，驱皮里膜外积痰，活血。"

【用法用量】内服：煎汤3~5克。

【选方】治胸闷胁痛，肋间神经痛：橘络、当归、红花各3克，黄酒与水各半合煎，每日2次分服。

决明子

【处方用名】决明子，生决明子，草决明，炒决明子，炒决明（处方写决明子，草决明，取炒黄者）。

【药性】苦，甘，咸，微寒。归肝、肾、大肠经。

【炮制】

1. 生用：取原药材，除去杂质，洗净干燥，用时捣碎。

2. 炒黄：取净决明子，置锅内，用文火加热，炒至微黄鼓起，有香味溢出时取出，放凉。

3. 盐炙：取净决明子，用盐水拌匀，润透，置锅内用文火加热，炒至表面棕褐色，有香味溢出时取出，放凉。100千克决明子，用盐2千克。

【炮制作用】

1. 炒黄：宜煎煮。

2. 盐炙：引药入肝肾。

【功用主治】清肝明目，利水通便。主治目赤肿痛，羞明泪多，青盲，雀目，头痛头晕，视物昏暗，臌胀，习惯性便秘，肿毒，癣疾。

【用法用量】内服，煎汤6~15克，最大量用至30克，或研末，或泡茶饮；外用，研末调敷。

【宜忌】脾胃虚寒及便溏者禁服。

【选方】

1. 治视物不清：决明子10克、白蒺藜（去刺炒）20克、防风10克，研末，猪肝一块，竹刀薄剖，入药末在内，饭上蒸熟，去药吃猪肝。

2. 治高血压：决明子15克、夏枯草9克，水煎服30天。

3. 治顽固便秘：决明子（炒黄）150克，研细粉，水和丸，日服3次，每次3~5克，连服3~5天，大便通后减量少服，保持大便通畅。

K

糠谷老

【处方用名】糠谷老。

【药性】淡，微寒。归膀胱经。

【炮制】生用：取原药材，除去杂质切段。

【功用主治】清热利湿。主治水肿、小便不利、心烦口渴、痢疾、湿疹、疮疖。

【用法用量】内服，煎汤9~15克。外用，研末调敷。

【选方】

1.治尿闭：糠谷老30克、淡竹叶6克，水煎服，每日分2次服。

2.治痢疾：糠谷老15克，红痢加白糖30克，白痢加红糖30克，水煎服。

3.治体虚浮肿，心烦口渴：糠谷老15克、棉花根9克，水煎服。

4.治湿疹疮疖：糠谷老炒焦，研末调敷患处。

诃　子

【处方用名】诃子，生诃子，诃子肉，蒸诃子(处方写诃子，取土炒或沙烫)。

【药性】苦，酸，涩，平。归肺、大肠、胃经。

【炮制】

1.诃子肉：取原药材，用清水略浸，捞出，闷润至软，去核取肉，干燥。

2.蒸诃子：取净诃子，加水润透置笼内蒸至发黑，取出放凉，剥去壳，干燥。

【炮制作用】

1.生品：用于久咳肺虚，咽痛失音。

2.炒、蒸、沙烫：增强其涩肠止泻的作用，并利于去核。

【功用主治】涩肠下气，敛肺利咽。主治久泻久痢、脱肛、喘咳痰嗽、久咳失音。

《药性论》："能通利津液，主破胸膈结气，止水道，黑须发。"

【用法用量】内服：煎汤，3~6克，或入丸、散。

【宜忌】外邪未解，内有湿热积滞者慎服。

【选方】

1.治老人久泻不止：诃子(煨过用诃子皮)1.5克、白矾(烧炭)50克，研细粉，每服不计时，以粥饮调下10克。

2.治脱肛日久，服药未验，下赤白脓痢，白多赤少：御米壳(蜜炒)、橘皮各2.5克、干姜3克(炮)、诃子(煨去壳)3.5克，研细，水两杯，煎至一杯，和渣空心热服，一日一剂。

L

莱菔子

【处方用名】莱菔子，生莱菔子，萝卜子(处方写莱菔子，萝卜子，取炒黄者)。

【药性】辛，甘，平。归脾、胃、肺、大肠经。

【炮制】

1.生用：取原药材，除去杂质，洗净干燥，用时捣碎。

2.炒黄：取生品置锅内，文火炒至鼓起，有香味溢出，取出放凉。

【炮制作用】炒黄：下气定喘，消食宽胀，药性缓和。

【功用主治】消食导滞，降气化痰。主治食积气滞，脘腹胀满，腹泻，下痢后重，咳嗽多痰，气逆喘满。

《日华子》："生品：水研服，吐风痰；醋研：消肿毒。"

《药性切用》："用参后腹胀，非莱菔子不消。"

【用法用量】内服，煎汤5~10克，或入丸、散。宜炒用；外用，研末调敷。

【宜忌】无食积、痰滞及中气虚弱者慎服。

【选方】

1.治便秘：莱菔子炒研末，每服40克，温开水冲服，日2~3次。

2.治高血脂：莱菔子炒爆，研细粉日服3次，每次9克，饭后服。控制后，每次服6克，日服3次，再服30天，以巩固疗效。

3.治高血压：莱菔子炒研粉，每次25克，日2次，饭后服，服药期间停止一切降压药。

连　翘

【处方用名】连翘，连壳，青连翘，老连翘。

【药性】苦，微寒。归肺、心、胆经。

【炮制】生用：取原药材，除去杂质和果柄，抢水洗净晒干，筛去脱落的子和灰屑。

【功用主治】清热解毒，消肿散结。主治风热感冒，温病，热淋尿闭，痈疽，肿毒，瘰疬，瘿瘤，喉痹。

《药性论》："主通五淋，小便不通，除心家客热。"

《本草衍义补遗》："泻心火，降脾肾湿热。"

【用法用量】内服：煎汤6~15克，或入丸、散。

【宜忌】脾胃虚弱者慎服。

【选方】

1.治乳腺炎：连翘15克、公英30克、王不留行9克、野菊花15克，水煎服。

2.治舌破生疮：连翘20克、黄柏10克、甘草7克，煮浓水含漱。

3.治大便秘结：连翘15~30克，煮水当茶饮，便下即停。

莲　房

【处方用名】莲房，莲房炭（处方写莲房取生品）。

【药性】苦，涩，平。归肝经。

【炮制】

1.生用：取原药材，除去杂质，刷去灰屑，去残柄，切块。

2.炒炭：取莲房块置锅内，用武火炒至外黑色、内呈黑褐色，喷水灭火星，取出，晾凉。

【炮制作用】炒炭：增其收敛止血作用。

【功用主治】散瘀止血。主治崩漏，月经过多，便血，尿血，痔漏。

【用法用量】内服，煎汤5~10克或研末。外用，研末撒或煎汤熏洗。

【选方】

1.治诸窍出血：隔年莲房、败棕榈、头发。上三味烧灰存性，各等份，研为末，每服10克，煎南木香汤调下。

2.治血崩不止，不拘冷热：莲房、荆芥穗各等份，各烧灰存性，总研末，每服10克，米汤调服。

3.治妇人经水重来：莲房，人发、棕榈、柏叶（各烧灰存性）黄芩各等份，研末，每服10克，小米汤下，1日1剂（《胎产新书》五灵丹）。

4.治小便血淋：莲房（烧灰存性为末），入麝香少许，每服12.5克，米汤调下，日2服。

莲　子

【处方用名】莲子，建莲子，莲肉。

【药性】甘，涩，平。归脾、肾、心经。

【炮制】生用：用取原药材除去杂质，筛去灰屑，用刀劈开，去芯，用时捣碎。

【功用主治】补脾止泻，益肾固精。主治脾虚久泻、久痢，肾虚遗精、滑泄、小便不禁，妇女崩漏带下，心神不宁，惊悸，不眠。

《纲目》："交心肾，厚肠胃，固精气，强筋骨，补虚损，利耳目，除寒湿。"

《雷公炮制药性解》："醒脾，进饮食。"

《遵生八笺》："能补中益气，壮心神，消水谷，除惊悸，实肌肤。"

【用法用量】内服：煎汤6~15克，或入丸、散。

【宜忌】中满痞胀，大便燥结者慎服。

【选方】治脾虚胃弱，饮食不进，多困少力，中满痞噎，心松气喘，呕吐，泄泻：莲子肉(去皮)、薏仁、砂仁、桔梗(炒)各500克，白扁豆(姜汁泡，去皮，微炒)750克，白茯苓、人参(去芦)、甘草(炙)、白术、山药各1千克。研细粉糊水丸，枣汤送，日3服，每次10克。

莲子心

【处方用名】莲子心。

【药性】苦，寒。归心、肾经。

【炮制】生用：取原药材，除去杂质，筛去灰屑。

【功用主治】清心，平肝，止血，固精。主治神昏谵语、烦躁不眠、眩晕目赤、吐血、遗精。

《医林纂要》："泻心坚肾，留欲尽之血，存生育之本。"

《全国中草药汇编》："有降压作用，可治高血压。"

【用法用量】内服：煎汤1.5~3克，或入丸、散。

【宜忌】脾胃虚寒者禁服。

【选方】1.治失精久虚，漏泄：莲子心一撮、辰砂0.5克，为末，每服10克，空心白汤下。

龙眼肉

【处方用名】龙眼肉，桂圆肉，元肉。

【药性】甘，温，归心，脾经。

【功用主治】补心脾，益气血，安神。主治虚劳，惊悸，怔忡，失眠，健忘，血虚萎黄，月经不调，崩漏。

【用法用量】内服：煎汤10~15克，大剂量30~60克或煎膏或入丸、散。

【宜忌】内有痰火及湿滞停饮者忌服。

【选方】

1.思虑过度，劳心伤脾，健忘怔忡：白术(麸炒)、茯神(去木)、黄芪(炙)、龙眼肉、酸枣仁(炒)各50克，人参、木香(生不见火)各25克，甘草(蜜炙)12克，研粗末。每服20克，水一杯半，加生姜5片，大枣2枚，煎余七分去渣，温服，不拘时(《济生方》归脾汤)。

2.治脾虚泄泻：龙眼肉14枚，生姜3片，煎水服。

3.温补脾胃，助精神，壮颜色：龙眼肉适量，用白酒浸泡百日，常饮数杯。

4.治妇人产后浮肿：龙眼肉、生姜、大枣适量，水煎服，如火大，加西洋参2克同煎。

路路通

【处方用名】路路通，狼眼，狼目。

【药性】苦，平。归肝、膀胱经。

【炮制】

1.生用：取原药材，除去杂质，清水洗，摘去柄，晒干。

2.炒黄：取净路路通置锅内，用文火炒至微焦黄色、香味溢出，取出。搓去尖刺，簸净。

【功用主治】祛风活络，利水除湿。主治风湿痹痛，肢萎筋结，脘腹疼痛，经闭，乳汁不通，水肿，湿疹。

《浙江药用植物志》："行气，宽中，活血通络，利水，治胃腹胀，风湿痹痛，乳中结块，乳汁不通，小便不利，月经不调，荨麻疹。"

【用法用量】

内服，煎汤3~10克，或煅存性研末。外用，研末敷，或烧烟闻气。

【选方】

1.治癣：路路通10克（烧存性）、白矾0.075克，共研末，香油调匀搽。

2.治耳内流黄水：路路通15克，煎水服。

罗汉果

【处方用名】罗汉果。

【药性】甘，凉。归肺、脾经。

【炮制】生用：除去果柄，刷去毛。

【功用主治】清肺，化痰，止咳，润肠。主治痰火咳嗽、百日咳、扁桃体炎、咽喉炎、急性胃炎、便秘。

【用法用量】内服：煎汤15~30克，或水泡当茶饮。

【宜忌】肺寒及外感咳嗽者禁服。

【选方】

1.治喉痛失音：罗汉果1个，切成片，水煎。待冷后饮服。

2.治急性支气管炎、扁桃体炎、咽喉炎、便秘：罗汉果30克，切片代茶饮。

3.治肺燥、咳嗽痰多、咽干口燥：罗汉果半个，陈皮6克，瘦猪肉100克，先将陈皮浸软，刮去白，和罗汉果、瘦肉共煮汤，煮后去罗汉果、陈皮，饮汤食肉。

绿　豆

【处方用名】绿豆。

【药性】味甘，性寒。归心、肝、胃经。

【炮制】生用：取原药材，除去杂质，筛去灰屑。

【功用主治】清热，消暑，利水，解毒。主治暑热烦渴，感冒发热，霍乱吐泻，痰热哮喘，头痛目赤，口舌生疮，水肿尿少，疮疡痈肿，风疹丹毒，药物及食物中毒。

【用法用量】内服：煎汤15~30克，大剂量可用至120克。

【宜忌】药用不可去皮，脾胃虚寒滑泻者慎服。

【选方】

1.治感冒发热：绿豆30克、带须根葱白3根，水煎服，日2服。

2.治霍乱吐泻，诸药不纳：绿豆、胡椒各50粒，研末水煎服。

3.治小便不通，淋沥：绿豆250克、冬麻子（45克捣碎，加水300克）、陈皮15克，用冬麻子汁煮陈皮、绿豆煮熟后吃豆喝汁。

4.治风燥血热，大便结燥，小便赤涩：绿豆150克、怀熟地200克、麦冬250克、水750毫升。煮汁代茶饮。

M

马兜铃

【处方用名】马兜铃，兜铃，炙兜铃（处方写马兜铃，兜铃，取生品）。

【药性】苦，微辛，寒。归肺、大肠经。

【炮制】

1. 生用：取原药材，除去杂质及残柄，筛去灰屑，用时捣碎。

2. 蜜炙：将蜂蜜置锅内煮沸，加适量水，稀释后倒入捣碎的马兜铃，用文火炒至不黏手为度，取出，放凉。100千克马兜铃，用蜂蜜25千克。

【炮制作用】蜜炙：增其止咳平喘的作用。

【功用主治】清肺降气，止咳平喘，清泄大肠。主治肺热咳嗽，痰壅气促，肺虚久咳，肠热痔血，痔疮肿毒，水肿。

【用法用量】内服：煎汤3~9克，或入丸、散。

【宜忌】本品味苦而寒，内服过量，可致呕吐。虚寒喘咳及脾虚便泄者禁服。

【选方】

1. 治久咳不愈：马兜铃（蜜炙）25克、蒌仁霜10克、北五味5克，俱炒研末，每服5克，早晚饭后服，白汤送。

2. 治血痔，诸瘘疮：马兜铃50克、甘草25克、怀生地、白术各100克，分5剂，水煎服。

3. 治久水，腹肚大如鼓者：马兜铃3~5克，水煎服。

4. 治瘰疬久不消：马兜铃15克、当归、怀生地各10克，牡丹皮5克，水煎，1日1剂。

马兰子

【处方用名】马兰子。

【药性】甘，平。归肝、脾、胃、肺经。

【炮制】生用：取原药材，除去杂质及残柄，洗净，晒干。

【功用主治】清热利湿，止血，解毒。主治黄疸，淋浊，小便不利，食积，吐血、衄血、便血、崩漏、疮肿，瘰疬，疝气，蛇伤。

《医林纂要》："破血，软坚。"

【用法用量】内服，煎汤3~9克，或入丸、散；外用，研末调敷或捣敷。

【宜忌】脾虚便溏者忌服。忌猪肉，冷水。

【选方】

1. 治黄疸、肝炎、小便少而黄：马兰子9克、茵陈15克，水煎服。

2. 治小便不利：马兰子6克、车前子9克、水煎服。

3. 治喉痹，闭塞不通，须臾欲死：马兰子50粒，研细粉，以水调服。

4. 治子宫癌：马兰子9克、漏芦15克、北重楼15克，研末，水调服，每次9克。

5. 治痈肿疮疖：马兰子6克、马齿苋30克、蒲公英30克，煎水服。

马钱子

【处方用名】马钱子，番木鳖（处方写马钱子，取制马钱子）。

【药性】苦，寒，大毒。归肝、脾经。

【炮制】

1. 生用：取原药材，除去杂质，筛去灰屑，用时去毛捣碎。

2. 沙烫：先将河沙置锅内炒热，倒入马钱子，用武火炒至焦黄色，并鼓起为度，取出，筛去河沙，放凉，用时用刀刮去毛茸。

3. 绿豆煮：绿豆、马钱子同置锅内（加水适量），煮8小时捞出，除去绿豆，刮去毛，趁湿切片。100千克马钱子，用绿豆24千克。

【炮制作用】沙烫、油炙、绿豆煮：解其毒副作用。

【功用主治】通络止痛，散结解毒。主治风湿痹痛，肌肤麻木，肢体瘫痪，跌打损伤，痈疽疮毒，喉痹，牙痛，顽癣，恶性肿瘤。

《串雅补》："能钻筋透骨，活络搜风。治风痹瘫痪，湿痰走注，遍身骨节酸痛，类风不仁等症。"

《衷中参西录》："其开通经络，透达关节，实远甚于他药。"

【用法用量】内服，炮制后入丸、散，每次0.2~0.6克，大剂量0.9克；外用，研末，油调涂敷，或熬膏摊贴。

【宜忌】不可多服，不可久服(可间断使用)。体质弱者及孕妇禁服。高血压、心脏病及肝、肾功能不全者，应禁服或慎服。据报道，元寸、延胡索，可增强马钱子的毒性，故不可同时服用，勿煎服。

【选方】

1.治半身不遂：生马钱子用香油炸，待浮起取出，趁热去皮，研末，每服1.5克，黄酒下，汗出即愈。

2.治手足不仁、骨折麻木：穿山甲尾片、马钱子精制研末各100克、川附子末50克，和匀，每服3.5克，用陈酒五更下，醉盖被子出汗，服药后痛处更痛，麻处更麻，头昏背汗昏沉，四五刻即定，定即痊愈。如服后不觉痛麻，再服，有知觉为止(《外科全生集》)。

麦　芽

【处方用名】麦芽，生麦芽，大麦芽，炒麦芽，焦麦芽(处方写麦芽、大麦芽，取麸炒者)。

【药性】甘，平。归脾、胃经。

【炮制】

1.生用：取原药才，除去杂质，筛去灰屑。

2.炒黄：取干净麦芽，至锅内，中火炒至焦黄色，取出放凉。

【炮制作用】生用：消乳。

麸炒、炒焦：增其健脾消食作用。

【功用主治】消食化积，回乳。主治食积，腹满泄泻，恶心呕吐，食欲不振，乳汁郁积，乳房胀痛。

《滇南本草》："宽中下气，止呕吐，消宿食，止吞酸，吐酸、止泻、消胃宽膈、并治妇人奶乳不收，乳汁不止。"

《纲目》："消化一切米、面，诸果食积。"

《药理》："降血糖。"

【用法用量】内服：煎汤10~15克，大剂量60~120克，或入丸、散。

【宜忌】妇女哺乳期禁服。久服消肾，不可久服。

【选方】

1.治产后五、七日大便不通：大麦芽(炒黄)研末，每服15克，开水冲服。

2.治产后发热，乳汁不通及臌胀：大麦芽(炒黄)100克，研细粉，清汤下，分4次服。

3.治乳汁溢症：生麦芽100~200克，煎汤分3次服。

蔓荆子

【处方用名】蔓荆子。

【药性】辛，苦，微寒。归肺、肝、胃经。

【炮制】

1.生用：取原药材，除去杂质，筛去灰屑。

2.炒黄：取净蔓荆子置锅内，用中火炒至白膜呈焦黄色，并有香味溢出，取出放凉，搓去白膜，筛去灰屑。

【炮制作用】

1.生品：发散风热，用于风热表证。

2.炒黄：宜煎出有效成分，多用于清阳不升，耳窍失聪，两目昏糊。

【功用主治】疏散风热，清利头目。主治外感风热，头昏，头痛，偏头痛，牙龈肿痛，目赤肿痛，多泪，目睛内痛，昏暗不明，湿痹拘挛。

【用法用量】内服，煎汤6~10克，或浸酒，或入丸、散。外用，煎汤外洗。

【宜忌】胃虚者慎服，恶乌头、石膏。

【选方】

1.治高血压，头晕：蔓荆子9克、野菊花、钩藤、草决明各12克，水煎服。

2.治坐骨神经痛：炒蔓荆子50克，研为粗末，入白酒内500克，内泡3~7天，早晚各服50克，药酒7天为一疗程，最多3疗程治愈。

母丁香

【处方用名】母丁香，鸡舌香。

【药性】辛，温。归脾、胃、肝、肾经。

【炮制】取原药材，除去杂质，筛去灰屑。

【功用主治】温中散寒，理气止痛。主治暴心气痛，胃寒呕逆，风冷齿痛，口舌生疮，口臭，妇人阴冷，小儿疝气。

《药性考》："温中暖肾，理气回阳，补三焦命门，治胃痛，疝瘕。"

【用法用量】内服，煎汤1~3克，或研末。外用，研末调敷，或做栓剂。

【宜忌】热证及阴虚内热者禁服。

《雷公炮炙论》："不可见火，畏郁金。"

【选方】

1.治暴心气痛：母丁香，研末酒服5克。

2.治胃冷呕逆，气厥不通：母丁香3粒（碾碎）、陈橘皮1枚（全者，去白，焙）。上二味，用水一杯，煎取半杯，去渣热服。

木鳖子

【处方用名】木蝴蝶，千层纸，云故纸，玉蝴蝶。

【药性】苦，微甘，温，有毒。归肝、脾、胃经。

【炮制】生用：取原药材，除去杂质，筛去灰屑，用时去壳取仁。

【功用主治】消肿散结，追风止痛。主治痈肿，疔疮，无名肿毒，痔疮，癣疮，粉刺，乳腺炎，淋巴结结核，痢疾，风湿痹痛，筋脉拘挛，牙龈肿痛。

【用法用量】内服，煎汤0.6~1.2克，多入丸、散；外用，研末调醋敷，磨汁涂或煎水熏洗。

【宜忌】体弱者及孕妇禁服。

【选方】

1.治小儿丹瘤：用木鳖子（去壳取仁）适量，研捣如泥，醋调敷，日3次。

2.治肠风泻血：木鳖子，用桑柴烧过，微存性，装入瓷器中，用时碾碎。每服5克，用煨葱白调下，空腹。

3.治痞癖：木鳖多用（去壳）、独蒜2.5克、雄黄0.5克、捣如膏，入醋少许，蜡纸贴患处。

4.治风火牙痛：木鳖子仁磨稀，调和敷患处。

木　瓜

【处方用名】木瓜，川木瓜，宣木瓜，炒木瓜（处方写木瓜，川木瓜，宣木瓜取生品）。

【药性】酸，温。归肝、脾、胃经。

【炮制】

1.生用：取原药材，洗净，略润，蒸透，切薄片，晒干。

2.炒木瓜：取木瓜片置锅内，用微火炒至微焦，取出。放凉。

【炮制作用】

1.生品：用于舒筋活络，柔肝，多用于风湿痹痛。

2.炒木瓜：和胃化湿力胜，多用于吐

泻、转筋、脚气、水肿、痢疾。

【功用主治】舒筋活络，和胃化湿。主治风湿痹痛，肢体酸重，筋脉拘挛，吐泻，转筋，脚气，水肿，痢疾。

【用法用量】内服，煎汤5~10克，或入丸、散；外用，煎汤洗。

【宜忌】忌铅、铁。

《本草经疏》："下部腰膝无力，由于精血虚，真阴不足者，不宜用。伤食脾胃未虚，积滞多者，不宜用。"

【选方】

1.治腰膝筋急痛：煮木瓜令烂，研作浆粥样，敷痛处，凉即换，一宿3~5次，煮木瓜时250克酒同煮。

2.治脚癣：木瓜、甘草各30克，水煎去渣，温水洗脚10分钟，每日1剂，1~2星期可痊愈。

木蝴蝶

【处方用名】木蝴蝶，千层纸，云故纸，玉蝴蝶。

【药性】微苦，甘，微寒。归肺、肝、胃经。

【炮制】生用：取原药材，除去杂质，筛去灰屑。

【功用主治】润肺利咽，疏肝和胃，敛疮生肌。主治咽痛喉痹，声音嘶哑，咳嗽，肝胃气痛，疮疡久溃不敛。

《滇南本草》："定喘，消炎，破蛊积，通行十二经气血，除血蛊，气蛊之毒，又能补虚，宽中进食。"

【用法用量】内服，煎汤6~9克，研末1.5~3克。外用，敷贴或研末撒患处。

【选方】

1.治久咳声哑：木蝴蝶6克、玄参9克，水煎调冰糖水服。

2.治肝气痛：木蝴蝶30张，焙干、研细，酒调服。

N

牛蒡子

【处方用名】牛蒡子，牛子，大力子，生牛蒡子，黍粘子，恶石子(处方写牛蒡子，牛子，大力子，黍粘子，恶石子，取炒黄者)。

【药性】辛，苦，寒。归肺、胃经。

【炮制】

1.生用：取原药材，除去杂质，洗净捞出，干燥。

2.炒牛蒡子：取干净牛蒡子，置锅内，用文火炒至有爆裂声，表面微焦黄，香味出时，取出放凉，用时捣碎。

【炮制作用】炒黄爆花：便于煎煮。

【功用主治】疏散风热，宣肺利咽，透疹解毒，通便。主治风热感冒，温病初起，咳嗽，咽喉肿痛，麻疹不透，风湿瘙痒，痈肿疮毒，便秘。

《药性论》："除诸风，去丹石毒，主明目，利腰脚。又散诸结节、筋骨烦、热毒。"

《食疗本草》："明耳目，利腰膝，通利小便。"

【用法用量】内服，煎汤5~10克，或入散剂；外用，煎汤含漱。

【宜忌】脾虚便溏者禁服。

【选方】

1.治喉痹：牛蒡子3克、马兰子4克，研末水冲服。

2.大便干结，口舌生疮，咽喉肿痛：牛蒡子(炒)200克、甘草(炙)、升麻、射干各50克，研成粗粉，每服15克，水一大杯，煎余六分，去渣，温服。

3.治痄腮肿痛：牛蒡子、柴胡、连翘、川贝、荆芥各10克，水煎服。

女贞子

【处方用名】女贞子，冬青子，酒女贞子，盐女贞子(处方写女贞子，冬青子，取生品)。

【药性】苦，甘，凉。归肝、肾经。

【炮制】

1.生用：取原药材，除去杂质，温水洗净，干燥。

2.盐炙：取净女贞子，用盐水拌匀，润透，置锅内，用文火炒干，取出放凉。100千克女贞子，用盐0.6千克，水10千克。

3.酒炙：取净女贞子，用黄酒拌匀，稍闷后置罐内密封，蒸至色泽黑亮时取出，干燥。100千克女贞子，用黄酒20千克，蒸8小时以上。

【炮制作用】

1.生品：清热通便。

2.盐炙、酒蒸：增其补肝肾强筋骨作用。

【功用主治】补益肝肾，清虚热，明目。主治头昏目眩，腰膝酸软，遗精，耳鸣，须发早白，骨蒸潮热，目暗不明。

《本经》："主补中，安五脏，养精神，除百疾。"

《本草蒙筌》："黑发，黑须，强筋骨，多服补血去风。"

【用法用量】内服：煎汤6~15克，或入丸、散，清虚热宜生用，补肝肾宜熟用。

【宜忌】脾胃虚寒、泄泻及阳虚者慎服。

【选方】

1.治脂溢性脱发：女贞子10克、何首乌10克、菟丝子、当归各10克，水煎服，1日1剂，连服30天。

2.治口腔炎：女贞子9克，金银花12克水煎服。

3.治高血脂：女贞子，研细末制蜜丸，每丸5.3克，每次1丸，每日3次，30天为一疗程。

P

胖大海

【处方用名】胖大海，大海，通大海。

【药性】甘，淡，凉。归肺、大肠经。

【炮制】生用：取原药材，除去杂质，筛去灰屑。

【功用主治】润肺利咽，清热通便。主治干咳无痰、咽喉肿痛、音哑、牙痛、热结便秘。

【用法用量】内服：煎汤2~4枚，大剂量可用至10枚，入散剂用量减半。

【宜忌】脾胃虚寒泄泻者慎服。

【选方】

1.治干咳失音，咽喉燥痛，牙龈肿痛，因于外感者：大海5枚、甘草5克，炖茶饮服，老幼者可加入少许冰糖。

2.治慢性咽炎：大海3枚、金银花、麦冬各6克，水煎服。

3.治大便出血：大海数枚，开水泡发，去核，加冰糖调服。

4.治急性扁桃体炎：大海4~6枚，重症8枚，煮水，一次服完，4天后再服1次。

Q

千金子

【处方用名】千金子，续随子，千金子霜(处方写千金子，续随子，取生品)。

【药性】辛,温,有毒。归肝、肾、大肠经。

【炮制】

1.生用:取千金子,除去杂质,筛去灰屑。

2.制霜:取净千金子,搓去种皮,碾如泥状,用新布包严,上笼蒸热,压榨去油。如此反复蒸压,至药物黏结成饼,碾成细末。

【炮制作用】制霜:降低毒性,多用于水肿、胀满、痰饮、宿滞。

【功用主治】逐水退肿,破血消癥,解毒杀虫。主治水肿,腹水,二便不通,癥瘕瘀滞,经闭,疥癣癞疮,痈肿,毒蛇咬伤及疣赘。

《蜀本草》:"治积聚痰饮,不下食,呕逆及腹内诸疾。"

《日华子》:"宣一切宿滞,治肺气水肿,敷一切恶疮疥癣。"

【用法用量】内服,制霜入丸散1~2克;外用,捣敷或研末醋调涂。

【宜忌】体弱便溏者及孕妇禁服。不可超量,超量服危及生命。

【选方】治血瘀闭经:千金子霜3克、丹参、制香附子各9克,水煎服。

牵牛子

【处方用名】二丑,牵牛子,生牵牛子,生二丑,牵牛,二丑,黑白丑,炙二丑(处方写牵牛子,牵牛,二丑,黑白丑,取炒黄者)。

【药性】苦,辛,寒,有毒。归肺、肾、大肠经。

【炮制】

1.生用:取原药材,除去杂质,洗净晒干,用时捣碎。

2.炒用:取生品,置锅内文火炒至鼓起,颜色加深,带有焦斑、有香味溢出时,取出放凉。

【炮制作用】

1.生用:泻水消肿,杀虫攻积。

2.炒用:宜捣碎,缓和药性,降低毒性。

【功用主治】利水,泻下,消积,杀虫。主治水肿,腹水,脚气,痰壅喘咳,大便秘结,食滞虫积,腰痛,阴囊肿胀,痈疽,肿毒,痔漏便毒等。

《医林纂要》:"黑丑补肝,润肾命,行水,破痃癖,去下焦积湿郁热。"

《纲目》:"白丑,泻气分湿热,上攻喘满,破血中之气。"

【用法用量】内服:煎汤3~10克,入丸、散。每次0.3~1克,日服2~3次。

【宜忌】孕妇禁服。体质虚弱者慎服。不宜多服久服,以免引起中毒。

【选方】

1.治水肿:黑丑研末,冲服3克,1日1次小便利为度。

2.治停饮肿满:黑丑200克、茴香(炒)50克或加木香50克,研末,生姜调汁,5~10克,临卧服。

3.治顽固性便秘:黑丑(炒)研末,每晚睡前,温开水冲服2~3克。

芡　实

【处方用名】芡实,生芡实,鸡头子,炒芡实(处方写芡实、鸡头子,取麸炒者)。

【药性】甘,涩,平。归脾、肾经。

【炮制】

1.生用:取原药材,除去杂质及硬壳,筛去灰屑。

2.麸炒:将麸皮置锅内,用文火加热待皮冒烟时,倒入净芡实炒至面呈黄色,取出,筛去麸皮。100千克芡实,用麸皮12千克。

【炮制作用】麸炒：增强其补肺、补脾、止泻作用。

【功用主治】固肾涩精，补脾止泻。主治遗精、白浊、带下、小便不禁、大便泄泻。

《本经》："主湿痹腰脊膝痛，补中除暴疾，益精气，强志，令耳目聪明。"

《日华子》："开胃助气。"

【用法用量】内服：煎汤15~30克，或入丸、散，也可适量煮粥食。

【宜忌】大小便不利者禁服，多服不益脾胃。

【选方】

1. 治滑精不禁：沙苑蒺藜（炒）、芡实（蒸），莲须各100克、龙骨（酥炙）、牡蛎（盐水煮24小时煅粉）各50克，共研粉成丸，盐水下，每服10克，日2次（《医方集解》金锁固精丸）。

2. 治慢性肠炎：生芡实300克、生内金150克、面粉750克，研细粉烙成焦饼，每日1剂，分2~3次食。

青　皮

【处方用名】青皮，醋青皮。

【药性】苦，辛，温。归肝、胆、胃经。

【炮制】

1. 青皮丝：取原药材，除去杂质，洗净润透，切丝晒干。

2. 醋炙：取青皮丝，用醋拌匀闷透，置锅内，用文火加热炒干，取出放凉。100千克青皮丝，用米醋20千克。

【炮制作用】醋炙：引药入肝，增强其疏肝利气作用。

【功用主治】疏肝破气，消积化滞。主治胁肋、乳房、胃脘胀痛，乳核，乳痈，疝气，食积，癥瘕积聚，久疟瘕块。

《纲目》："治胸膈气逆，胁痛，小腹疝气，消乳肿，疏肝胆泻肺气。"

【用法用量】内服：煎汤3~10克，或入丸、散。

【宜忌】气虚者慎服，有虚汗者不可服。不可多服，恐损其气。

《医学入门》："气虚少用，气短者禁用。"

【选方】

1. 治肝气不和胁肋刺痛：青皮（酒炙）、白芥子、苏子各200克，龙胆草、当归尾各150克。共研粉，每天早晚各服15克，韭菜煎汤调下（《本草汇言》引《方脉正宗》）。

2. 治因久积忧郁，乳房内有核，如指头，不痛不痒，三五年成痈，名乳癌：青皮200克，水1盏半，煎余1盏，徐徐服之，日1剂。

青葙子

【处方用名】青葙子，炒青葙子（处方写青葙子，取生品）。

【药性】苦，寒。归肝经。

【炮制】

1. 生用：取原药材，除去杂质，筛去灰屑。

2. 炒爆：取净青葙子置锅内，文火炒至有爆裂声，并有香味，取出放凉。

【炮制作用】炒爆：便于煎煮。

【功用主治】散风热，清肝火，明目退翳。主治目赤肿痛、眼生翳膜、视物昏花、高血压、鼻衄、皮肤瘙痒、疮癣。

【用法用量】内服，煎汤3~15克。外用，研末调敷，捣汁灌鼻。

【宜忌】瞳孔散大，青光眼患者禁服。

【选方】

1. 视物不清：青葙子6克、夜明砂60克，蒸鸡肝或猪肝吃。

2.治头昏痛，伴有眼、眉棱骨痛：青葙子9克，平顶莲蓬5个，水煎服。

3.治白带、月经过多：青葙子18克、响铃草15克，配猪瘦肉炖服。

R

肉豆蔻

【处方用名】肉豆蔻，玉果，煨玉果。

【药性】辛，微苦，温。归脾、胃、大肠经。

【炮制】

1.生用：取原药材，除去杂质及灰屑，洗净干燥。

2.煨豆蔻：取滑石粉，置锅内加热至滑石粉冒泡时，倒入净豆蔻，不断翻炒，炒至肉豆蔻深棕色时取出，筛去滑石粉，放凉，用时捣碎。100千克肉豆蔻，用滑石粉50千克。

【炮制作用】

土炒、麸皮煨、滑石粉煨：增其涩肠、止泻作用。

【功用主治】温中涩肠，行气消食。主治虚泻，冷痢，脘腹胀痛，食少呕吐，宿食不消。

【用法用量】内服：煎汤1.5~6克，或入丸、散。

【宜忌】湿热泻痢及阴虚火旺者禁服，不可过量服。忌：铜、铁。

【选方】

1.治脾虚久冷，滑泄不止：肉豆蔻（去壳炒）250克、附子（爆裂去皮）5枚，研末，酒煮面糊为丸，梧桐子大，空心服15~20丸，温米汤下。

2.治脾胃虚弱，大便稀，饮食不思：破故纸（炒）200克、肉豆蔻（生用）100克、五味子100克、吴茱萸200克，上药为末，生姜200克切碎，红枣50枚，用水1碗，煮姜枣，枣熟后去姜，水煮干，用枣肉和药丸梧桐子大，空服盐汤下，每服50~70丸。

S

桑　椹

【处方用名】桑椹，桑椹子，桑果。

【药性】甘，酸，寒。归肝、肾经。

【炮制】生用：拣去杂质，摘去长柄，清水洗净，捞出，晒干。

【功用主治】滋阴养血，生津，润肠。主治肝肾不足和血虚精亏引起的头晕目眩、耳鸣、须发早白，失眠，消渴，腰酸，肠燥便秘，秃疮。

《本草拾遗》："利五脏关节，通气血。"

《滇南本草》："益肾脏而固精，久服黑发，明目。"

【用法用量】内服，煎汤10~15克，或熬膏、浸酒。生食，或入丸、散；外用，煎水洗。

【宜忌】脾胃虚寒、便溏者禁服。

【选方】

1.健脾祛湿，熄火清痰，久服轻身，发百转黑，面如童子：苍术（天精）、地骨皮（地精）各净末500克、黑桑葚（人精）10千克。将桑椹揉碎，装入绢袋内压去渣，留下汁，把"天、地、精"末投入汁内调匀，倒入瓷罐中密封，放置露天处，昼晒日精，夜采月华，直至日、月自然干。取出研细末蜜丸，如小豆大，每次10粒，黄酒下，日3服（《医学入门》三精丸）。

2.治心、肾衰弱不寐，或习惯性便秘：桑椹子30克煎服。

沙苑蒺藜

【处方用名】沙苑，潼蒺藜，盐沙苑子（处方写沙苑子、潼蒺藜，取生品）。

【药性】甘，温。归肝、肾经。

【炮制】

1.生用：取原药材，除去杂质，洗净干燥。

2.炒香：取净蒺藜，用文火炒至棕褐色，鼓胀有香气为度，取出放凉。

3.盐炙：取净蒺藜，用盐水拌匀稍闷润后，用文火炒至棕色鼓起，有香味溢出，取出放凉。100千克蒺藜，用食盐2千克。

【炮制作用】

1.生品：用于养肝明目。

2.盐炙：增强其补肾、固精、缩尿的作用。

【功用主治】补肾固精，益肝明目。主治肝肾不足，腰痛，膝软，遗精早泄，尿多遗沥，白浊带下，耳鸣眩晕，眼目昏花。

【用法用量】内服：煎汤6~9克，或入丸、散，或熬膏。益肝、明目多生用；补肾、固精、缩尿、止遗多炒用。

【宜忌】相火偏旺之遗精，膀胱湿热之淋浊带下，慎服。

【选方】

1.治肾虚精关不固，遗精滑泄，腰酸耳鸣，四肢困乏，舌淡苔白，脉细弱：炒沙苑蒺藜、蒸芡实、莲须各100克、龙骨（炙）、牡蛎（盐水蒸24小时煅粉）各50克，共研细粉，莲子粉糊丸，盐水下。

2.治老年性早期白内障：沙苑蒺藜、石菖蒲、女贞子、生地、菟丝子、夜明砂各30克，研细粉、每服12克，水煎服（《中药临床应用》补肾明目散）。

砂仁

【处方用名】砂仁，阳春砂。

【药性】辛，温。归脾、胃、肾经。

【炮制】生用：取原药材，除去杂质及果柄，用时捣碎。

【功用主治】化湿，行气，温脾，安胎。主治湿阻气滞，脘腹胀满，不思饮食，恶心呕吐，腹痛泄泻，妊娠恶阻，胎动不安，血崩，一切食毒。

《药性论》：“消化水谷，温暖脾胃。”

《纲目》：“补肺醒脾，养胃益肾，理元气，通滞气，散寒饮胀痞，噎膈呕吐。治女子崩中，除咽喉口齿浮热，化铜铁骨鲠。”

【用法用量】内服：煎汤3~6克，后下，或入丸、散。

【宜忌】阴虚有热禁服。孕妇禁服。血热胎动、肺热咳嗽、气虚肿满，禁用。

【选方】

1.破滞气，消宿食，开胃进食：木香、砂仁各20克、枳实（麸炒）50克、白术（炒）100克，研细末成丸梧桐子大，每次服50丸，白术汤下（《景岳全书》香砂枳术丸）。

2.治骨鲠：砂仁、威灵仙各5克，用水2杯，入砂糖半小碗煎1个小时，噙入口中慢咽下（《疡科选粹》三仙汤）。

3.治牙痛：砂仁在口中嚼之。

4.治口疮：砂仁，煅存性为末，撒在口疮上。

山楂

【处方用名】山楂，生山楂，南山楂，山楂炭，焦山楂，炙山楂，糖炙山楂，土山楂

(处方写山楂、南山楂,取炒焦)。

【药性】酸,甘,微温。归脾、胃、肝经。

【炮制】

1.生用:取原药材,除去杂质及脱落的核,清水洗净,捞出晒干。

2.炒山楂:取净山楂(去核),用文火炒至色变深,取出,放凉。

3.焦山楂:取净山楂(去核),用中火炒至外表呈焦黑色,内部呈黄褐色,取出放凉。

4.山楂炭:取净山楂(去核),用大火炒至外表焦黑色,内呈焦褐色,取出,喷水灭火星,放凉晒干。

5.蜜炙山楂:将蜂蜜置锅内煮沸,加热水稀释,倒入净山楂(去核),用文火炒至不黏手为度,取出,放凉。100千克净山楂,用蜂蜜17千克。

6.红糖炙山楂:将红糖加适量温水化开,倒入净山楂(去核),用文火炒至不黏手为度,取出放凉。100千克净山楂,用红糖25千克。

【炮制作用】

1.生品:开胃消食。

2.炒山楂:消食积。

3.焦山楂:用于食积泻痢。

4.蜜炙山楂:用于脾虚食滞。

5.山楂炭:用于散血积。

6.红糖山楂:活血化瘀、消肿,用于血滞经闭,产后恶露不尽。

【功用主治】消食健胃,行气散瘀。主治饮食积滞,脘腹胀痛,泄泻痢疾,血瘀痛经,闭经,产后腹痛,恶露不尽,疝气或睾丸肿痛,高脂血症。

【用法用量】

内服,煎汤3~10克,或入丸、散;外用,煎汤洗,或捣敷。

【宜忌】脾胃虚弱者及孕妇慎服。

《得配本草》:“气虚便溏,脾虚不食,二者禁服。服人参者忌之。”

【选方】

1.治一切食积:山楂(炒)200克、白术200克、神曲100克,上药研粉和丸,梧桐子大,每服70丸,白水冲服。

2.治肉积发热:山楂(去核姜汁炒)50克、连翘仁、黄连(姜汁炒)各25克、阿魏50克,醋煮糊丸绿豆大,每服20~30丸。饭前热开水服。

山茱萸

【处方用名】山茱萸,山萸肉,萸肉,酒蒸萸肉,醋蒸萸肉(处方写山茱萸、山萸肉,萸肉,取酒蒸)。

【药性】酸,微温。归肝、肾经。

【炮制】

1.酒蒸:取山萸肉用黄酒拌匀,待酒被吸干后装入笼内,隔水用武火加热,蒸至黑色发亮,取出干燥。100千克山茱萸,用黄酒24千克。

2.醋蒸:取山茱萸用米醋拌匀,润至醋被吸干,置笼内隔水用武火加热,蒸至紫黑,取出,干燥。100千克山茱萸,用米醋24千克。

【炮制作用】

1.酒蒸:降低其酸性,增强其补肝肾作用。

2.醋蒸:增其收敛涩精作用。

【功用主治】补益肝肾,收敛固脱。主治头晕目眩,耳聋,耳鸣,腰膝酸软,遗精,滑精,小便频数,虚汗不止,妇女崩漏。

《药性论》:“治脑骨痛,止月水不定,补肾气,兴阳道,添精髓,疗耳鸣,除面上疮,主能发汗,止老人尿不节。”

【用法用量】内服：煎汤5~10克，或入丸、散。

【宜忌】命门火炽，有湿热，小便淋涩者禁服。去核（核滑精）。恶桔梗、防风、防己。

【选方】益元阳，补元气，固元精，壮元神：酒山茱萸500克、破故纸（酒炙）250克、当归200克、麝香5克研细末，蜜糊丸，梧桐子大，每服80丸，临卧酒盐汤服下。

蛇床子

【处方用名】蛇床子。

【药性】辛，苦，温。归肝、肾经。

【炮制】

1.生用：取原药材，除去杂质，筛去灰屑。

2.炒黄：取生品置锅内，用文火炒至有香味为度，取出，放凉。

【功用主治】温肾壮阳，燥湿杀虫，祛风止痒。主治男子阳痿，女子宫寒不孕，湿痹腰痛，寒湿带下，阴囊湿痒，风湿痹痛，湿疮疥癣。

《药性考》："散寒，补肾，强阳，益肾。祛风燥湿，除痹腰痛，专益命门。"

【用法用量】内服，煎汤3~9克，或入丸、散；外用，煎汤洗，或做成药膏、栓剂或研细粉调敷。

【宜忌】下焦湿热，或相火易动，精关不固者禁用。恶牡丹、巴豆、贝母。

【选方】

1.治阳痿不起：菟丝子（酒炙）、蛇床子（炒黄）、五味子各等份，研细粉、糊丸梧桐子大，每服30丸、日3次。

2.治妇人阴痒：蛇床子50克、白矾10克，煎汤频洗。

3.治肛门奇痒：蛇床子、楝树根皮各15克、防风10克、甘草5克、皂角1.5克，共研粉炼，蜜成丸或条塞入肛门内，让其自化。

4.治脱肛：蛇床子、甘草各50克，研末，热汤调服5克，日服3次。

石榴皮

【处方用名】石榴皮，石榴皮炭（处方写石榴皮，取生品）。

【药性】酸，涩，温，小毒。归大肠经。

【炮制】

1.生用：除去杂质及残留的内瓤、种子，洗净，捞出，干燥后打碎。

2.石榴皮炭：取净石榴皮碎块，置锅内，武火加热，炒至表面呈焦黑色，内部棕褐色。喷清水，灭尽火星，取出晾干。

【炮制作用】炒炭：增其止血作用。

【功用主治】涩肠，止血，驱虫。主治泄泻，痢疾，肠风下血，崩漏，带下，虫积，痈疮，疥癣，烫伤。

《草药新纂》："治久泄，盗汗，喉症。"

【用法用量】内服，煎汤3~10克，或入丸、散；外用，煎水洗，或研末调敷。

【宜忌】本品有一定的毒性，不宜用量过大。不用铁器煮煎。

【选方】

1.治爆泻不止及痢赤白：石榴皮，烧存性，研为末，空心米汤调下。

2.治虚劳尿精：石榴皮、桑白皮各75克，研末，酒750克，煮取药汁450克，分3次服。

3.治牛皮癣：石榴皮（炒炭）细研一份，麻油（加倍）二份，调成糊状，用时将药油调匀，用干净毛笔蘸药匀涂患处。

4.治烧伤烫伤：石榴皮研末加冰片，麻油调匀外敷。

使君子

【处方用名】使君子，君子仁，炒君子（处方写使君子，君子仁，取生品）。

【药性】甘，温，小毒。归脾、胃经。

【炮制】

1.生用：取原药材，除去杂质，去壳取仁。

2.炒黄：取生品置锅内，文火加热，炒至表面呈黄色，微有焦斑、有香味时，取出放凉。

【炮制作用】

1.生品：用于杀虫。

2.炒黄：增其健脾消食作用。

【功用主治】杀虫，消积，健脾。主治虫积腹痛，小儿疳积，乳食停滞，泻痢。

《纲目》："健脾胃，祛湿热。治小儿百病，疮癣。"

【用法用量】内服：煎汤6~15克，捣碎入煎，或入丸、散。去壳炒香，嚼服。小儿一岁，每日一粒半。

【宜忌】不可服量过大，或与热茶同服，可引起呃逆、眩晕、呕吐等不良反应。

【选方】

1.治小儿痞块、腹大、肌瘦面黄，渐成疳积：使君子（炒黄）15克、木鳖子仁25克，上药研细，水丸，龙眼大，每服1丸，用鸡蛋1个破顶，入丸药在内，蒸熟后空心服。

2.治小儿五疳，脾胃不和，心腹膨胀，不进食，渐至羸瘦：厚朴（去皮姜炙）、陈皮（去白）、川芎各0.5克、使君子（浸，去黑皮）50克，上为细末，炼蜜丸，如皂子大，三岁以上一丸，两岁以下半丸，米汤下。

3.治头疮久不愈：使君子烧焦，捣为末，用生油调涂。

柿　蒂

【处方用名】柿蒂。

【药性】苦，涩，平。归胃经。

【炮制】

1.生用：除去杂质，洗净干燥。

2.姜炙：取生品，加入姜汁拌匀润至汁尽，置锅内文火加热，炒干。

100千克柿蒂，用生姜13千克（将鲜姜捣烂取汁）。

【炮制作用】姜炙：增其降逆止呕作用。

【功用主治】降逆下气。主治呃逆、噫气、反胃。

【用法用量】内服，煎汤5~10克，或入丸、散；外用，研末撒。

【选方】

1.治呃逆：柿蒂、丁香、人参各等份。上为细末煎汤，饭后去渣温服。

2.治胸满咳逆不止：柿蒂、丁香各50克，细切，每服20克，水1盏半，姜5片，煎七分，去渣热服。

3.治聤耳：柿蒂4.5克、细辛0.9克、海螵蛸6克，梅片0.3克，共研细拭，拭净耳中脓水吹入药粉。

水红花子

【处方用名】水红花子。

【药性】咸，微寒。归肝，脾经。

【炮制】

1.生用：取原药材，除去杂质，筛去灰屑，用时捣碎。

2.炒水红花子：取净红花子，置锅内，文火炒至爆花，有香味时取出放凉。

【炮制作用】炒爆花,易于煎煮。

【功用主治】活血消积,清热利湿。主治癥积,水臌,胃痛,腹胀,消渴,目赤,疮肿,瘰疬。

《本草汇言》:"消血积,化癖,散疬。善消磨,能入血分,逐留滞,去痹气,清血障,明目疾。"

【用法用量】内服,煎汤3~10克,研末,熬膏或浸酒;外用,熬膏或捣烂外敷。

【宜忌】血分中无有留滞,脾虚胃寒者禁服。

【选方】

1. 治腹中痞积:水红花子1碗,水3碗,用大火熬成膏,视痞块大小,摊贴。再用酒调,内服(忌荤腥油腻)。

2. 治脾肿大,腹胀:水红花子1千克,水煎熬膏,每次1汤勺,日服3次,黄酒或开水送服。并用膏贴患部,每日换1次。

3. 治慢性肝炎,肝硬化,腹水:水红花子15克、大腹皮12克、黑丑9克,水煎服。

丝瓜络

【处方用名】丝瓜络。

【药性】甘,凉。归肺、肝、胃经。

【炮制】

1. 生用:拣去杂质,除去残留种子及外皮,切1.5~3厘米长的段,晒干。

2. 炒丝瓜络:取丝瓜络块,置锅内,用文火炒至深黄色,取出放凉。

3. 炒丝瓜络炭:取丝瓜络段,置锅内,用武火加热炒至表面黑色,内部呈焦褐色,喷淋清水,灭火星,取出晾干。

【功用主治】通经活络,解毒消肿。主治胸胁疼痛,热痹,筋脉拘挛,乳汁不通,肺热咳嗽,水肿腹水,痈肿疮毒,乳痈、湿疹。

《山东中药》:"治小便不利,关节肿痛。"

《现代实用中药》:"为清凉性活血,通经,解毒药,能通乳汁,发痘疮,及痈疽不敛等症。又为止痛、止血药,用于肠出血、赤痢、子宫出血、睾丸炎肿、痔疮流血等。"

《四川中药志》:"用于胸痹、坐骨神经痛、中风后半身不遂、跌扑损伤。"

【用法用量】内服,煎汤5~15克,或烧存性研末,每次1.5~3克;外用,煅存性,研末撒调。

【选方】

1. 治胸痹及心气痛:丝瓜络15克、橘络15克、丹参10克、薤白12克,水煎服。

2. 治风湿关节痛:丝瓜络15克、忍冬藤24克、威灵仙12克、鸡血藤15克,水煎服。

3. 治手臂痛:丝瓜络10克、秦艽6克、羌活3克、红花5克,水煎服。

4. 中风后半身不遂:丝瓜络、怀牛膝各10克,桑枝、黄芪各30克,水煎服。

5. 治乳汁少不通:丝瓜络30克、无花果60克炖猪蹄或猪肉服。

6. 治经事不行:丝瓜络煅研,每服15克,酒下。

7. 治急性乳腺炎:丝瓜络10克,分成3份,焙干,放入碗内烧成灰,然后将60度白酒60克倒入碗内,稍凉后用纱布过滤,滤出的一次服,药渣用纱布包好,敷在红肿部位,用胶布固定绷带扎好,每24小时服1次药酒,敷1次药渣。

酸枣仁

【处方用名】酸枣仁,生酸枣仁,生枣仁,枣仁,炒枣仁,黑枣仁(处方写酸枣仁,枣仁,取炒黄者)。

【药性】甘,平。归心、肝经。

【炮制】

1. 生用：取原药材，除去杂质及皮壳，清水洗净，捞出晒干。

2. 炒黄：取净枣仁置锅内，用文火炒至爆裂，溢出香味为度，取出，凉透。

【炮制作用】

1. 生用：治嗜睡。

2. 炒黄、炒焦：治失眠。

【功用主治】宁心安神，养肝，敛汗。主治虚烦不眠，惊悸怔忡，体虚自汗、盗汗。

《本草再新》："平肝理气，润肺养阴，温中和湿，敛气止汗益志定呵，聪耳明目。"

【用法用量】内服：煎汤6~15克，研末3~5克，或入丸、散。

【宜忌】凡肝、胆、脾三经有实邪热者，勿服。

【选方】

1. 治睡中出汗：炒酸枣仁、人参、茯苓各等份，研末，每次服7克，米汤下。

2. 治疗失眠，虚劳：酸枣仁（炒）5克、黄芪（炙）60克，煎水服或研末糊丸。

T

桃　仁

【处方用名】桃仁，生桃仁（处方写桃仁，取炒黄或麸炒者）。

【药性】苦，甘，小毒。归心、肝、大肠经。

【炮制】

1. 生用：除去杂质及残留的硬壳，筛去灰屑，用时捣碎。

2. 燀桃仁：取生品置沸水中，加热至种皮微鼓起捞出，在凉水中稍浸泡取出，搓开种皮与种仁，干燥，筛去种皮，用时捣碎。

3. 炒黄：取燀桃仁置锅中，用文火加热炒至微黄，取出放凉，用时捣碎。

4. 麸炒：先将麸皮撒入锅内，带麸皮冒烟时倒入燀桃仁，用文火炒至表面呈黄色，取出，筛去麸皮，放凉。100千克燀桃仁，用麸皮12千克。

5. 桃仁霜：取燀桃仁研成粗末，用吸油纸包裹好，置榨床内压榨去油，如此反复几次，至油净，取出研细。

【炮制作用】

1. 生品：活血祛瘀能力强。

2. 燀桃仁：有利于煎煮出有效物质。

3. 炒黄：有利于活血润燥。

4. 桃仁霜：活血祛瘀而不滑肠。

5. 麸炒：杀酶，便于收藏，保存药效。

【功用主治】活血祛瘀，润肠通便。主治痛经，血滞经闭，产后瘀滞腹痛，癥瘕结块，跌打损伤，瘀血肿痛，肺痈，肠痈，肠燥便秘。

【用法用量】内服，煎汤6~10克，或入丸、散。用霜，包后煎。

【宜忌】无瘀滞者及孕妇禁服。

《本草经疏》："桃仁善破血，散而不收，泻而无补。过用之及用之不得其当，能使血下行不止，损伤真阴，为害非细。"由血枯引起的经闭、产后腹痛，由血虚引起的大便秘结，由津血不足引起的大便秘结，都不可用此药。

【选方】

1. 治妇女血闭不通，五心烦热：红花、当归、怀牛膝、桃仁（炒）各等份，研为末，每服15克，温黄酒下，饭前服（《杨氏家藏方》桃仁散）。

2. 治气血凝滞，疝气膀胱、小肠气痛：桃仁（炒）、茴香（炒）各50克，研细末，每服10克，葱白二寸，煨热蘸药末细嚼，空心，热黄酒服。

3. 治膀胱气滞血涩，大小便不通：桃仁、葵子、滑石、槟榔各等份。研为细末，每服15克，空芯，葱白煎汤调服(《赤水玄珠》桃花散)。

甜瓜蒂

【处方用名】甜瓜蒂，瓜蒂，苦丁香。

【药性】苦，寒，有毒。归脾、胃经。

【炮制】生用：拣去杂质，洗净捞出，晒干。

【功用主治】涌吐痰食，除湿退黄。主治中风，风痰癫痫，喉痹，宿食不化，胸脘胀痛，湿热黄疸。

《本经》："主大水，身面四肢浮肿，下水，杀蛊毒，咳逆，上气及食诸果，病在胸腹中，皆吐下之。"

【用法用量】内服，煎汤，3~6克，或研散0.3~1.5克；外用，研末吹鼻。

【宜忌】体虚、失血，上部无实邪者禁服。本品有毒，不宜大量服用。

《本草衍义补遗》："胃弱者勿用，病后，产后，宜深戒之。"

《本草经疏》："能损胃伤血，耗气伤神，烦胸中无寒，胃中无食，皮中无水，头面无湿，及胃虚气弱，诸亡血诸产后似中风倒扑，心虚有热，癫痫，女劳谷疸，元气羸弱，脾虚浮肿，切勿使用。"

【选方】

1. 治诸痔：甜瓜蒂为末15克、密陀僧10克(另研)、朱砂0.5克、冰片少许，上为细末，唾液调敷。

2. 治鼻息肉，鼻痔等症：甜瓜蒂10克、明矾10克、雄黄2.5克、华阴细辛5克，研细末，以雄犬胆汁和丸，绵包塞鼻中。

甜瓜子

【处方用名】甜瓜子。

【药性】甘，寒。归肺、胃、大肠经。

【炮制】

1. 生用：取原药材，除去杂质，洗净干燥，用时捣碎。

2. 炒黄：取生品置锅内，用文火炒至颜色加深，取出放凉。

【功用主治】清肺，润肠，散结，消痈。主治肺热咳嗽，热病口渴，大便燥结，肠痈，肺痈。

《别录》："主腹内结聚，破溃脓血，最为肠、胃、脾内壅要药。"

【用法用量】内服：煎汤10~15克，或研末3~6克。

【选方】

1. 治肺水肿，渗出性胸膜炎：冬瓜子、甜瓜子各150克，打碎煮汤代茶饮。

2. 治心烦口渴：甜瓜子9克、麦门冬12克、天花粉12克，水煎服。

3. 治口臭：甜瓜子，捣末，炼蜜和丸，枣核大，每日空心洗漱，含一晚。

铁篱寨

【处方用名】铁篱寨，臭香橼，枸橘。

【药性】辛，苦，温。归肝、胃经。

【炮制】生用：取原药材，除去杂质，洗净润软，中间切半，干燥，筛去灰屑。

【功用主治】舒肝和胃，理气止痛，消积化滞。主治胸胁胀满，脘腹胀痛，乳房结块，疝气疼痛，睾丸肿痛，跌打损伤，食积，便秘，子宫脱垂。

《本经逢原》："破气散热，解酒毒。"

《上海常用中草药》:“利气,健胃,通便,治胃部胀满,消化不良,便秘,子宫脱垂,脱肛,疝气,乳房结核。”

【用法用量】内服,煎汤9~15克,或煅研粉服;外用,煎水洗,或熬膏涂。

【宜忌】气虚血弱者及孕妇慎服。

【选方】

1.治胃脘胀满,消化不良:铁篱寨9克,水煎服,或煅存性研粉,黄酒温冲服。

2.治疝气:铁篱寨6个,白酒250克,泡7天,每服药酒2盅,日3服。

3.治牙痛:铁篱寨6克,小茴香9克,水煎服。

葶苈子

【处方用名】葶苈子,炒葶苈子。

【药性】辛,苦,寒。归肺、膀胱、大肠经。

【炮制】

1.生用:取原药材,除去杂质,筛去灰屑。

2.炒葶苈子:取生品置锅内,文火炒至鼓起、有爆裂声、并有香味溢出,取出放凉。

【炮制作用】炒葶苈子:缓和药性,有利煎煮。

【功用主治】泻肺平喘,利水消肿。主治痰涎壅肺之喘咳痰多、肺痈、胸腹积水、水肿、痈疽、恶疮、瘰疬、结核。

《心印绀珠经》:“除遍身之浮肿,逐膀胱之留热,定肺气之喘促,疗积饮之痰厥。”

【用法用量】

1.内服:煎汤3~9克,或入丸、散。

2.外用:煎水洗,或研末调敷。利水消肿,宜生用;治痰饮喘咳,宜炒用;肺虚痰阻喘咳,宜蜜炙。

【宜忌】肺虚喘咳,脾虚肿满者慎服。

【选方】

1.治肿满腹大,四肢枯瘦,小便涩浊:葶苈子、荠菜根等份,研为细末,蜜丸如弹子大,每次1丸,陈皮汤嚼下,只服3丸,小便清,数丸后腹当依旧。

2.治腹胀积聚癥瘕:葶苈子(熬)150克,酒750克,浸7天,日服3次,每次45克。

3.治疗心力衰竭:葶苈子50克、丹参15克、枳实15克。水煎服,每日1剂,分2服。

菟丝子

【处方用名】菟丝子,生菟丝子,菟丝饼,炒菟丝子,盐菟丝子(处方写菟丝子,取炒黄者)。

【药性】辛,甘,平。归肝、肾、脾经。

【炮制】

1.生用:取原药材,除去杂质,筛去灰屑。

2.水煮:取生品加水适量,或加黄酒少许,煮至开花,水尽取出,捣烂成饼,切成3毫米宽,9~18毫米长的长方块,晒干,即为菟丝子饼。

3.炒黄:取生品置锅内,用文火炒至有爆裂声为度,取出,放凉。

4.盐炙:取生品与盐水拌匀,润至盐水尽时置锅内,用文火炒至有爆裂声为度,取出放凉。100千克菟丝子,用食盐2.4千克。

5.酒炙:取生品与黄酒拌匀,润至黄酒尽时置锅内,用文火炒至有爆裂声为度,取出,放凉。

【炮制作用】

1.水煮、炒黄:便于煎煮。

2.盐炙、酒炙:引药入肾,增其补肝肾的作用。

【功用主治】补肾益精,养肝明目,固胎止泄。主治腰膝酸痛,遗精,阳痿,早泄,不育，消渴，淋浊，遗尿，目昏耳鸣，胎动不安，流产，泄泻。

【用法用量】内服：煎汤6~15克，或入丸、散。

【宜忌】阴虚火旺，阳强不痿及大便燥结者禁服。

【选方】

1.补肾气，壮阳道，助精神，轻腰脚：菟丝子（酒炙）100克，附子400克，共研末，水蜜丸，梧桐子大，酒送50丸。

2.治精气不足，肾水枯竭，咽干多咳，耳鸣头晕，目赤昏花，面色黧黑，腰膝疼痛，腰脚痿弱，多次用药不得全者：菟丝子（酒蒸）200克，五味子（炙）100克，研末为水丸，梧桐子大，空腹，每次70丸，盐水下（《济生方》双补丸）。

3.治心气不足，小便白浊，梦寐频泄：菟丝子（酒炙）500克、白茯苓300克、石莲子仁200克，研为细末，糊丸梧桐子大，空心服，每次30丸，盐水下（《局方》茯菟丸）。

4.治滑胎：菟丝子（炒黄）400克、桑寄生200克、川断200克、阿胶200克，元气虚弱加人参200克，中气虚弱加黄芪300克，食少者加白术200克，凉者加炒补骨脂200克，热者加生地黄200克，上药研细粉糊丸，每次服10克，日2次（《衷中参西录》寿胎丸）。

5.治面上粉刺：捣菟丝子汁涂之。

王不留行

【处方用名】王不留，王不留行。

【药性】苦，平。归肝，胃经。

【炮制】

1.生用：取原药材，除去杂质，洗净晒干。

2.炒王不留行：取干净王不留行，置锅内，用文火加热，炒至多数裂开白花时，取出，放凉。

【炮制作用】炒开花：便于煎药。

【功用主治】活血通经，下乳消痈。主治妇女经行腹痛，闭经，乳汁不通，乳痈，痈肿。

《纲目》：“利小便。”

《本草求原》：“通淋，利窍。”

【用法用量】内服：煎汤6~10克。

【宜忌】孕妇、血虚无瘀滞者禁服。

【选方】

1.治血闭不行，经脉淋涩，不行不止：王不留行50克、当归尾、红花、延胡索、牡丹皮、生地、川芎、乌药各15克，共研末，每早服15克，温开水冲服（《本草汇言》引《东轩产科方》）。

2.治乳汁不通：王不留行、穿山甲（醋炙）、猪蹄筋、水煮吃肉喝汤。

3.治乳痈初起：王不留行50克、蒲公英、瓜蒌仁各15克，当归尾15克，黄酒煎服。

乌梅

【处方用名】乌梅，建梅，乌梅肉，醋乌梅，乌梅炭，醋拌乌梅（处方写乌梅，建梅取生品）。

【药性】酸，平。归肝、脾、肺、大肠经。

【炮制】

1.生用：取原药材，除去杂质，洗净干燥。

2.乌梅肉：取净乌梅，水淋使软或蒸软，略凉，捣破取肉，剥取净肉。

3.乌梅炭：取净乌梅置锅内，用文火加热，炒至皮肉鼓起，表面呈焦黑色，喷水灭火星，取出凉透。

4.醋乌梅：取净乌梅肉，用米醋拌匀，隔水加热，蒸2~4小时，取出干燥。100千克乌梅肉，用米醋10千克。

【炮制作用】

1.生品：用于生津止咳，敛肺止咳。

2.醋炙：增强其酸涩，收敛涩肠止泻的作用。

3.炒炭：涩肠、止血，常用于便血，尿血，崩漏下血。

【功用主治】敛肺止咳，涩肠止泻，止血，生津，安蛔。主治久咳不止，久泻久痢，尿血便血，崩漏，虚热烦渴，蛔厥腹痛，疮痈胬肉。

【用法用量】内服，煎汤3~10克，或入丸、散；外用，烧存性，研末撒，或调服。

【宜忌】不宜多食、久食。忌猪肉。

【选方】

1.治久咳不已：乌梅肉（微炒）、御米壳（去筋膜炒）各等份，研末每服10克，睡时蜜汤调下（《纲目》）。

2.治咽喉肿痛：乌梅肉30克、双花60克、雄黄12克，为末，蜜丸，每丸3克，每次含化1丸，徐徐咽下，日3次（《全国中草药新医疗法展览会资料选编》）。

吴茱萸

【处方用名】吴茱萸，吴萸，淡吴萸，甘草水炙吴萸，盐吴萸，连吴萸，醋吴萸，酒吴萸（处方写吴茱萸，取淡吴茱萸或甘草水炙吴茱萸）。

【药性】辛，苦，热，小毒。归肝、脾、胃经。

【炮制】

1.淡吴茱萸：将吴茱萸拣去杂质，再筛去灰屑。另取甘草片加水适量，煮40分钟后捞出甘草渣，趁水热加吴茱萸拌匀，待吸尽汁液后，用文火炒干，取出放凉。100千克吴茱萸，用甘草1.2千克。

2.黄连水炙：黄连煮汁，捞出黄连渣，加入吴茱萸拌匀，待汁尽后，用文火炒干，取出放凉。100千克吴茱萸，用黄连12千克。

3.盐炙：将盐用适量水溶化，加入吴茱萸，拌匀润透，待盐水吸干，用文火炒干至裂取出，放凉。100千克吴茱萸，用盐1.8千克。

4.酒炙：将吴茱萸用黄酒拌匀润透，用文火炒至裂开为度，取出，放凉。100千克吴茱萸，用黄酒12千克。

5.醋炙：将吴茱萸用米醋拌匀润透，用文火炒裂开为度，取出，放凉。100千克吴茱萸，用米醋12千克。

【炮制作用】

1.淡吴茱萸：解吴茱萸毒。

2.盐炙：入肾，治疝痛。

3.酒炙：治心腹气滞作痛。

4.醋炙：入肝，舒肝镇痛。

5.黄连水炙：缓和其大热之性，增强其止呕作用。

【功用主治】散寒，温中，解郁，燥湿。主治脘腹冷痛，厥阴头痛，疝痛，痛经，脚气肿痛，呕吐吞酸，寒湿泄泻。

《本经》："主温中下气，止痛，咳逆寒热，除湿血痹，逐风邪，开腠理。"

《药性论》："主心腹疾，积冷，心下结气，治霍乱转筋，胃中冷气，吐泻腹痛，疗遍身顽痹，冷食不消，利大肠壅气。"

《日华子》："健脾，通关节，治霍乱泻痢，消痰，破癥癖，逐风，治腹痛，肾气，脚气，水肿，下产后余血。"

【用法用量】内服，煎汤1.5~5克，或入丸、散；外用，研末调敷，煎水洗。

【宜忌】阴虚火旺者禁服。不宜多服，久服。

【选方】治口腔炎：吴茱萸研粉，加醋调

整糊状，用干净布涂糊状，敷在两脚涌泉穴固定稳，24小时取下即可。1~5岁用6~9克；5~15岁用9~12克；15岁以上用12~15克。用一次，3~5天愈合。

五味子

【处方用名】五味子，生五味，辽五味，北五味，山五味，酒五味，醋五味，炙五味（处方写五味子，辽五味，北五味取醋蒸）。

【药性】酸，温。归肺、心、肾经。

【炮制】

1. 生用：取原药材，拣去杂质及残柄，清水洗净，捞出晒干。

2. 酒蒸：取净五味子，用黄酒拌匀，润至酒尽时，置蒸笼内或罐内密封，蒸至紫黑色为度，取出，干燥。100千克五味子，用黄酒18千克。

3. 醋蒸：取五味子，用米醋拌匀润至醋尽，置笼内或罐内密封，蒸至紫黑色为度，取出干燥。100千克五味子，用米醋18千克。

4. 蜜炙：将蜂蜜置锅内，加水适量，加热稀释后倒入五味子，用文火炒至不黏手为度，取出，放凉。100千克五味子，用蜂蜜18千克。

【炮制作用】

1. 生用：生津止渴，敛汗，止咳。

2. 酒蒸：增强其滋肾涩精的作用。

3. 醋蒸：增其敛肺止咳作用。

4. 蜜炙：敛肺，润肺，止咳。

【功用主治】收敛固涩，益气生津，宁心安神。主治久咳虚喘，梦遗滑精，尿频遗尿，久泻不止，自汗，盗汗，津伤口渴，心悸失眠。

《本草蒙筌》："风寒咳嗽，南五味为奇。虚损劳伤，北五味最妙。"

《日华子》："明目，暖水脏，治风，下气，消食，霍乱转筋消水肿，反胃，心腹气胀，止渴，除烦热，解酒毒，壮筋骨。"

【用法用量】内服：煎汤3~6克，入丸、散1~3克。

【宜忌】外有表邪，内有实热，或咳嗽初起，麻疹初发者均慎服。

【选方】

1. 治咳：罂粟壳（去瓤，破皮，洗净，炒黄）200克、五味子（北五味）100克、研细末，蜜为丸，弹子大。每服一丸，水一杯，浸泡澄清，临睡温服（《卫生家宝方》五味子丸）。

2. 治阳痿不起：五味子（酒制）、菟丝子、蛇床子各等份，研细末为丸，梧桐子大，每日服3次，每次服30丸（《千金方》）。

3. 治睡中盗汗：北五味50克，研末，用唾液调饼，敷脐上，布扎定睡，天明取下。

4. 治口腔生疮：用北五味50克、滑石粉、黄柏（蜜炙）各25克，研细末，干粉撒在疮面上。

西瓜皮

【处方用名】西瓜皮，西瓜翠衣。

【药性】甘，凉。归心、胃、膀胱经。

【炮制】除去杂质，清水洗净，略晾，切段，干燥。

【功用主治】清热，解渴，利尿。主治暑热烦渴，小便短少，水肿，口舌生疮。

【用法用量】

1. 内服：煎汤9~30克，或焙干研末。

2. 外用：烧存性，研末撒，或鲜研汁涂患处。

【宜忌】脾胃虚寒者忌用。

【选方】

1.治肾炎水肿：西瓜皮(干品)40克、白茅根(鲜品60克，干品25克)，水煎服，日分2~3次服。

2.治心热烦，口舌生疮：西瓜皮15克、炒栀子6克、赤芍9克、黄连、甘草各5克煎服。

3.治糖尿病，口渴，尿混浊：西瓜皮、冬瓜皮各15克，天花粉12克，水煎服。

香　橼

【处方用名】香橼，香园，枸橼。

【药性】辛，苦，酸，温。归肝、肺、脾经。

【炮制】生用：取原药材，除去杂质，润透去瓤，切厚片，晒干。

【功用主治】理气降逆，宽胸化痰。主治胸腹满闷，胁肋胀痛，咳嗽多痰。

《本草再新》："平肝舒郁，理肺气，通经利水，治腰痛脚气。"

《本草省常》："下气，消食，化痰，解酒。散愤懑之气，除恶浊之气。"

【用法用量】内服：煎汤3~6克，或入丸、散。

【宜忌】虚人慎服。

《本草通玄》："不可单用，多用，多用单用损正气。"

【选方】治腹部臌胀：陈香橼1枚连瓤，大核桃肉2枚连皮，砂仁10克。各煅存性，研细末，空服，砂糖拌调，日服1剂。

小茴香

【处方用名】小茴香，生茴香，盐小茴，盐茴香，茴香(处方写茴香、小茴香、小茴取盐炙)。

【药性】辛，温。归肝，肾，膀胱，胃经。

【炮制】

1.生品：取原药材，拣去梗及杂质，筛去灰屑。

2.盐炙：取干净小茴香，用盐水拌匀，待盐水吸尽后，用文火炒至微黄色，取出，放凉。100千克茴香，用食盐2千克。

【炮制作用】盐炙：引药入肾，增其疗疝作用。

【功用主治】温肾暖肝，行气止痛，和胃。主治寒疝腹痛，睾丸偏坠，脘腹冷痛，食少吐泻，胁痛，肾虚腰痛，痛经。

【用法用量】内服：煎汤3~6克，或入丸、散。

【宜忌】阴虚火旺者忌服。

【选方】

1.治小肠气痛：小茴香(盐炙)、枳壳(麸炒)各50克、没药25克，研细末，每服5克，热酒冲服。

2.治睾丸偏坠：茴香(盐炙)25克、橘核(去壳，研末，压去油)、山楂肉各50克，共研细末，每服20克，空心温酒调服。

3.治一切水气，四肢肿痛：茴香(盐炙)、乌药(生用)、高良姜(汤浸，焙干)、青橘皮(去瓤)，各50克，上5味研末，黄酒半杯，煎去渣，温服。

杏　仁

【处方用名】苦杏仁，生杏仁，杏仁，炙杏仁(处方写苦杏仁，杏仁，取炒黄或麸炒者)。

【药性】苦，微温，小毒。归肺、大肠经。

【炮制】

1.生用：取原药材，除去杂质及残留硬壳、糜烂者，筛去皮屑，用时捣碎。

2.燀杏仁：将净杏仁置沸水中，略烫，至外皮微胀时捞出，用凉水稍浸，搓去外皮，晒干后，簸其皮。

3.炒杏仁：取燀皮杏仁置锅内，用文火炒至表面微黄，取出放凉。

4.杏仁霜：取燀皮杏仁碾成泥状，用压榨机冷压去油，反复压榨，压制不粘，结成饼为度，碾细过筛。

5.蜜炙：取燀杏仁，碾成碎块，放入稀释后的蜂蜜内，文火炒至不黏手为度，取出，放凉。100千克燀杏仁，用蜂蜜10千克。

【炮制作用】

1.生杏仁：多用于喘咳及润肠通便。

2.燀杏仁：用于多用于喘咳，无外感咳嗽者尤宜。

3.炒杏仁：能温肺散寒，用于肺寒久咳。

4.杏仁霜：止咳平喘，而无滑肠之虞。

5.蜜杏仁：常用于肺燥咳嗽及肠燥便秘。

【功用主治】降气化痰，止咳平喘，润肠通便。主治外感咳嗽，喘满，肠燥，便秘。

《医学启源》："其用有三：润肺其一也，消宿食二也，升滞气三也。"

【用法用量】内服，煎汤3~10克，或入丸、散。杏仁霜入汤剂需布包。外用，捣敷。

【宜忌】阴虚咳嗽及大便溏泄者，禁服。不宜量大，不宜久服。

【选方】治肺燥喘热，大肠便秘：杏仁（去皮尖）500克、水230毫升，研取杏仁汁，入生蜜200克，甘草5克，装入瓷罐中加热，慢火，熬成稀膏，瓷器盛之，睡前加入开水冲一勺混服，如无上证，加盐少许，长服润五脏（《卫生简易方》）。

亚麻子

【处方用名】亚麻子，胡麻子，胡麻仁，胡麻。

【药性】甘，平。归肝、肺、大肠经。

【炮制】拣去杂质，清水洗净，捞出晒干。

【功用主治】养血祛风，润燥通便。主治麻风，皮肤干燥，瘙痒，脂溢性脱发，疮疡，湿疹，烫伤，肠燥便秘，以及咳嗽气喘。

【用法用量】内服，煎汤5~10克，或入丸、散；外用，炸油涂。

【宜忌】大便滑泄者禁用，孕妇慎服。

【选方】

1.治老人皮肤干燥，起鳞屑：亚麻子、当归各90克，紫草30克，研粉糊成蜜丸，每服10克，开水送服，每日服二次。

2.治过敏性皮炎，皮肤瘙痒：亚麻子、白鲜皮、地骨皮各90克，研粉糊成蜜丸，每服10克，温开水送服。

3.治老人或病后体虚便秘：亚麻子、当归、桑椹子各等份，研细末做蜜丸，每日3次，每次10克。

益智仁

【处方用名】益智，生益智，益智仁，盐益智，炒益智（处方写益智，益智仁，取盐炙）。

【药性】辛，温。归脾、肾经。

【炮制】

1.生用：取原药材，除去杂质，去外壳，用时捣碎。

2.炒黄：取生品置锅内，用武火炒至外

壳呈焦褐色，果仁呈黄色，取出研去壳。

3.盐炙：取生品，用盐水拌匀润透，置锅内，用文火炒干。100千克益智仁，用盐2千克。

【炮制作用】

1.生品：燥性较大，温脾止泻，摄涎唾为主。

2.炒黄：去燥性。

3.盐炙：引药入肾，增其暖肾固精，固气，涩精作用。

【功用主治】温脾止泻，摄涎，暖肾缩尿，固精。主治脾胃虚寒，呕吐，泄泻，腹中冷痛，多唾涎，肾虚遗尿，尿频，遗精，白浊。

【用法用量】内服：煎汤3~9克，或入丸、散。

【宜忌】阴虚火旺者慎服。

【选方】

1.治伤寒阴盛，心腹痞满，呕吐泄利，手足厥冷，一切冷气奔冲，心胁脐腹胀满绞痛：川乌（炙）200克，益智仁（生用）100克、干姜（炮）25克、青皮（去内白）150克、大枣150克。同研末，成水丸，每服15克，日2服，饭前，姜汤温服。

2.治腹胀忽泻，日夜不止，诸药无效，此气脱也：益智仁生用（去壳）100克，煎汤服。

薏苡仁

【处方用名】薏苡仁，生薏苡仁，生薏仁，炒薏米，土炒薏米（不写生薏米取炒品）。

【药性】甘，淡，微寒。归脾、胃、肺经。

【炮制】

1.生用：取原药材，除去杂质及残留的外壳，清水洗净，捞出晒干。

2.炒黄：取净薏仁置锅内，用中火炒至黄色、鼓起为度，取出放凉。

3.麸炒：将麸皮撒于锅内，用中火炒至麸皮冒烟时，加入薏仁，炒至黄色、鼓起为度，取出，筛去麸皮，放凉。100千克薏仁，用麸皮9千克。

4.土炒：将灶心土置锅内炒松，倒入薏米，用中火炒至表层焦黄色、鼓起为度，取出，筛去灶心土，放凉。100千克薏仁，用土30千克。

【炮制作用】

1.生用：清肺热，利湿去水，排脓消痈。

2.炒黄：健脾利湿。

3.麸炒：和中健脾。

4.土炒：燥湿健脾，增其止泻作用。

【功用主治】利湿健脾，舒筋除痹，清热排脓。主治水肿，脚气，小便淋沥，湿温病，泄泻，带下，风湿痹病，筋脉拘挛，肺痈，肠痈，扁平疣。

【用法用量】内服：煎汤10~30克，或入丸、散。健脾益胃益炒用，利水渗湿，清热排脓，舒筋去痹，均宜生用。本品力缓，宜多服久服。

【宜忌】脾虚无湿，大便干结者及孕妇慎服。

【选方】

1.治水肿，喘急：郁李仁100克研细粉，以水滤汁，煮薏仁饭，一日量，分2次服用。

2.治鼻中生疮：用薏仁、冬瓜煎汤当茶饮。

3.治乳岩：延胡索、薏仁各50克，黄酒2盅，煎余一盅，空心服，出汗即愈。

4.治黄病：薏仁捣汁，和酒服。

罂粟壳

【处方用名】罂粟壳，米壳，炙罂粟壳，炙米壳（处方写罂粟壳，米壳取生品）。

【药性】酸，涩，微寒。归肺、肾、大

肠经。

【炮制】

1. 生用：取原药材，除去杂质及柄，碾碎（去种子）。

2. 蜜炙：先将罂粟壳碎块与蜂蜜拌匀、略润置锅内，用文火炒至不黏手为度，取出放凉。100千克罂粟壳碎块，用蜂蜜24千克。

【炮制作用】蜜炙：增强其润肺止咳作用。

【功用主治】敛肺涩肠，固肾，止痛。主治久咳劳嗽、泄泻、脱肛、脘腹疼痛、痢疾、遗精、白带、筋骨疼，止大肠下血。

【用法用量】内服：煎汤3~10克，或入丸、散。止咳用蜜炙；止泻痢用醋炙。

【宜忌】泻痢、咳嗽初期不宜服用，不宜久服。

【选方】

1. 治远年近喘咳可不已：罂粟壳（蜜炙）、人参、陈皮、甘草（炙）各50克，研末每服4克，临睡前乌梅汤送服（《宣明论方》安神散）。

2. 水泄不止：罂粟壳1枚（去蒂、膜）、乌梅肉、大枣各10枚，水1盏，煎7分，温服。

3. 治久痢：用醋炙罂粟壳，研末糊丸弹子大，每服1丸，水1盏，姜3片，煎7分，水冲服。

4. 治小儿赤白痢，日夜不止：醋炒罂粟壳25克，炒赤色槟榔25克，用量同等。赤痢用蜜水腹；白痢用砂糖水冲服（罂粟、槟榔研细末）。

樱桃核

【处方用名】樱桃核。

【药性】辛，温。归肺经。

【炮制】生用：取原药材，除去杂质及残留，果肉洗净干燥，筛去灰屑，用时捣碎。

【功用主治】发表透疹，消瘤去瘢，行气止痛。主治痘疹初期透发不畅，皮肤瘢痕，瘿瘤、疝气疼痛。

【用法用量】内服，煎汤5~15克；外用，磨汁涂，或煎水洗。

【宜忌】阳证（痘症）忌服，春季、夏季不可用。

【选方】

1. 治瘿瘤初起：醋磨敷之。

2. 治疗疝气疼痛：樱桃核捣碎，醋炒，研末，每服6克，每日2次冲服。

3. 治疮痘瘢：用樱桃核，研细敷之。

油菜籽

【处方用名】芸薹子，油菜籽。

【药性】辛，甘，平。归肝、大肠经。

【炮制】

1. 生用：取原药材，除去杂质，洗净晒干，用时捣碎。

2. 炒黄：取生品，文火加热，炒至颜色加深、爆裂，取出筛去灰屑。

【炮制作用】炒黄：宜煎煮。

【功用主治】活血化瘀，消肿散结，润肠通便。主治产后恶露不尽、瘀血腹痛、痛经、肠风下血、血痢、风湿关节肿痛、痈肿丹毒、乳痈、便秘，粘连性肠梗阻。

《千金方》："治梦中遗精。"

《纲目》："行滞气，破冷气，散结消肿。治难产，产后心腹诸疾，赤丹热肿，金疮血痔。"

《湖北中草药志》："行血破气，散结消肿，催产。用于四肢肿痛，避孕，难产。"

【用法用量】内服，煎汤5~10克，或入丸、散；外用，研末调敷。

【宜忌】血虚者禁用。

【选方】

1.治痔漏,肠风:用油菜籽(炒)200克,研末,酒糊丸,梧桐子大,每服50丸,温黄酒下,日服1次。

2.治粘连性肠梗阻:油菜籽(炒)150克、小茴香60克。水煎,分数次服。

郁李仁

【处方用名】郁李仁。

【药性】辛,苦,甘,平。归脾、大肠、小肠经。

【炮制】

1.生用:取原药材,除去杂质,用时捣碎。

2.炒黄:取净郁李仁置锅内,用文火或至深黄色,并有香味溢出,取出放凉。

3.朱砂郁李仁:取净郁李仁喷少许清水,使外表稍润,撒入朱砂粉,颠动均匀,取出风干。每千克郁李仁,用朱砂粉18克。

4.蜜炙:将蜂蜜置锅内,加水适量加热至沸起,倒入净郁李仁拌匀,文火炒至不黏手为度,取出,放凉。100千克郁李仁,用蜂蜜12千克。

【炮制作用】

1.生品:行气通便力较强,用于气滞肠燥便秘。炒黄:用于利小便,清水肿。

2.拌朱砂:用于焦虑失眠。

3.蜜炙:常用于肠燥便秘。

【功用主治】润肠通便,下气利水。主治肠燥便秘,小便不利,水肿腹满,脚气。

《药性论》:"治肠中结气。关格不通。"

【用法用量】内服:煎汤3~10克,或入丸、散。

【宜忌】孕妇慎服,大便不实者,禁服。

【选方】1.治产后肠胃燥热,大肠秘结:郁李仁(生品)研细、朴硝(研细)各50克、当归(油炙)、生地(焙)各100克,研粗末。每服20克,水1盏,煎至七分去渣,温服,未通再服。

Z

皂　荚

【处方用名】猪牙皂,皂荚,牙皂。

【药性】辛,咸,温,有毒。归肺、肝、胃、大肠经。

【炮制】

1.生用:取原药材,拣去杂质,洗净干燥,用时捣碎。

2.炒制:取生品置锅内,用文火炒至表面色泽加深、发亮时取出,放凉。

【功用主治】祛痰止咳,开窍通闭,杀虫散结。主治痰咳喘满,中风口噤,痰涎壅盛,神昏不语,癫痫,喉痹,二便不通,痈肿疥癣。

《本草述》:"主治中暑风,喉塞肿痛,风邪痫疾,风涎眩晕,胸膈痞塞,痰逆呕吐反胃,除风湿肿满,利二便关膈。"

【用法用量】内服,1~3克,多入丸、散;外用,研末,搐鼻,或煎水洗,或研末掺,或调敷,或熬膏涂,或烧烟熏。

【宜忌】体虚者,咯血者及孕妇禁服。恶麦冬,畏空青、人参、苦参。

【选方】

1.治大小便不通,关格不利:烧皂荚,研细,粥饮15克,立通。

2.治眉落:皂荚(焙)、鹿角(煅灰)各等份,用生姜捣匀,频擦眉棱骨上,则眉新生。

栀　子

【处方用名】栀子,炒栀子,焦栀子,黑

栀子，栀子炭，姜栀子，酒栀子，栀子皮，栀子仁（处方写栀子，取生品）。

【药性】苦，寒。归心、肝、肺、胃、三焦经。

【炮制】

1. 生用：取原药材，除去杂质，筛去灰屑，用时捣碎。

2. 炒黄：取生品置锅内，文火炒至深黄色为度，取出放凉。

3. 炒焦：取生品置锅内，文火炒至老黄色为度，取出放凉。

4. 炒炭：取生品置锅内，武火炒至外呈黑色，内呈褐色，喷清水，灭尽火星，取出晾干。

5、姜炙：取生品，用姜汁拌匀润透置锅内，用文火炒干。100千克栀子，用鲜姜10千克。

【炮制作用】

1. 生用：清热泻火，凉血解毒，栀子仁，善去内热，栀子皮善去机表热。

2. 炒黄：缓和药性，炒栀子仁，增强凉心血作用。

3. 炒炭：凉血、止血。

4. 炒焦：治心中烦，不眠。

5. 姜炙：缓和寒性，增其除烦止呕作用。

【功用主治】泻火除烦，清热利湿，凉血解毒。主治热病心烦，肝火目赤，头痛，湿热黄疸，淋证，吐血，衄血，血痢，尿血，口舌生疮，疮疡肿毒，扭伤肿痛。

【用法用量】内服，煎汤5~10克，或入丸、散；外用，研末掺或调敷。

【宜忌】脾虚便溏，胃寒作痛者慎服。

【选方】治热水肿：栀子25克、木香8克、白术13克。研粗末，水煎服，分2次服下。

枳椇子

【处方用名】枳椇子。

【药性】甘，平。归胃经。

【炮制】生用：取原药材，除去杂质及果柄，清水洗净，干燥，筛去灰屑，用时捣碎。

【功用主治】解酒毒，止渴除烦，止呕，利大小便。主治醉酒，烦渴，呕吐，二便不利。

《滇南本草》：治一切左瘫右痪，能解酒毒，泡酒服之，能舒筋活络，久服轻身延年，小儿疳虫可化，也能健胃养脾。

【用法用量】内服：煎汤6~15克，或泡酒服。

【宜忌】脾胃虚寒者禁服。反乌头，多食损齿。

【选方】

1. 治醉酒：枳椇子（捣碎）12克、葛根（花）9克，煎水放凉服。

2. 治风湿麻木：枳椇子120克、白酒500克，浸泡5天，每服1小杯，日服2次。

3. 治手足抽搐：枳椇子、四块瓦、蛇莓各15克，水煎服。

枳　壳

【处方用名】生枳壳，枳壳，炒枳壳（处方写枳壳，取麸炒者）。

【药性】苦，酸，微寒。归脾、肺、胃、大肠经。

【炮制】

1. 生用：取原药材，除去杂质，挖去瓤、核，清水洗净，润透切片，一厘米厚，晒干。

2. 麸炒：麸皮置锅内，中火加热，待锅

内麸皮冒烟时,加入生枳壳,快速翻动拌炒至深黄色为度,取出,筛去麸皮,放凉。100千克枳壳,用麸皮10千克。

【炮制作用】麸炒:缓和其辛燥之性,增强其理气和胃的作用。

【功用主治】理气宽胸,行滞消积。主治胸膈痞满,胁肋胀痛,食积不化,脘腹胀满、下痢后重,脱肛,子宫脱垂。

《日华子》:"健脾开胃,调五脏,下气,止呕逆,消痰,治反胃,霍乱,泻痢、消食、破结、癥瘕、除风明目及肺气水肿,利大小肠,皮肤炎。"

【用法用量】内服,煎汤3~9克,或入丸、散;外用,煎水洗。

【宜忌】气血双虚者不可用,损气。

【选方】

1. 治直肠脱垂:10岁以下儿童每日用枳壳30克、甘草3~9克,水煎服,日分3次,成人每日用枳壳30~60克、升麻9克、炙甘草6~12克、白参、生黄芪,根据身体状况适当加减,煎汤。日3服。

2. 治子宫脱垂:枳壳、蓖麻根各15克,水煎兑鸡汤服,日分2次。

枳　实

【处方用名】枳实,生枳实,江枳实,炒枳实,枳实炭(处方写枳实、江枳实取炒黄或麸炒者)。

【药性】苦,辛,微寒。归脾、胃、大肠经。

【炮制】

1. 生用:取原药材,除去杂质,洗净润透切片,一毫米厚,晒干。

2. 炒黄:取生品置锅内,用文火加热,炒至淡黄色为度,取出放凉。

3. 麸炒:取生品,待锅内麸皮炒冒烟时,倒入锅内,拌炒至淡黄色为度,取出,筛去麸皮,放凉。

4. 炒炭:取生品置锅内,用武火加热,炒至内呈黑色为度,喷清水,灭尽火星,取出放凉。

【炮制作用】

1. 炒黄、麸炒:增其消积,健脾作用。

2. 炒炭:止血,宽中。

【功用主治】破气消积,化痰除痞。主治积滞内停,痞满,胀痛,大便秘结,泻痢后重,结胸,胸痹,胃下垂,子宫脱垂,脱肛。

【用法用量】内服,煎汤3~10克,或入丸、散;外用,研末调涂,或炒热熨。

【宜忌】脾胃虚弱者及孕妇慎用。

【选方】

1. 治大便不通:枳实、皂荚各等份,研末,米汤冲服。

2. 治痞,消食,强胃:白术100克、枳实(麸炒)50克,研细末,糊丸,梧桐子大,每服50丸,日2服。

紫苏子

【处方用名】紫苏子,生苏子,苏子,炒苏子,炙苏子(处方写紫苏子,苏子,取炒苏子)。

【药性】辛,温。归肺、大肠经。

【炮制】

1. 生用:取原药材,除去杂质,洗净干燥。

2. 炒黄:取生品放入锅内,用文火炒至有爆裂声、有香味取出,放凉。

3. 蜜炙:先将蜂蜜至锅内,加热至沸,倒入净苏子,用文火炒至不黏手为度,取出放凉。100千克苏子,用蜂蜜24千克。

【炮制作用】

1. 炒黄:缓和其辛散作用。

2.蜜炙：增强其祛痰镇咳作用。

【功用主治】降气，消痰，平喘，润肠。主治痰壅气逆，咳嗽气喘，肠燥，便秘。

【用法用量】内服：煎汤5~15克，或入丸、散。

【宜忌】肺虚咳喘，肺虚便溏者禁用。

【选方】

1.治小儿咳嗽，声如拉锯，老人咳嗽吼喘：苏子（炙）5克、甜杏仁50克、年老加白蜜10克，共研末，大人每服15克，小儿每次5克，白开水送下（《滇南本草》苏子散）。

2.治积痰，宿滞：苏子（炒）50克、白芥子（炒）50克、韭子（炒）50克，共研末，水3碗，煎余1碗，煎如稀粥，热服（《医学正印》三子散）。

第七章　全草类

B

白毛藤

【处方用名】白毛藤，白英。

【药性】甘，苦，寒，有小毒。归肝、胆、肾经。

【炮制】生用：取原药材，除去杂质，喷水洗净，稍润，切段9~12毫米，晒干。

【功用主治】清热利湿，解毒消肿。主治湿热黄疸，胆囊炎，胆结石，肾炎水肿，风湿关节痛，妇女湿热带下，小儿高热抽搐，痈肿瘰疬，湿疹瘙痒，带状疱疹。

《湖北中草药志》："清热解毒，利水消肿，抗癌止痛。用于感冒发热，黄疸型肝炎，痢疾，肾炎水肿，胆囊炎，胆结石，淋巴结核，食管癌，子宫癌，肠癌，子宫颈糜烂，白带，痈疖肿毒，带状疱疹。"

【用法用量】

1.内服：煎汤15~30克，或浸酒。

2.外用：煎水洗或捣敷，或捣汁涂，滴耳。

【宜忌】本品有毒，不宜过量服用。

【选方】

1.治胆囊炎：白英60克、栀子24克、金钱草30克，水煎服。

2.治风痛：桑黄100克、白英100克，切碎，用黄酒6斤，煎一个半小时，每日服1小碗。

3.治风湿关节痛：白英30克、忍冬30克、五加皮30克、白酒500克，泡服。

4.治皮肤瘙痒：白英、苦楝树叶各适量，水煎洗患处。

白屈菜

【处方用名】白屈菜。

【药性】苦，凉，有毒。

【炮制】生用：取原药材，除去杂质，清水喷洗，稍润，切段9~12毫米，晒干。

【功用主治】镇痛止咳，利尿解毒。主治胃痛，腹痛，肠炎痢疾，久咳，黄疸，水肿腹水，疥癣疮肿，蛇虫咬伤。

《吉林中草药》："利尿，疏肝，止痛。治水肿，黄疸，肝硬化。外治肿瘤及蜂蜇。"

《中国药用植物志》："治胃痛及溃疡。外用疥癣药及消肿药，以生汁涂布敷之。"

【用法用量】内服：煎汤9~18克。本品有毒，用量不宜过大。

【选方】

1.治慢性胃炎、胃肠道痉挛性疼痛：白屈菜、橙皮，按2:1比例用高度白酒浸泡，每次服药酒5克，日服3次。

2.治肠炎痢疾：白屈菜12克、叶下珠30克，水煎服。

3.治黄疸：白屈菜9克、蒲公英30克、茵陈20克、臭草根12克，水煎服。

4.治肝硬化腹水：公英15克、茵陈30克、白屈菜3克，水煎分二次服。

5.治顽癣：白屈菜适量，用高度白酒浸泡，擦患处。

白花蛇舌草

【处方用名】白花蛇舌草，蛇舌草。

【药性】苦，甘，寒。归心、肺、肝、大肠经。

【炮制】生用：取原药材，除去杂质，清水洗净，稍润，切段，晒干。

【功用主治】清热解毒，活血消肿，利湿退黄。主治肺热喘嗽，肺痈，咽喉肿痛，肠痈，疖肿疮疡，热淋涩痛，水肿，痢疾肠炎，湿热黄疸，癌肿，毒蛇咬伤。

《广西本草选编》："主治癌肿，乙型脑炎，肝炎，痢疾，气管炎。"

《常用中草药手册》："……主治各种感染：扁桃体炎、咽炎、阑尾炎、急性黄疸型或无黄疸型肝炎、恶性肿瘤、尿路感染。"

【用法用量】内服，煎汤15~30克，大剂量可用60克。外用，捣碎敷。

【宜忌】孕妇禁服。

【选方】

1.治肺炎、肺痈：白花蛇舌草、芦根、鱼腥草各30克，水煎，分早、晚2次服(《湖北中草药志》)。

2.治阑尾炎：白花蛇舌草120克，煎浓汁(鲜品捣烂榨汁半茶杯)配同等量的蜂蜜，水冲服(《广东中药》)。

3.治子宫颈糜烂：白花蛇舌草、夏枯草、一枝黄花各30克、贯众15克，水煎服(《浙江民间常用中草药》)。

4.治急性阑尾炎：白花蛇舌草60克，水煎服。第1天服4剂，第2天服3剂。

百蕊草

【处方用名】百蕊草。

【药性】辛，微苦，寒。归肺、脾、肾经。

【炮制】生用：取原药材，除去杂质，洗净，捞出，切段0.9~1.2毫米，晒干。

【功用主治】清热，利湿，解毒。主治风热感冒，中暑，肺痈，乳蛾，淋巴结结核，乳痈，疖肿，淋证，腰痛，遗精，黄疸。

【用法用量】内服，煎汤9~30克，研末或浸酒。外用，研末调敷。

【选方】

1.治慢性气管炎：百蕊草60克、筋骨草45克，水煎，日分3次服。

2.治感冒：百蕊草30克，水煎当茶饮。

3.治急性扁桃体炎，急性肾炎：百蕊草、鸭跖草、白茅根各30克，煎水当茶饮。

4.治急性胆囊炎，肠炎：百蕊草、茵陈各30克，煎茶当茶饮。

败酱草

【处方用名】败酱草(分白花和黄花败酱草)，黄、白均可入药。

【药性】苦，辛，微寒。归肺、大肠、肝经。

【炮制】生用：取原药材，除去杂质，洗净稍润，切段6~12毫米，干燥。

【功用主治】清热解毒，破瘀排脓。主治肠痈，肺痈，痢疾，带下，产后瘀滞腹痛，热毒痈肿。

【用法用量】内服，煎汤10~15克；外用，鲜品捣敷患处。

【宜忌】脾胃虚弱者及孕妇慎服。

【选方】

1.治赤白痢疾：鲜败酱草60克、冰糖15克，开水炖服。

2.治流行性腮腺炎：1~3岁用败酱草15~20克，4~15岁用20~40克，16岁到成人用40~60克。1日1剂，共治50例，服药1~3剂全部治愈。

《本草正义》：败酱草，能清热解结，利水消肿，破瘀排脓，宜用于实热。

半边莲

【处方用名】半边莲。

【药性】甘，平。归心、肺、小肠经。

【炮制】生用：取原药材，除去杂质，清水洗净，捞出稍润，切段0.9~1.2毫米，晒干。

【功用主治】清热解毒，利水消肿。主治毒蛇咬伤，多种癌症，痈肿疔疮，扁桃体炎，漆疮，湿热黄疸，膨胀水肿，湿疹足癣，跌打扭伤肿痛。

《福建药物志》："主治阑尾炎、肝炎、肝硬化腹水、肾炎、泌尿系统结石、肺痈、扁桃体炎、肠炎、小儿高热、乳腺炎、闭经、跌打损伤。"

【用法用量】内服，煎汤15~30克，或捣汁。外用，捣敷，或捣汁调涂，或滴耳。

【宜忌】脾胃虚寒者慎服。

【选方】

1.治肝癌：半边莲、半枝莲、黄毛耳草、薏苡仁各30克、天胡萝60克，水煎服。

2.治鼻癌：半边莲、老鹳草各60克，水煎服。

3.治喉蛾：鲜半边莲如鸡蛋大一团，放瓷碗内，好酒90克，捣极烂取药汁，分3次口服，每次20分钟，吐出。

4.治黄疸水肿，小便不利：半边莲30克，水煎白糖调服。

5.治肾炎：半边莲60克、六月雪根、虎刺根、黑豆各30克，水煎，忌盐，1日1剂。

半枝莲

【处方用名】半枝莲。

【药性】甘，苦，寒。归肺、肝、肾经。

【炮制】生用：取原药材，除去杂质，清水洗净，稍润，切段0.9~1.2毫米，晒干。

【功用主治】清热解毒，止血，消肿。主治热毒痈肿，咽喉疼痛，肺痈，肠痈，瘰疬，毒蛇咬伤，跌打损伤，各种出血，水肿，腹水及癌症。

《全国中草药汇编》："治肿瘤、阑尾炎、肝炎、肝硬化腹水、肺浓疡"。

《福建药物志》："颈淋巴结核、淋巴腺炎、胃痛、风湿性关节痛、小儿高热、白带、乳腺炎、角膜炎等病症。"

【用法用量】内服，煎汤15~30克，鲜品加倍，或入丸、散。外用，鲜品捣敷，捣汁涂，或点眼。

【宜忌】体虚者及孕妇慎服。

【选方】

1.治咽喉肿痛：半枝莲20克、马鞭草10克、食盐少许，水煎服。

2.治肝炎：半枝莲15克、红枣5枚，水煎服。

3.早期肺癌、肝癌、直肠癌：半枝莲、白花蛇舌草各30克，水煎服。

4.治鼻癌、宫颈癌、放疗后热性反应：半枝莲40克、夏枯草30克、金银花15克，水煎服。

4. 治癌性腹水：半枝莲60克、泽兰30克、薏苡仁30克、黄芪30克，1日1剂，分早晚各服1次。

薄 荷

【处方用名】薄荷，苏薄荷，薄荷叶。

【药性】辛，凉。归肺、肝经。

【炮制】

1. 生用：取原药材，除去杂质及老梗、老根，略喷清水，稍润，切段6~12毫米，晒干。

2. 蜜炙：取炼蜜加水适量，稀释后加入薄荷段，拌匀稍润，置锅内，文火炒至不黏手为度，100千克薄荷，用炼蜜35千克。

【功用主治】宣散风热，清利头目，利咽，透疹，疏肝解郁。主治风热表证，头痛目赤，咽喉肿痛，麻疹不透，风疹瘙痒，肝郁胁痛。

【用法用量】内服，煎汤3~6克，不可久煎，易后下，或入丸、散；外用，煎水洗，或捣汁涂敷。

【宜忌】表虚、汗多者禁服。多用多服久服散真气，致生百病。

【选方】

1. 治伤风咳嗽，鼻塞严重：薄荷10克、陈皮10克、杏仁10克，用竹叶15片，水煎服。

2. 治心肺壅热，头目不清，咽喉不利，精神昏浊，小儿膈热：薄荷100克、桔梗150克、防风100克、甘草50克，研末，每服20克，灯心草煎汤下。

3. 治皮肤隐疹不透，瘙痒：薄荷10克、荆芥10克、防风10克、蝉6克，水煎服。

薄荷叶

【处方用名】薄荷叶，断血流。

【药性】辛，苦，凉。

【炮制】生用：取原药材，除去杂质，洗净稍润，切段9~12毫米，晒干。

【功用主治】清热解毒，凉血活血。主治风热感冒，咳嗽，目赤肿痛，咽喉肿痛，白喉，腹痛痢疾，各种内外出血，肝炎，胆囊炎，痄腮，胃痛，关节疼痛，疮疡肿痛，湿疹，痔疮，跌打肿痛，毒蛇咬伤。

【用法用量】内服，煎汤15~30克，或捣汁服；外用，捣敷，或研末撒。

【选方】

1. 治感冒：薄荷叶15克、柴胡9克，炖水服。

2. 治风热感冒：薄荷叶、连翘各15克、桑叶、菊花各9克、淡豆豉12克，煎水服。

3. 治痔疮：鲜薄荷叶、鲜马齿苋各适量，捣烂外敷，干则更换。

萹 蓄

【处方用名】萹蓄。

【药性】苦，微寒。归膀胱、大肠经。

【炮制】生用：取原药材，除去杂质，抢水洗净，润软切段，9~12毫米，晒干。

【功用主治】利水通淋，杀虫止痒。主治淋证，黄疸，带下，泻痢，蛔虫病，蛲虫病，钩虫病，妇女阴蚀，皮肤湿疮，疥癣，痔疮。

【用法用量】

1. 内服：煎汤10~15克，或入丸、散，杀虫，单用30~60克，鲜品捣汁饮50~100克。

2. 外用：煎水洗，捣烂敷，或捣汁搽。

【宜忌】脾胃虚弱及阴虚患者禁服。

【选方】

1. 治尿道结石：萹蓄、活血丹(金钱草)各15克，水煎服；或用萹蓄、海金沙藤、车前草各30克，水煎服。

2.治疥癣、湿疮瘙痒、妇女外阴瘙痒：萹蓄适量，煎水外洗。

3.治痔疮，外阴糜烂，肛门湿痒：萹蓄60克、白矾15克，煎水外洗。

C

车前草

【处方用名】车前草。

【药性】甘，寒。归肝、小肠、膀胱经

【炮制】生用：取原药材，除去杂质，抢水洗净，稍润，切9~12毫米长段，晒干。

【功用主治】清热利尿，明目，解毒。主治热淋，石淋，血淋，尿血，白浊，带下，暑湿泻痢，衄血，肝热目赤，咽喉肿痛，痈肿疮毒。

《医林纂要》："补心，宁血热，泻肾热，清肝火，解血毒。"

【用法用量】内服，煎汤10~15克，或捣汁服；外用，煎水洗，绞汁涂。

【宜忌】若虚滑，精气不固者禁服。

【选方】

1.治小肠有热，血淋急痛：鲜车前草洗净，捣烂取汁，滤清汁饭前服1杯。

2.治急性黄疸型、无黄疸型肝炎：车前草1千克，或更多量，白糖适量，把车前草加煮两次，过滤清汁，再浓缩成膏，加入白糖混匀，干燥成粉，每日1~2次，每次相当于生药20克，冲服。

3.治头面肿：车前草适量，水煎服，大便秘结者加蜂蜜1勺。

穿心莲

【处方用名】穿心莲，一见喜。

【药性】苦，寒。归心、肺、大肠、膀胱经。

【炮制】取原药材，除去杂质，清水洗净，稍润，切段4~6毫米，干燥。

【功用主治】清热解毒，泻火，燥湿。主治风热感冒，温病发热，肺热咳喘，百日咳，肺痈，咽喉肿痛，鼻窦炎，中耳炎，结膜炎，胃火牙痛，急性菌痢，肠炎，湿热黄疸，淋证，丹毒，疮疡痈肿，湿疹，毒蛇咬伤，火烫伤。

《福建中医药》："能降低热性充血性高血压。"

《青岛中草药手册》："能治肾炎、血淋、膀胱炎、尿道炎、血栓闭塞性脉管炎。"

【用法用量】

1.内服：煎汤9~15克，独味30~60克，研末每次0.6~3克。

2.外用：捣烂或制成软膏，涂敷患处，或煎水滴眼、耳。

【宜忌】阳虚证及脾胃虚弱者，慎服，胃肠溃疡病患者，不宜服。

【选方】

1.治肺炎：穿心莲、十大功劳叶各15克、陈皮6克，水煎服。

2.治高血压：穿心莲2克泡茶饮。

3.治急慢性喉炎、口腔炎(溃疡)：穿心莲100克、薄荷脑2克、冰片2克，穿心莲研粉，其他两味研匀液化，三味药和匀喷喉或涂患处，每日1~2次。

4.治阑尾炎：野菊花30克、穿心莲15克，水煎服，日分2次服。

垂盆草

【处方用名】垂盆草。

【药性】甘，淡，微酸，凉。归肝、肺、大肠经。

【炮制】生用：取原药材，除去杂质，清水洗净，稍润，切段9~12毫米，干燥。

【功用主治】清热解毒，利湿。主治湿热黄疸、咽喉肿痛、痈疮肿毒、痢疾、淋证、水火烫伤、湿疹。

【用法用量】

内服，煎汤15~30克，鲜品50~100克，或捣汁服；外用，捣敷，或研末调搽，或取汁外涂，或煎水湿敷。

【宜忌】脾胃虚寒者慎服。

【选方】

1.治肝炎

1)急性黄疸型肝炎：垂盆草30克、茵陈蒿30克、板蓝根15克，水煎服。

2)迁延性肝炎：垂盆草(鲜)30克、紫金牛9克，水煎去渣加食糖适量，分上、下午服。

2.治肠炎，痢疾：垂盆草30克、马齿苋30克，水煎服，1日1剂。分2次服。

3.治咽喉肿痛：垂盆草15克、山豆根9克，水煎服。

4.治静脉炎、肌内注射引起的局部硬结及肿痛：取鲜垂盆草，洗净捣烂，加70度白酒，调拌后敷患处，外用塑料薄膜覆盖，绷带扎紧固牢，干后更换。用药多次后，红肿疼痛消失。

D

大　蓟

【处方用名】大蓟，大蓟炭。

【药性】甘，微苦，凉。归心、肝经。

【炮制】

1.生用：取原药材，除去杂质，抢水洗净，润透，切至0.8~1毫米厚，干燥。

2.炒炭：取大蓟根片置锅内，用武火加热，炒至表面焦黑色，内呈黑褐色，取出，喷水灭火星，凉透。

【炮制作用】炒炭：缓和其凉性，增强其止血作用。

【功用主治】凉血止血，行瘀消肿。主治各种出血，妇女崩漏，外伤出血，疮疡肿毒，瘰疬，湿疹，肝炎，肾炎。

《滇南本草》："消瘀血，生新血，消疮毒，散瘰结核，疮疡久不收口，生肌排脓。"

【用法用量】内服，煎汤5~10克；外用，捣敷。

【宜忌】虚寒出血，脾胃虚寒者禁服。忌铁器。

【选方】

1.治呕，吐，咯血：大蓟、小蓟、荷叶、扁柏叶、茅根、茜草、山栀、大黄、牡丹皮、棕榈皮各等分，烧灰存性，研细粉，用纸包，碗盖与地上一夜，出火毒，用时将白藕磨汁，或白萝卜磨汁半碗，饭后冲服25克(《十药神书》十灰散)。

2.治乳腺炎：大蓟根、夏枯草根、白茅根(均为鲜品)各等分，捣烂如泥，厚敷患处，大于硬块为宜，用塑料布盖好固定，每日换一次，重症日换2次(《中国农村医学》)。

淡竹叶

【处方用名】淡竹叶，竹叶。

【药性】甘，淡，寒。归心、胃、小肠经。

【炮制】生用：取原药材，除去杂质及残根，洗净，润透切段9~12毫米，晒干。

【功用主治】清热，除烦，利尿。主治烦热口渴，口舌生疮，牙龈肿痛，小儿惊啼，小便赤涩，淋浊。

【用法用量】内服：煎汤9~15克。

【宜忌】无实火、湿热者慎服，体虚有寒者禁服，孕妇勿服。忌酸、辣、大蒜、猪油、酒。

【选方】

1. 治热病烦渴：淡竹叶30克、白茅根30克、二花12克，水煎，分2~3次服（《广西民间常用中草药手册》）。

2. 治口腔炎、牙周炎、扁桃体炎：淡竹叶60克、犁头草、夏枯草各15克、薄荷9克，水煎服。

3. 治口舌糜烂：淡竹叶30克、木通9克、生地9克，水煎服。

4. 治咽喉肿痛：淡竹叶30克、山栀子根15克，水煎服。

5. 治小便不利，淋闭不通：淡竹叶50克、甘草5克、木通、滑石粉各10克，煎服（《本草汇言》）。

6. 治肺结核潮热：淡竹叶、青蒿各15克、地骨皮30克，水煎，连服7~14天。

倒扣草

【处方用名】倒扣草。

【药性】苦，酸，微寒。归肝、肺、膀胱经。

【炮制】生用：取原药材，除去杂质，洗净稍润，切段9~12毫米，干燥。

【功用主治】活血化瘀，利尿通淋，解表清热。主治经闭痛经，月经不调，跌打损伤，风湿关节痛，淋病水肿，湿热带下，外感发热，疟疾，咽痛，疔疮痈肿。

《福建药物志》："主治风湿关节痛，腰腿酸痛，尿道炎，急性肾炎，高血压，扁桃体炎，白喉，闭经，白带，痈疽肿毒。"

《广州部队常用中草药手册》："清热解表，利尿通淋，治感冒发热，暑热头痛，尿路结石，慢性肾炎。"

【用法用量】内服，煎汤10~15克；外用，捣敷或研末吹喉。

【宜忌】体虚血崩者及孕妇禁用。

【选方】

1. 治血滞闭经：倒扣草30~60克，马鞭草（鲜全草）30克，水煎，黄酒调服。

2. 治男女诸淋，小便不通：倒扣草（全草），黄酒煎服，连服多次。

3. 治腰肌劳损：倒扣草100克、猪瘦肉60克、冰糖30克，水煎，1日1剂，上、下午分食。

4. 治急性肾炎：倒扣草15克，加冷开水50克，捣烂，取浓汁，调白糖适量，口服，1日2次。

灯心草

【处方用名】灯心草，灯草，灯心，灯心炭（处方写灯心炭，取灯心炭，其他写法取生品）。

【药性】甘，淡，微寒。归心、肺、小肠、膀胱经。

【炮制】

1. 生用：取原药材，除去杂质，剪成3厘米左右长段。

2. 煅炭：取净灯心草扎成小把，置煅锅内，上扣一口径较小的锅，结合处，用盐泥封固，在盖锅上压以重物，并贴一条白纸或放数粒大米，用武火加热，煅至纸条或大米，呈焦黄色时停火，待锅凉后取出。

【炮制作用】煅炭：增其清热敛疮作用，多用于喉痹、乳蛾的治疗。

【功用主治】利水通淋，清心降火。主治热淋，水肿，小便不利，湿热黄疸，心烦不寐，小儿夜啼，喉痹，口舌生疮。

【用法用量】

1. 内服：煎汤1~3克，鲜品15~30克，或入丸、散。心烦失眠拌朱砂粉。

2. 外用：煅存性，研末撒，或鲜品捣烂敷。

【宜忌】下焦虚寒，小便失禁者禁服，多服久服，令人目暗。

【选方】

1.治五淋癃闭：灯心草50克、麦门冬、甘草各15克，浓煎服。

2.治心烦失眠：灯心草（朱砂粉拌）18克，煎水当茶饮。

3.治小儿夜啼：灯心草烧成灰，涂乳上，小儿吃。

地锦草

【处方用名】地锦草，地锦，铺地锦，爬山虎。

【药性】辛，微涩，温。

【炮制】生用：取原药材，除去杂质，稍润，切段0.9~1.2毫米，晒干。

【功用主治】祛风止痛，活血通络。主治风湿痹痛，中风半身不遂，偏正头痛，产后瘀血，跌打损伤，痈肿疮毒，蛇伤，带状疱疹，溃疡不敛。

《本草拾遗》："破老血，产后血结，妇人瘦损，不能饮食，腹中有块，淋沥不净，赤白带下，天行心闷。"

《江西中药》："活血祛风，筋骨疼痛，妇人赤白带下，由血滞者，皆治之。适用于关节风湿，腰脚软弱等症。"

【用法用量】内服，煎汤15~30克，或浸酒。外用，煎水洗，或磨汁涂，或捣烂敷。

【选方】

1.治风湿性关节炎：地锦草30克、石吊兰30克，炖猪蹄连服3~4次。

2.治半身不遂：地锦草15克、锦鸡儿根60克、千斤拔根30克，冰糖少许，水煎服。

3.治偏头痛：地锦草根30克、防风9克、川芎6克，水煎服，连服3~4剂。

4.治便血：地锦草（藤茎）、黄酒各500克，加适量水煎，每日服4次，分两天服完。

冬凌草

【处方用名】冬凌草，冰凌草。

【药性】温，辛。

【炮制】生用：取原药材，除去杂质，清水洗净，稍润，切段9~12毫米，晒干。

【功用主治】清热解毒，活血止痛。主治咽喉肿痛，感冒头痛，气管炎，慢性肝炎，风湿痹痛，蛇虫咬伤。

《全国中草药汇编》："对食管、贲门、肝、乳腺、直肠癌有一定的缓解作用，对放疗的副作用有防治作用。"

【用法用量】内服，煎汤30~60克，或浸酒。外用，煎水洗。

杜　衡

【处方用名】杜衡，马蹄香。

【药性】辛，温，小毒。

【炮制】生用：取原药材，除去杂质，清水洗净，稍润，切段9~12厘米长，干燥。

【功用主治】祛风散寒，消痰行水，活血解毒。主治风寒感冒，痰饮喘咳，水肿，风寒湿痹，跌打损伤，头痛，齿痛，胃痛，痧气腹痛，瘰疬，肿毒，蛇虫咬伤。

《荷兰药镜》："根及叶有酷烈之气，内服则呕吐，但其效力缓弱，非用半钱不吐。此根善利小便，又有发汗通经功效，用于水肿、腹水等。又治间歇热，内脏久寒及下利。将根细末吹入鼻中，用作轻嚏药，诱泄头中胶粘污液，治顽固头痛等"（注：一钱=50克）。

【用法用量】内服，煎汤1.5~6克，研末0.6~3克，或浸酒；外用，研末吹鼻，或鲜品捣敷。

【宜忌】体虚多汗者、咳嗽吐血者及孕妇禁服。大量服用可引起头痛、呕吐、黄疸、高血压。

【选方】

1. 风寒头痛，伤风伤寒，头痛，发热初起者：杜衡研末，每服50克，热酒调下，少顷，饮热茶一碗，催之出汗(《杏林摘要》香汗散)。

2. 治噎食膈气：杜衡200克、高度白酒450克，熬膏，每服两勺，酒调下，日3服(《孙氏集效方》)。

3. 治淋巴结核，瘰疬：杜衡根3克、威灵仙9克、牛膝6克，水煎服，饭后早、晚各服1次。忌猪头肉。

4. 治口舌生疮：杜衡根、黄连各等份，研粉敷患处。

E

鹅不食草

【处方用名】鹅不食草，不食草。

【药性】辛，温。归肺、肝经。

【炮制】生用：取原药材，除去杂质，洗净，润透，切段9~12毫米，晒干。

【功用主治】祛风通窍，解毒消肿，主治感冒，头痛，鼻渊，鼻息肉，咳嗽，哮喘，喉痹，耳聋，目赤翳膜，疟疾，痢疾，风湿痹痛，跌打损伤，肿毒，疥癣。

《广东中药》：“宣肺气，通窍，散瘀。”

【用法用量】

1. 内服：煎汤5~10克，或捣汁服。

2. 外用：捣敷或捣烂塞鼻，或研末嗅鼻。

【宜忌】气虚胃弱者禁用。

《广西中药志》：“阳实火盛者忌用。”

【选方】

1. 治伤风、头痛、鼻塞：鹅不食草搓揉，嗅其气，即打喷嚏，日2次。

2. 治鼻炎，鼻窦炎，鼻息肉，鼻出血：鹅不食草、辛夷花各3克，研末吹入鼻孔，或加凡士林20克，做膏涂鼻。

3. 治支气管哮喘：鹅不食草、瓜蒌、莱菔子各9克，水煎服。

4. 治黄疸型肝炎：鹅不食草9克、茵陈24克，水煎服。

5. 治膀胱结石：鹅不食草60克，洗净捣汁，加白糖少许，一次服完。

F

翻白草

【处方用名】翻白草。

【药性】甘，微苦，平。归肝、胃、大肠经。

【炮制】生用：取原药材，除去杂质，清水洗净，稍润，切段9~12毫米，晒干。

【功用主治】清热解毒，凉血止血。主治肺热咳喘，泻痢，疟疾，各种出血，崩漏，痈肿疮毒，瘰疬结核。

《广西中药志》：“根治产后脚软，流产。”

《浙江民间常用草药》：“软坚，消结。”

【用法用量】

内服，煎汤10~15克，或浸酒服；外用，煎水洗、熏，或鲜品捣敷。

【选方】

1. 治急性喉炎、扁桃体炎、口腔炎：翻白草鲜品，捣烂取汁，含咽。

2. 治大便下血：翻白草根45克，猪大肠不拘量同煮，去渣吃肠喝汤。

3. 治痛经：翻白草连根45克、益母草10克，水煎酌加红糖、黄酒服。

4.治淋巴结核：翻白草60克，黄酒750克，浸24小时后，隔水炖1小时，加红糖适量，每日1剂或隔日1剂，15天一疗程，如未愈可停药5日，续服。忌鱼、虾、鸡蛋、鹅蛋。

凤尾草

【处方用名】凤尾草。

【药性】淡，微苦，寒。

【炮制】生用：取原药材，除去杂质，洗净，切段，晒干。

【功用主治】清热利湿，消肿解毒，凉血止血。主治痢疾，泄泻，淋浊，带下，黄疸，疔疮肿毒，喉痹乳蛾，淋巴结核，腮腺炎，乳腺炎，高热抽搐，蛇虫咬伤，吐血，衄血，尿血，便血及外伤出血。

【用法用量】内服，煎汤9~15克，鲜品30~60克，或捣汁服；外用，捣敷。

【宜忌】虚寒泻痢者及孕妇禁服。

【选方】

1.治痢疾：凤尾草30克、地锦草15克，水煎，白糖调服。

2.治尿道结石：凤尾草、白花蛇舌草各15克、车前草、金钱草各30克，煎服。

佛甲草

【处方用名】佛甲草，佛指甲。

【药性】甘，淡，寒。

【炮制】生用：取药材，除去杂质，清水洗净，稍润，切段9~12毫米，干燥。

【功用主治】清热解毒，利湿，止血。主治咽喉肿痛，目赤肿痛，热毒痈肿，疔疮，丹毒，缠腰火丹，烫火伤，毒蛇咬伤，黄疸，湿热痢疾，便血，崩漏，外伤出血，扁平疣。

《岭南采药录》："治红白痢疾，水煎服。捣烂敷疮，散毒。"

《秦岭巴山天然药物志》："活血止痛，清热消肿，接骨，抗癌。"

【用法用量】内服：煎汤9~15克，鲜品20~30克，干品煮汤浓缩，或敷，或服，或点眼。

【宜忌】痈肿已溃勿用。

【选方】

1.治乳痈红肿：佛甲草、蒲公英、金银花，加甜酒捣烂外敷。

2.治烫火伤：佛甲草研末，冷水调敷患处。

3.治黄疸型肝炎，迁延性肝炎：佛甲草30克、当归9克、红枣10枚，水煎服。

浮　萍

【处方用名】浮萍，浮萍草。

【药性】辛、寒。归肺、膀胱经。

【炮制】生用：取原药材，除去杂质，洗净晒干。

【功用主治】发汗解表，利水消肿，清热解毒。主治风热表证，麻疹不透，隐疹瘙痒，水肿，癃闭，疮癣，丹毒，烫伤。

《别录》："下气，以沐浴生毛发。"

【用法用量】内服，煎汤3~9克，鲜品15~30克，或捣汁饮，或入丸、散；外用，煎水洗，研末撒，或调敷。

【宜忌】表虚，自汗者禁服。

【选方】

1.治身上虚痒：浮萍末5克、黄芩5克、同四物汤煎调下。

2.治消渴，饮水日至一石者：浮萍捣汁饮。

G

广藿香

【处方用名】广藿香，藿香，藿香梗(处方写藿香、广藿香取全藿香)。

【药性】辛，微温。归脾、肺、胃经。

【炮制】

1. 全藿香：取原药材，除去杂质及残根，清水洗净，捞出，润透，切6~7毫米厚，及时晒干。

2. 藿香梗：截取老梗，洗净，浸泡1~2小时，润透，切斜片0.9~1.2毫米厚，晒干。

【功用主治】芳香化湿，和胃止呕，祛暑解表。主治湿阻中焦之脘腹痞闷，饮食不振，呕吐，泄泻，外感暑湿之寒热头痛，湿温初起的发热身困，胸闷恶心，鼻渊，手足癣。

《珍珠囊》："补卫气，益胃气，进食，又治吐逆霍乱。"

《医林纂要》："补肝和脾，泻肺邪之清冷，舒胸膈之热郁。"

【用法用量】

1. 内服：煎汤5~10克，不宜久煎，或入丸、散。

2. 外用：煎水漱，或浸洗患部，或研末调敷。藿香叶偏于解表，梗偏于和中止呕。

【宜忌】阴虚者禁服。

【选方】

1. 治暑月吐泻：滑石粉(炒)100克、藿香梗18克，共研为末，每服5~10克，米泔水调服。

2. 治霍乱吐泻：陈皮、藿香叶各等份，每服25克，水一盏半，煎余七分，温服。

3. 治口臭：藿香，洗净煎汤，时时噙漱口。

广金钱草

【处方用名】广金钱草。

【药性】甘，淡，凉。

【炮制】生用：取原药材，除去杂质，清水洗净，润透，切9~12毫米长的段，晒干。

【功用主治】清热利湿，通淋排石。主治泌尿系统感染，泌尿系统结石，肾炎水肿，胆囊炎，胆结石，黄疸型肝炎，小儿疳积，痈肿。

【用法用量】内服，煎汤15~30克。外用，捣敷。

【宜忌】孕妇禁服。

【选方】

1. 治泌尿系统感染：广金钱草24克、车前草、海金沙、金银花各15克，水煎服，1日1剂。

2. 治膀胱结石：广金钱草60克、海金沙15克，水煎服，1日1剂。

3. 治胆结石：广金钱草30克、鸡内金10克，水煎服，1日1剂。

4. 治口腔炎及咽喉炎：广金钱草30克，煎水，冲蜂蜜服。

5. 治荨麻疹：广金钱草鲜品750克(干品400克)、生盐30克，捣烂外搽，另取广金钱草60克，水煎服。

H

黄芫花

【处方用名】黄芫花。

【药性】辛，温，小毒，归肺、大肠经。

【炮制】生用：取原药材，除去杂质，晾干或阴干。

【功用主治】泻下逐水，涤痰。主治水肿，痰饮，咳喘，传染性肝炎，精神分裂症，癫痫。

【用法用量】内服：煎汤3~6克，研末1.5~3克，治疗精神分裂症，必要时，用量可逐渐加大至6克，不可再多。

【宜忌】体质虚弱、溃疡病、孕妇禁服。反甘草，服后有不同程度的胃部灼痛和腹泻，慎用。

【选方】治疗精神分裂症：黄芫花研粉，每日2次，早晚饭前各服2克，10~20天为一个疗程。其主要作用为能使兴奋型患者安静，抑郁型患者情绪活跃，郁虚型患者有所缓解。

藿　香

【处方用名】藿香。

【药性】辛，微温。归肺、脾、胃经。

【炮制】生用：取原药材，除去杂质及枯叶、老梗、根，清水洗净，稍润，切5~6毫米，晒干。

【功用主治】祛暑解表，化湿和胃。主治夏令感冒，寒热头痛，胸脘痞闷，呕吐泄泻，鼻渊，手、足癣，妊娠呕吐。

《福建药物志》："治手脚癣。"

【用法用量】内服，煎汤6~10克，或入丸、散；外用，煎水洗，或研末搽。

【宜忌】不宜久煎，应后下，阴虚火旺者忌服。

【选方】

1.治急性肠炎：藿香30克(不可久煎)水煎，另用大蒜6瓣，捣烂加红糖15克，拌匀冲服，每日分2~3次服。

2.治胃腹冷痛：藿香6克、肉桂6克，研细末，每服3克，日服2次，白酒冲服。

3.治胃寒呕吐、胃腹胀痛：藿香、丁香、陈皮、制半夏、生姜各9克，水煎服。

J

鸡骨草

【处方用名】鸡骨草。

【药性】甘，微苦，凉。

【炮制】生用：取原药材，除去杂质，清水洗净，稍润，切段9~12毫米，干燥，并清除豆荚。

【功用主治】清热利湿，散瘀止痛。主治黄疸，胃痛，风湿骨病，跌打瘀痛，乳痈。

《岭南草药志》："清郁热，疏肝和脾，续折伤。"

《广州部队常用中药手册》："治急慢性肝炎，肝硬化腹水，胃痛，小便刺痛，蛇咬伤。"

【用法用量】内服，煎汤15~30克，或入丸、散；外用，鲜品捣敷。

【宜忌】本品种子有毒，炮制清除豆荚以防中毒。

【选方】

1.治黄疸病：鸡骨草60克、大枣8枚，水煎服。

2.治外感风热：鸡骨草60克，水煎，日分2次服。

3.治瘰疬：鸡骨草3千克，豨莶草2千克，研细末，蜜丸重3克，每服2丸，日3次，连服2~4周。

鸡矢藤

【处方用名】鸡矢藤，鸡屎藤。

【药性】甘，微苦，平。

【炮制】生用：取原药材，除去杂质，清

水洗净，稍润，切段6~12毫米长，干燥。

【功用主治】祛暑利湿，消积，解毒。主治中暑，风湿痹痛，食积，小儿疳积，痢疾，黄疸，肝脾肿大，瘰疬，肠痈，脚气，烫伤，湿疹，皮炎，跌打损伤，虫咬，蝎蜇。

《纲目拾遗》："治瘰疬，用根煎酒、内服、外涂、未破者消、已破者敛。"

《本草求原》："理脚湿肿烂，蛇伤。根解洋烟积。"

【用法用量】内服，煎汤10~15克，或浸酒服；外用，捣敷或煎水洗，大剂量可用30~60克。

【选方】

1.治风湿关节痛：鸡屎藤、络石藤各30克，水煎服。

2.治慢性气管炎：鸡矢藤30克、百部15克，枇杷叶10克。水煎服加盐少许，内服。

3.治阑尾炎：鲜鸡矢藤根或叶30~60克，水煎内服。

4.治皮肤溃疡久不收口：鲜鸡矢藤叶或嫩芽适量，捣烂搽患处。每次5克，日2~3次。

5.治神经性皮炎：鲜鸡矢藤叶，研烂擦患处。

积雪草

【处方用名】积雪草。

【药性】苦，辛，寒。归肺、脾、肾、膀胱经。

【炮制】生用：取原药材，除去杂质，洗净稍润，切段9~12毫米，干燥。

【功用主治】清热利湿，活血止血，解毒消肿。主治发热，咳喘，咽喉肿痛，肠炎，痢疾，湿热黄疸，水肿，淋证，尿血，衄血，痛经，崩漏，丹毒，瘰疬，疔疮肿毒，带状疱疹，跌打损伤，外伤出血，蛇虫咬伤。

《新修本草》："捣敷热肿丹毒。"

【用法用量】内服：煎汤15~30克，鲜品加倍。

【宜忌】虚寒者不宜用。

【选方】

1.治感冒头痛：积雪草30克、生姜9克，捣烂敷额上。

2.治哮喘：积雪草30克、黄疸草、薜荔藤各15克，水煎服。

3.治胆结石、膀胱结石：积雪草、鸡内金、竹节草各9克，水煎服。

4.治一切疔疮，阳性肿毒初起：积雪草、半边莲、犁头草各等份，捣烂敷患处。

芥　菜

【处方用名】芥菜。

【药性】辛，温。归肺、胃、肾经。

【炮制】生用：取原药材，除去杂质，清水洗净，稍润，切段9~12毫米，干燥。

【功用主治】利肺豁谈，消肿散结。主治寒饮咳嗽，痰滞气逆，胸膈满闷，砂淋，石淋，牙龈肿烂，乳痈，痔肿，冻疮，漆疮。

《别录》："除肾邪气，利九窍，明耳目，安中，久服温中"。

《日华子》："除邪气、止咳嗽上气、冷气疾。"

《纲目》："通肺豁痰，利膈开胃。"

【用法用量】内服，煎汤10~15克，或用鲜叶捣汁服；外用，煎水洗或烧存性研末敷。

【宜忌】食久则积温成热，辛散太甚，耗人真元，肝木受伤，昏人眼目，发人痔疮。

【选方】

1.消膀胱结石，小便不通：鲜芥菜2.5克，切碎，水适量，煎汤3碗，分多次服用。

2. 治牙龈肿烂出臭水：芥菜杆烧存性，研末，频敷患处。

3. 治乳痈、结硬疼痛：芥菜250克，切碎，水600毫升，煮取450毫升，倒入瓷罐内熏乳肿处。

4. 治痔疮肿痛：芥菜，捣烂成饼，频坐之。

5. 治漆疮瘙痒：芥菜煎汤洗之。

金沸草

【处方用名】金沸草

【药性】咸，温。归肺、大肠经。

【炮制】生用：取原药材，除去杂质，清水洗净，稍润，切段9~12毫米，干燥，筛去灰屑。

【功用主治】散风寒，化痰，止咳，消肿。主治风寒咳嗽，痰喘，疔疮肿毒，风湿疼痛。

《药性能毒》："消胸上痰结，唾如胶漆，去头目风，治噫气，除风湿痹。"

《天宝本草》："清肺除热，散寒去火，治呕喘咳嗽，吐衄，开窍通淋。"

【用法用量】内服，煎汤3~9克；外用，捣烂敷，或水煎洗。

【宜忌】阴虚劳咳者及温热燥咳者忌用。

【选方】

1. 治咳嗽、痰喘、胸闷：金沸草、前胡、炙半夏、枳壳各9克，水煎服。

2. 治风湿骨痛：金沸草、络石藤各15克，煎水服，另用鲜蓖麻叶适量，煨热敷患处。

金钱草

【处方用名】金钱草，过路黄。

【药性】甘，微苦，凉。归肝、胆、肾、膀胱经。

【炮制】生用：取原药材，除去杂质，清水洗净，稍润，切段9~12毫米，干燥，筛去灰屑。

【功用主治】清热，利湿，通淋，排石，解毒。主治湿热黄疸，热淋，肾炎水肿，肝，胆及泌尿结石，热毒痈肿，毒蛇咬伤。

【用法用量】

内服，煎汤15~60克，鲜品加倍或捣汁服；外用，鲜品捣后外敷。

【宜忌】风湿性关节炎，肩周炎，用鲜品煎水洗、熏，会引起接触性皮炎。

【选方】

1. 治急性黄疸型肝炎：金钱草90克、茵陈45克、板蓝根15克，水煎加糖适量，日服分3次，连服10~15剂。

2. 治胆囊炎：金钱草45克、虎杖根15克，水煎服，如有疼痛加郁金15克。

3. 治胆结石：金钱草60克、鸡内金18克，研细粉日分3次冲服。

4. 治石淋：金钱草、车前草各15克，煎水服。

5. 治痢疾：金钱草60克、鲜马齿见30克、枳壳9克，水煎服。

6. 治痔疮（内外痔）：金钱草50克，水煎服，1日1剂。

7. 治泌尿系统结石：金钱草300克，每日1剂，除上午11:30至下午1点不服外，其他时间均可服用，（每日不少于1500克药水）。腰痛剧烈尿血者加石韦30克、木通20克、赤芍30克（属气滞型）；暑热湿型的腰痛尿血，小便赤短灼热者加石韦30克、甘草30克、公英60克，排石最快4天，最慢30天。

8. 治肝、胆结石：金钱草60克，水煎3次，每次加水1千克以上，先用大火煮开，后用小火煎，每日早中晚，饭后服500克药水，30天为1疗程，每日1剂。

荆 芥

【处方用名】荆芥，炒荆芥，炙荆芥，荆芥炭(处方写荆芥，取生品)。

【药性】辛，微苦，微温。归肺、肝经。

【炮制】

1. 生用：取原药材，除去杂质及残根，清水洗净，稍润，切段6~8毫米，干燥。

2. 荆芥炭：取荆芥段置锅中，用武火加热，炒至面呈黑褐色，内部呈焦褐色，喷清水灭火星，取出，晾干。

3. 炒黄：取荆芥段置锅内，用文火加热，炒至微黄色为度，取出放凉。

4. 蜜炙：取荆芥段，放入稀释后的炼蜜中，拌匀置锅内，文火加热，炒至面呈黄色、不黏手为度，取出放凉。

【炮制作用】

1. 炒黄：去燥性。

2. 炒炭：入血分，止血、并能去血中之风。

3. 蜜炙：润肺，止痰。

4. 生用：解表散风，透疹。

【功用主治】祛风，解表，透疹，止血。主治感冒发热，头痛，目痒，咳嗽，咽喉肿痛，麻疹，风疹，痈肿，疮疥，衄血，吐血，便血，崩漏，产后血晕。

《本经》：“主寒热，鼠瘘，瘰疬生疮，破结聚气，下瘀血，除湿痹。”

《药性论》：“治恶风、贼风、口眼㖞斜、遍身顽痹，心虚忘事，益力添精，主辟邪毒气，除劳。主通利血脉，传送五脏不足气，能发汗，除冷风，又可捣末和醋涂封毒肿”。

【用法用量】

1. 内服：煎汤3~10克，或入丸、散。

2. 外用：煎水熏洗，捣烂敷，或研末调敷。

【宜忌】表虚自汗，阴虚头痛者禁服。忌食鱼。

【选方】

1. 治风热头痛：荆芥穗、石膏各等份，研细，每服10克，茶水调下。

2. 治风痰上攻，头目昏眩，咽喉肿痛，涎涕稠黏：荆芥穗100克、牛蒡子(炒)50克、薄荷50克，同研为末，饭后10克茶水调下，日3次。

3. 治风热，牙痛：荆芥、薄荷、细辛各等份，研末，每服10克，煮沸漱口含咽。

4. 治大便出血：荆芥炒为末，米饭调10克服，妇人用酒下。

5. 治一切风，口歪眼斜：鲜荆芥、鲜薄荷各500克，熬膏(装瓷器内)加入药渣(干为末)，三分之二和膏为丸，梧桐子大，每服20丸，日3次(《经验后方》)。

景天三七

【处方用名】景天三七。

【药性】甘，微酸，平。归心、肝经。

【炮制】生用：取原药材，除去杂质，温水洗净，稍润，切段9~12毫米，晒干。

【功用主治】散瘀止血，安神，解毒。主治各种内外出血，崩漏，紫斑，心悸，失眠，疮疖痈肿，烫火伤，毒虫蜇伤。

《草药新纂》：“作强壮药，治虚弱。”

《浙江药用植物志》：“散瘀，止血，安神。”

【用法用量】内服，煎汤15~30克，鲜品绞汁服30~60克；外用，鲜品捣敷，或研末撒敷。

【宜忌】脾胃虚寒者禁服。

【选方】

1. 治血小板减少性紫癜，消化道出血：景天三七30~60克，水煎服。

2. 治癔症、惊悸、失眠、烦躁、惊狂：景天三七30~90克，猪心一个（保留内部血质），置瓦罐中炖熟，去药渣，日2次，吃猪心，连吃10~30天。

3. 治神衰虚弱或久咳：景天三七9~14枚，嫩母鸡1只，景天三七纳入鸡腹中煮熟，吃鸡肉。

4. 治疮疔痈肿、黄水疮：景天三七鲜品适量，捣烂外敷。

K

扛板归

【处方用名】扛板归。

【药性】酸，苦，平。归肺、小肠经。

【炮制】生用：取原药材，除去杂质及根，喷潮，润软，干燥，筛去灰屑。

【功用主治】清热解毒，利湿消肿。主治感冒发热，肺热咳嗽，百日咳，疟疾泻痢，黄疸，臌胀，水肿，淋浊带下，吐血，便血，疔疮肿毒，丹毒，痄腮，乳腺炎，聤耳，喉蛾，瘰疬，痔瘘，鱼口便毒，风火赤眼，跌打损伤，蛇虫咬伤。

《采药志》："治反胃噎膈、疟疾……食积心痛、虚饱腹胀、阴囊肿大……产后遍身浮肿。"

【用法用量】内服，煎汤10~15克，鲜品20~45克；外用，捣敷，或研末调敷，或煎水洗。

【宜忌】体虚弱者及孕妇慎服。

【选方】

1. 治肝硬化腹水：扛板归茎叶1000克、夏枯草250克，焙干，研末，加面粉500克，炼蜜成丸，每服12克，日3次，饭后服，凉酒送服。

2. 治腰缠火丹（带状疱疹）：鲜扛板归叶捣汁，调雄黄粉适量，涂患处，日涂数次。

3. 治痔疮肛瘘：扛板归30克、猪大肠60克，炖汤服。

4. 治下肢关节肿痛：鲜扛板归60~90克，水炖服。

苦地丁

【处方用名】苦地丁，地丁。

【药性】苦，寒。归心、肝、大肠经。

【炮制】生用：取原药材，除去杂质，喷水洗净，略润，切段6~9毫米，干燥。

【功用主治】清热毒，消痈肿。主治流行性感冒，上呼吸道感染，扁桃体炎，传染性肝炎，肠炎，痢疾，肾炎，腮腺炎，结膜炎，急性阑尾炎，指疔，痈肿，丹毒，瘰疬。

【用法用量】内服，煎汤9~15克，鲜品30~60克，或捣汁服；外用，捣敷。

【选方】

1. 治麻疹热毒：地丁9克、连翘12克、菊花9克，煎水服。

2. 治急性黄疸型肝炎：苦地丁、茵陈各15克，水煎服。

3. 治水痘：苦地丁6克、甘草3克，煎水服。

4. 治痔疮：苦地丁，研粉装胶囊，日3服，每次4克，3天一疗程。

L

老鹳草

【处方用名】老鹳草，见血愁，老鸦爪。

【药性】苦，微辛，平。归肝、大肠经。

【炮制】生用：取原药材，除去杂质及须根，清水洗净，润透，切段0.9~1.2毫米，晒干。

【功用主治】祛风活血，清热利湿。主治风湿痹痛，肌肤麻木，筋骨酸楚，跌打损伤，泄泻，痢疾，疮毒。

《滇南本草》："祛诸风，皮肤瘙痒，通行十二经络。治筋骨疼痛，风痰，痿软，手足痉挛麻木，利小便，泻膀胱积热，攻散诸疮肿毒，退痨热发热，治风火牙痛。"

《现代实用中药》："止久泻，厚肠胃，调中健脾。"

《全国中草药汇编》："祛风湿，活血通经，清热止泻。主治风湿关节痛，坐骨神经痛，急性胃肠炎"

【用法用量】

1.内服：煎汤15~30克，或浸酒，或熬膏。

2.外用：捣烂加酒炒热敷，或熬成软膏涂敷，或煎汤漱口，涂搽。

【选方】

1.治风湿痹痛：老鹳草250克、桂枝、当归、赤芍、红花各18克，酒1000克，浸7天，日服3次，每次1小盅。

2.治急、慢性肠炎，下痢：老鹳草18克、红枣9枚，煎浓汤，1日分3次服。

3.治乳腺增生：老鹳草60克，煎服，或当茶饮，1日1剂，分2次服。

荔枝草

【处方用名】荔枝草，癞蛤蟆草，癞肚皮棵。

【药性】苦，辛，凉。

【炮制】生用：取原药材，除去杂质，清水洗净，稍润，切段9~12毫米，干燥。

【功用主治】清热解毒，凉血散瘀，利水消肿。主治感冒发热，咽喉肿痛，肺热咳嗽，咳血，吐血，尿血，崩漏，痔疮出血，肾炎水肿，白浊，痢疾，痈肿疮毒，湿疹瘙痒，跌打损伤，蛇虫咬伤。

《分类草药性》：治一切久年癍疮，洗痔疮，痒疮。

【用法用量】内服，煎汤9~30克，鲜品加倍，或绞汁饮；外用，捣敷，或绞汁含漱、滴耳、也可洗。

【选方】

1.治急性扁桃体炎：荔枝草500克，加水1000克，煎煮浓缩成500克药汤，每服50克汤，日服3次，高热患者每日可服3~4次。

2.治急性乳腺炎：荔枝草60克、鸭蛋2只，水煮，饮水吃蛋。

连钱草(活血丹)

【处方用名】连钱草，活血丹。

【药性】苦，辛，凉。归肝、胆、膀胱经。

【炮制】生用：取原药材，除去杂质，洗净润透，切9~12毫米长段，干燥。

【功用主治】清热解毒，利尿排石，散瘀消肿。主治尿路结石，肝胆结石，湿热黄疸，疮痈肿毒，牙痛，痹痛，跌打损伤。

1.利胆作用：能促进肝细胞的胆汁分泌，肝胆管内胆汁增加，内压增高，胆道括约肌松弛，使胆汁排出。

2.利尿作用：煎剂大鼠灌胃有明显利尿作用，连续应用则利尿作用逐渐降低，麻醉家兔实验也有明显利尿作用。

3.溶解结石作用：能使小便变为酸性，使存在于碱性条件下的结石溶解。

《四川中药志》1960年版："能活血通络。治感冒咳嗽，风湿麻木，筋骨疼痛，跌打损伤，黄疸，肝痛等。"

【用法用量】内服，煎汤15~30克，或浸酒，或捣汁，或捣烂口含；外用，捣敷，或绞汁涂敷。

【宜忌】阴疽、血虚者及孕妇禁服。

【选方】

1.治小便不利，膀胱结石：连钱草、龙须草、车前草各15克，煎服。

2.治肾炎水肿：连钱草、萹蓄草各30克、荠菜花15克，煎汤服。

3.治胆囊炎、胆结石：连钱草、蒲公英各30克、香附子15克，煎汤服。

4.治白带：连钱草15克、杜仲9克、木通5克，煎水加白糖服。

5.治糖尿病：连钱草鲜120克、玉米须120克、猪瘦肉90克，水煮吃肉喝汤。

6.治月经不调，小腹作胀：连钱草、对叶莲各9克，大叶艾6克，泡酒服。

刘寄奴

【处方用名】刘寄奴，阴行草。

【药性】苦，辛，温。归心、肝、脾经。

【炮制】生用：取原药材，除去杂质，清水洗净，稍润，切段6~9厘米长，干燥。

【功用主治】破血通经，消积，止血消肿。主治血滞经闭，痛经，产后瘀滞腹痛，癥瘕，食积腹痛，跌打损伤，金疮出血，尿血，痈毒，烫伤。

【用法用量】内服，煎汤5~10克，消食积单味可用至15~30克，或入散剂；外用，适量捣敷，或研末掺。

【宜忌】气血虚弱，脾虚作泻者勿服。多服，令人痢疾。

【选方】

1.治赤白下痢：刘寄奴、乌梅、生姜各等分，水煎服。赤痢用乌梅，白痢用生姜。

2.治痔疾：刘寄奴、五味子各等分，研细，空心服黄酒下。用其末敷乳，乳疾遂愈。

3.治慢性膀胱炎：刘寄奴15克，水煎代茶饮，1日1剂。10天为1疗程，3个疗程治愈率为90%。

龙　葵

【处方用名】龙葵。

【药性】苦，寒。

【炮制】生用：取原药材，除去老梗及杂质，喷淋清水，稍润后，切段9~12毫米，干燥。

【功用主治】清热解毒，活血消肿。主治疔疮，痈肿，丹毒，跌打损伤，咳嗽，水肿。

【用法用量】内服，煎汤15~30克。外用，捣敷，或煎水外洗。

【选方】

1.治疔肿：苦龙葵，研碎，黄酒煎服（或研末黄酒冲服）。

2.治急性肾炎、浮肿、小便少：鲜龙葵、鲜芫花各15克、木通6克，水煎服。

3.治白细胞减少症：龙葵叶茎，女贞子各60克，水煎服。

4.治痢疾：龙葵叶30克、白糖24克，水煎服。

5.治癌症胸腹水：龙葵120克，水煎服。

6.治慢性腹泻：龙葵30克（鲜品60克），热腹泻加白糖，寒性腹泻加红糖，寒热腹泻加红、白糖，煎汤服。

鹿衔草

【药性】甘，苦，平。归肝、肾经。

【炮制】生用：取原药材，除去杂质，洗净，切段9~12毫米，晒干。

【功用主治】补肾强骨，祛风除湿，止咳，止血。主治肾虚腰痛，风湿痹痛，筋骨萎软，泄泻痢疾,新久咳嗽,崩漏及各种出血。

《滇南本草》:"添精补髓,延年益寿。治筋骨疼痛,痰火之症,水煎,加黄酒服。"

《陕西中草药》:"补肾壮阳,祛风除湿,调经活血,收敛止血。治虚劳咳嗽,肾虚盗汗,腰膝无力,风湿性及类风湿性关节炎,白带,结膜炎,崩漏,各种出血。"

【用法用量】内服,煎汤15~30克,研末6~9克;外用,捣敷,或研末撒,或煎水洗。

【宜忌】孕妇慎服,忌酒及刺激性食物。

【选方】

1. 治慢性、风湿性关节炎、类风湿性关节炎:鹿衔草、白术各12克、泽泻9克,水煎服。

2. 治肾虚腰痛、阳痿:鹿衔草30克,猪蹄一对,炖食。

3. 治骨质增生:鹿衔草25克、熟地100克、生姜75克,鸡血藤75克、肉苁蓉50克,共研末炼蜜为丸,丸重15克,每次1丸,日服2次。

M

麻黄草

【处方用名】麻黄,炙麻黄(处方写麻黄,取生品)。

【药性】辛,微苦,温。归肺、膀胱经。

【炮制】

1. 生用:取原药材,除去杂质,木质、茎及残根,洗净稍润,切段12毫米,干燥。

2. 蜜炙:取麻黄段,加入蜂蜜中拌匀、润透、置锅内,文火加热炒至不黏手为度,取出,凉透。100千克麻黄,用蜂蜜20千克。

【炮制作用】

1. 蜜炙:降低其发散作用,而增强其止咳平喘作用。

2. 生用:发散力强,适于风寒表实证及风水浮肿。

【功用主治】发汗解表,宣肺平喘,利水消肿。主治风寒表实证、咳嗽气喘、风水、小便不利、风湿痹痛、肌肤不仁、阴疽痰核,风疹瘙痒。

《日华子》:"通九窍,调血脉,开毛孔皮肤等。"

《滇南本草》:"治鼻窍闭塞不通、香臭不闻、肺寒咳嗽。"

《医林纂要》:"补肝,行水液,泻肺,降逆气,行彻肌表等。"

【用法用量】内服,煎汤1.5~10克,或入丸、散;外用,研末嗅鼻或研末敷。

【宜忌】体虚、自汗、盗汗者及虚喘者忌服。

《纲目》:"凡服麻黄者,须避风一日,不尔病复发也。"

【选方】

1. 治小儿腹泻:麻黄2~4克、前胡4~8克,水煎后加白糖,1日1剂。

2. 治小儿遗尿:晚睡前,取生麻黄(6~7岁3克,8~15岁6克,15岁以上10克),水煎1次,顿服,一般服1~3次见效,连服30天,有效率100%。

3. 治酒渣鼻:麻黄、麻黄根各100克,白酒500克,酒入酒内煮20分钟,放一宿,早晚各服3~5杯。

马鞭草

【处方用名】马鞭草。

【药性】苦,辛,微寒。归肝、脾经。

【炮制】生用:取原药材,除去杂质,洗净,稍润,切5~6毫米段,晒干。

【功用主治】清热解毒，活血通经，利水消肿，截疟。主治感冒发热，咽喉肿痛，牙龈肿痛，湿热黄疸，痢疾，疟疾，淋病，水肿，小便不利，血瘀闭经，痛经，癥瘕痈疮，肿毒，跌打损伤。

【用法用量】内服，煎汤15~30克，鲜品用30~60克，或入丸、散；外用，捣敷，或煎汤洗。

【宜忌】血虚者及孕妇慎服。

【选方】

1.治伤风感冒、流感：马鞭草15~30克、羌活15克、青蒿30克，上三味煎汤两小碗，每日2次分服。咽喉痛加桔梗。

2.治传染性肝炎、肝硬化腹水：马鞭草、车前草、鸡内金各15克，水煎服。

3.治乳痈肿痛：马鞭草20克、酒一碗、生姜一块，捣汁服，药渣敷患处。

马齿苋

【处方用名】马齿苋。

【药性】酸，寒。归大肠、肝经。

【炮制】生用：取原药材，除去杂质，洗净，润透，切6~9毫米长段，晒干。

【功用主治】清热，解毒，凉血，消肿。主治热毒泻痢，热淋血淋，赤白带下，崩漏，痔血痈肿，丹毒瘰疬，湿癣白秃。

《纲目》："散血消肿，利肠滑胎，解毒通淋，产后虚汗。"

《本经逢原》："治血瘤。"

【用法用量】内服，煎汤10~15克，鲜品用30~60克，或绞汁服；外用，捣敷，烧灰调敷，水洗。

【宜忌】脾虚便溏者及孕妇慎服。

【选方】

1.治肺结核：鲜马齿苋45克、鬼针草、葫芦茶各15克，水煎服(《福建药物志》)。

2.治久痢不止，或赤或白：马齿苋50克、生姜100克，均切碎和匀，用湿净纸包煨热，细细嚼，米汤送服(《圣济总录》)。

3.治黄疸：鲜马齿苋绞汁，每次服30克，开水冲服，每日2次。

猫眼草

【处方用名】猫眼草，猫儿眼。

【药性】苦、微寒、有毒。

【炮制】生用：取原药材，除去杂质，洗净，稍润，切段9~12毫米，晒干。

【功用主治】镇咳，祛痰，平喘，拔毒，逐水。主治痰饮咳喘，水肿，瘰疬，疥癣，无名肿毒。

《山东中草药手册》："逐水，解毒散结。"

【用法用量】内服，煎汤3~9克，或入丸、散；外用，熬膏外敷，或研末调敷。

【选方】

1.治久喘咳，浮肿，以气虚者为宜：猫眼草9克、杏仁6克、半夏6克、茯苓12克、桂枝3克，水煎服。

2.治下肢水肿：猫眼草15克、鸡蛋2枚，加水煮，去汤吃鸡蛋，每日一剂。

3.治无名肿毒：猫眼草，适量，熬成膏，摊布上贴患处。

墨旱莲

【处方用名】墨旱莲，旱莲草。

【药性】甘，酸，凉。归肝、肾经。

【炮制】

1.生用：取原药材，除去杂质及残根，抢水洗净，稍润，切4~6毫米长，晒干。

2.炒炭：取旱莲草段置锅中，用中火炒

至焦褐色为度,取出,喷水灭火星,凉透。

【炮制作用】炒炭:增其止血作用,用于各种出血症。

【功用主治】补益肝肾,凉血止血。主治肝肾不足,头晕目眩,须发早白,各种出血症。

《医林纂要》:"补心血,泻心火,济水火,交心肾。"

《纲目》:"乌须发,益肾阴。"

【用法用量】

1.内服:煎汤9~30克,或熬膏,或捣汁,或入丸、散。

2.外用:捣敷或捣绒塞鼻,研末撒。

【宜忌】脾胃虚寒者慎服。忌铁器。

【选方】

1.治胃及十二指肠溃疡出血:旱莲草炭、灯心草各30克,水煎服。

2.治咳血,便血:墨旱莲、白及各10克,研末,开水冲服。

3.治血痢:旱莲草、铁苋菜各15克,煎水服。

4.治血淋:旱莲草、芭蕉根各100克,研粗末,每服30克,水1盏半,煎至8分,去渣温服,日2次。

木 贼

【处方用名】木贼,木贼草。

【药性】甘,微苦,平。归肺、肝、胆经。

【炮制】生用:取原药材,除去杂质及残根,洗净,稍润,切段5~6毫米,晒干。

【功用主治】疏风散热,明目退翳,止血。主治风热目赤,目生云翳,迎风流泪,肠风下血,痔血,血痢,妇人月水不断,脱肛。

《本草正》:"发汗,解肌。治伤寒,疟疾。去风湿,散火邪。"

《浙江药用植物志》:"祛痰止咳。主治肝炎,支气管炎,尿路感染。"

【用法用量】内服,煎汤3~10克,或入丸、散。外用,研末撒敷。

【宜忌】气血虚者慎服。

《得配本草》:"肝气虚,血虚,目不明者禁服。"

《陕西中药志》:"阴虚火旺者忌用。"

【选方】

1.治目昏多泪:木贼(去节)、苍术(米泔水浸),各50克。研粉,每服10克茶水调下,蜜丸也可。

2.治小肠、膀胱气:木贼研细,微炒,开水冲服10克,饭前服。

3.治胎动不安:木贼(去节)、川芎各等分,研细,每服5克,水一盏加金银花5克,水煎服。

N

农吉利

【处方用名】农吉利。

【药性】甘,淡,平,有毒。

【炮制】生用:取原药材,除去杂质,清水洗净,捞出,稍润,切段0.9~1.2毫米,干燥。

【功用主治】清热,利湿,解毒,消积。主治痢疾,热淋,喘咳,风湿痹痛,疔疮疖肿,毒蛇咬伤,小儿疳积,恶性肿瘤。

《全国中草药汇编》:"主治疔疮,皮肤鳞状上皮癌,食管癌,宫颈癌。"

【用法用量】内服,煎汤15~60克;外用,研末调敷,或撒敷,鲜品捣烂敷,或煎水洗。

【宜忌】本品有毒,内服宜慎,有肝、肾病者慎服。

【选方】

1.治喘息型支气管炎:农吉利30~60克,

加水1千克,煎20~40分钟,去渣取汁,小火浓缩成400克,加糖适量,分3~4次服,为1日量。7天为1疗程,3个疗程最佳。

2.治皮肤癌:农吉利全草,研粉,高压消毒后,用生理盐水调成糊状,外敷。

P

佩 兰

【处方用名】佩兰,香佩兰,佩兰叶。

【药性】辛,平。归脾、胃经。

【炮制】生用:取原药材,除去杂质及残根,抢水洗净,稍润,切段6~9毫米,干燥。

【功用主治】解暑化湿,醒脾和中。主治暑湿或湿温初起,发热头重,胸闷腹胀,脘痞不饥,恶心呕吐,口中甜腻,消渴。

【用法用量】内服:煎汤6~10克,鲜品用15~30克。

【宜忌】阴虚血燥,气虚者慎服。

【选方】

1.治中暑头痛:佩兰、青蒿、菊花各9克、绿豆12克,水煎服。

2.治唇疮:佩兰叶取汁洗,日洗3次以上。

蒲公英

【处方用名】蒲公英,公英。

【药性】苦,甘,寒。归肝、胃经。

【炮制】生用:取原药材,除去杂质,洗净,稍润,切段9~12毫米,晒干。

【功用主治】清热解毒,消痈散结。主治乳痈,肺痈,肠痈,痄腮,瘰疬,疗毒疮肿,目赤肿痛,感冒发热,咳嗽,咽喉肿痛,胃炎,肠炎,痢疾,肝炎,胆囊炎,尿路感染,蛇虫咬伤,烧烫伤。

《滇南本草》:"治乳结,乳痈,红肿疼痛,乳筋梗硬作痛,服之立效。"

《医林纂要》:"补脾和胃,泻火,通乳汁,治噎膈。"

《上海常用中草药》:"治扁桃体炎,急性咽喉炎,急性支气管炎,淋巴腺炎,风火眼赤,便秘,胃炎,肝炎,骨髓炎。"

【用法用量】内服,煎汤10~30克,大剂量60克,或捣汁服,或入丸、散;外用,捣敷。

【宜忌】非实热之证,阴疽者慎服。

【选方】

1.治噎膈:挑鲜活蒲公英1尺以上者,挖地下根大如拳头,捣汁和黄酒服。

2.治急性黄疸型肝炎:蒲公英、茵陈、土茯苓、白茅根、田基黄各25克,水煎服。

3.治慢性胃炎,胃溃疡:蒲公英根、地榆根各等份,研末,日3次,每次6克,生姜汤送服;或蒲公英根90克、青藤根、白及、鸡蛋壳各30克,研末。每服3克,日服3次,开水冲服。

4.治口腔炎:蒲公英200克,烧炭存性,枯矾、冰片各少许,研细末,取少许,吹入患部,日数次。

5.治骨髓炎:蒲公60克、全虫、蜈蚣各1条,白酒250克,研粗末,浸泡七天分数次服。

6.治产妇缺乳:蒲公英15克,水煎服,1天1剂,3天后乳管通畅,乳汁充盈。

7.治小儿流行性腮腺炎:鲜蒲公英15克,捣碎加鸡蛋清一个,白糖少许,调成糊状,敷患处,每日1次,连敷3天。

8.治慢性前列腺炎:蒲公英45克、萆薢15克、丹参25克、甘草6克,水煎,早晚各服1次。

Q

千里光

【处方用名】千里光。

【药性】苦,辛寒。

【炮制】生用:取原药材,除去杂质,喷水洗净,稍润,切9~12毫米段,晒干。

【功用主治】清热解毒,退翳杀虫。主治流感,上呼吸道感染,急性扁桃体炎,腮腺炎,急性肠炎,菌痢,黄疸型肝炎,胆囊炎,急性尿路感染,目赤肿痛翳障,痈肿疖毒,丹毒,湿疹、干湿癣疮,滴虫性阴道炎,烧伤,骨折,骨髓炎。

【用法用量】内服,煎汤15~30克,鲜品加倍;外用,煎水洗,或熬膏搽,或鲜品捣敷。

【选方】

1.治疗月经过多,崩漏:千里光60克、小苦麻30克、蒲公英30克,共研末,红糖水冲服,日分2次。

2.治鹅掌风、头癣、干湿癣:千里光、苍耳草(全草)各等分,煎浓汁缩成膏搽患处。

3.治烫伤:千里光8份,白及2份,煎浓汁外搽。

青 蒿

【处方用名】青蒿。

【药性】苦,微辛,寒。归肝、胆经。

【炮制】生用:取原药材,除去杂质及残根,喷淋清水,稍润,切段6~9毫米,干燥。

【功用主治】清热,解暑,除蒸,截疟。主治暑热,暑湿,湿温,阴虚发热,疟疾,黄疸。

《日华子》:"补中益气,轻身补劳,驻颜色,长毛发,发黑不老。"

【用法用量】

1.内服:煎汤6~15克,治疟疾可用20~40克,不宜久煮,鲜品加倍,水浸绞汁饮,或入丸、散。

2.外用:研末调敷,鲜品捣敷,或煎水洗。

【宜忌】体虚者忌之,不可与当归、生地同用。

【选方】

1.治虚劳盗汗、烦热、口干:青蒿500克,取汁熬膏,加入人参、麦冬各50克,糊丸梧桐子大,饭后,每次服20丸。

2.发热,夜烧早退,退后无汗,烧自阴虚者:青蒿10克、鳖甲25克、地黄20克、知母10克、丹皮15克,水5杯,煮至2杯,1日1剂,青蒿后下。

3.治瘊子:鲜青蒿取汁,调蛤粉敷。

瞿 麦

【处方用名】瞿麦。

【药性】苦,寒。归心、肝、小肠、膀胱经。

【炮制】生用:取原药材,除去杂质及残根,清水洗净,润透后切5~6毫米厚,晒干。

【功用主治】利小便,清湿热,活血通经。主治小便不通,热淋,血淋,石淋,闭经,目赤肿痛,痈肿疮毒,湿疮瘙痒。

《别录》:"养肾气,逐膀胱邪逆,止霍乱,长毛发。"

《本草正》:"性滑利,能通小便,降阴火,除五淋,利血脉,凡下焦湿热疼痛诸病皆可用之。"

【用法用量】

内服,煎汤3~10克,或入丸、散;外用,煎汤洗,或研末撒。

【宜忌】下焦虚寒、小便不利及妊娠、新产妇禁用。

【选方】

1. 治石淋，小便涩痛不忍：瞿麦50克、车前子75克、葳蕤50克、滑石75克，上药研粗末，每服15克，水1盏，煎至六分，去渣，饭前温服。

2. 治妇人月经不通：瞿麦、木通、大黄各100克，研醋末，酒1盏，煎至七分，饭前温服。

3. 治妇女外阴糜烂，皮肤瘙痒：瞿麦适量，煎水洗或细粉撒患处。

4. 治食管癌，直肠癌：瞿麦30克，水煎服。

R

肉苁蓉

【处方用名】肉苁蓉，大芸，苁蓉，油大芸(处方写肉苁蓉、苁蓉、大芸取生品)。

【药性】甘，咸，温。归肾、大肠经。

【炮制】

1. 生用：肉苁蓉粗细分开，用清水浸泡，每天换水一次，至尝无咸味时取出，晾半干，切厚片。

2. 油炙：取苁蓉片加入热油锅中，用文火炒至黄色为度，每100千克，用脂麻油9千克。

【炮制作用】油炙：增强其润肠通便作用。

【功用主治】补肾阳，益精血，润肠道。主治肾阳虚衰，精血不足，阳痿，遗精，白浊，尿频余沥，腰痛脚软，耳鸣目花，月经延期，宫寒不孕，肠燥便秘。

《医林纂要》："暖水脏，泻邪湿，敛精气，壮阳事。"

《玉楸要解》："暖腰膝，健骨肉，滋肝肾精血，润肠胃结燥。"

【用法用量】内服：煎汤10~15克，或入丸、散，或浸酒。

【宜忌】相火偏旺，大便滑泻，实热便结者禁服。

【选方】

1. 强筋健髓：苁蓉、鳝鱼、黄精各等分，干燥研末，黄酒为丸，适量服用。

2. 治下部虚损，腹内疼痛，不喜饮食：苁蓉2千克，黄酒浸3日，焙干研粉，一半白酒煮做膏，一半加入膏内，成丸，梧桐子大，每服30丸，饭前，温黄酒服下。

S

三白草

【处方用名】三白草

【药性】甘，辛，寒。归脾、肾、胆、膀胱经。

【炮制】生用：取原药材，除去杂质，洗净，润透切至12毫米段。

【功用主治】清热解毒，利水消肿。主治热淋，血淋，水肿，脚气，黄疸，痢疾，带下，痈肿疮毒，湿疹，蛇咬伤。

《新修本草》："主水肿，脚气，利大、小便，消痰破癖，除积聚，消疔肿。"

《安徽中草药》："清热解毒，利尿通乳，祛风利湿，降血压。"

《福建药物志》："治尿道炎，肾炎，扁桃体炎，乳腺炎，黄疸"

【用法用量】内服，煎汤10~30克；外用，鲜品捣烂外敷，或捣汁涂。

【宜忌】脾虚久病，畏寒少食者慎服。

【选方】

1.治细菌性痢疾：三白草、马齿苋各30克，煎汤服。

2.治妇女湿热：三白草90克，水煎服，饭前甜酒冲服，日分2次服，忌酸辣，芥菜。

3.治下肢溃疡：三白草鲜叶与淹酸梅捣烂外敷。

4.治乳汁分泌不足：三白草30克，猪蹄2只，水煮肉烂，喝汤食肉。

伸筋草

【处方用名】伸筋草，金毛狮子草。

【药性】苦，辛，平。

【炮制】生用：取原药材，除去杂质，清水洗净，稍润，切段9~12毫米长，干燥。

【功用主治】祛风除湿，舒筋活血，止咳，解毒。主治风寒湿痹，关节酸痛，皮肤麻木，四肢软弱，黄疸，咳嗽，跌打损伤，疮疡，疱疹，烫伤。

《湖南药物志》："祛风散湿，通经行气，舒筋活络，活血。"

《滇南本草》："下气，消胸中痞满横膈之气，推胃中隔宿之食，去年久腹中之坚积，消水肿。"

【用法用量】内服，煎汤，9~15克，或浸酒；外用，捣敷。

【选方】

1.治关节酸痛：伸筋草9克、虎杖根15克、大血藤9克，水煎服(《浙江民间常用草药》)。

2.治关节酸痛、手足麻痹：伸筋草30克、丝瓜络15克、爬山虎15克、大活血9克，水酒各半煎水服(《中草药学》)。

3.治扭伤疼痛：伸筋草、大血藤、一枝箭各60克，红花6克，煎汤服，或白酒泡服(《四川中药志》)。

石吊兰

【处方用名】石吊兰。

【药性】苦，辛，平。

【炮制】生用：取原药材，除去杂质，清水洗净，捞出，切段9~12毫米，晒干。

【功用主治】除湿化痰，祛瘀通经。主治风湿痹痛，咳喘痰多，月经不调，痛经，跌打损伤。

【用法用量】内服，煎汤9~15克或浸酒；外用，捣敷或煎水外洗。

【宜忌】孕妇禁服。

【选方】

1.治腰痛、四肢痛：石吊兰、杜仲各9克，水煎服。

2.治淋巴结核：石吊兰，加水煮二次滤清汁，浓缩成膏，干燥，研粉，每日3次，每次5克，开水服。

3.治神经性头痛：石吊兰、龙骨各30克，水煎，用黄酒冲服。

石 斛

【处方用名】石斛，鲜石斛，细石斛，黄草，金钗石斛，耳环石斛。

【药性】甘，微寒。归胃、肺、肾经。

【炮制】

1.鲜品：除去根须，洗净，拭去表面皮上的薄膜，切段。

2.干品：取原石斛，除去残根及黑枝，用清水润至八成透，切段晒干。

3.酒炙石斛：取石斛段，加黄酒拌匀闷透置锅内，用文火炒至微焦，取出，放凉。每100千克石斛，用黄酒10千克。

【炮制作用】酒炙：可使石斛中的多糖

和石斛碱含量增多。

【功用主治】生津益胃，养阴清热。主治热病伤津，烦渴，病后虚热，阴伤目昏。

《药性论》："益气除热。主治男子腰脚软弱，健阳，逐皮肤肌肉风痹，骨中久冷，虚损，补肾积精、腰痛，养肾气，益力。"

《本草再新》："理胃气，清胃火，除心中之烦渴，疗肾经之虚热，安神定惊，解盗汗，能散暑。"

【用法用量】内服：煎汤6~15克，鲜品加倍，或入丸、散。

【宜忌】脾肾有虚热者宜服。虚而无火者忌服。

【选方】

1.治病后虚热：石斛5克、麦冬、五味子各9克，煎水代茶饮。

2.治眼白天视物清白，夜间昏暗视物：石斛、淫羊藿各50克、苍术(米泔水浸焙干)25克，研为细末，每服15克，米汤调下，日2次。

锁　阳

【处方用名】锁阳。

【药性】甘，温。归肾、肝、大肠经。

【炮制】生用：取原药材，除去杂质，洗净泥土，用水浸泡6~10小时，润透后，切顶刀片0.9~1.2毫米厚，干燥。

【功用主治】补肾阳，益精血，润肠。治疗肾虚阳痿，遗精早泄，下肢萎软，虚人便秘。

《纲目》："润燥，养筋，治萎软。"

《本草原始》："补阴血虚火，兴阳固精，强阴益髓。"

《内蒙古草药》："治阳痿遗精，腰腿酸软，神经衰弱，老年便秘。"

【用法用量】内服煎汤5~15克，或入丸、散。

【宜忌】阴虚火旺，脾虚泄泻及湿热便秘者禁服。

【选方】

1.治肾虚滑精、腰膝酸软：锁阳、桑螵蛸、茯苓各9克、龙骨3克，水煎服。

2.治白带：锁阳15克、沙枣树皮9克，水煎服。

3.治尿血、锁阳、忍冬藤各15克、茅根30克，水煎服。

4.治老年气虚、大便干结：锁阳、桑葚各15克，水煎，取汁加白蜜30克，1日1剂，上下午分服。

T

田基黄

【处方用名】田基黄，地耳草。

【药性】甘，微苦，凉。

【炮制】生用：取原药材，除去杂质，洗净，稍润，切9~12毫米长段，干燥。

【功用主治】清热利湿，解毒消肿。主治湿热黄疸，泄泻，痢疾，肠痈，肺痈，痈疖肿毒，乳蛾，口疮，目赤肿痛，毒蛇咬伤，跌打损伤。

《广东中药》："解毒散瘀，消肿，清血热，治肝炎、肝硬化、丹毒、恶疮肿毒。"

【用法用量】内服，煎汤15~20克，大剂量可用90~120克或捣汁；外用，捣烂敷，煎水洗。

【选方】

1.治肝炎：田基黄、凤尾草各30克、红枣6枚，水煎服，日2次。

2.治急性肾炎：田基黄9克，研末，炒鸡蛋吃，日服2次。

3.治口腔炎：田基黄30克，煮浓汁，成人漱口。

透骨草

【处方用名】透骨草。

【药性】辛，温。归肝、肾经。

【炮制】生用：取原药材，除去杂质，洗净，稍润，切段6~8毫米，干燥。

【功用主治】祛风除湿，舒筋活血，散瘀消肿，解毒止痛。主治风湿痹痛，筋骨挛缩，寒湿脚气，腰部扭伤，瘫痪，闭经，阴囊湿疹，疮疔肿毒。

【用法用量】内服，煎汤9~15克；外用，煎水洗，或捣烂敷。

【宜忌】孕妇禁服。

【选方】

1. 治风湿性关节炎，筋骨拘挛：透骨草9克、制川乌、制草乌各3克、伸筋草6克，水煎服。

2. 治跌打损伤，瘀血疼痛：透骨草、茜草、赤芍、当归各9克，水煎服。

3. 治闭经：透骨草30克、茜草15克，煎水加黄酒、红糖冲服。

4. 治疠风，遍身疮癣：透骨草、苦参、大黄、雄黄各25克，研末煎水，于密室中席围，先熏出汗如雨，后淋洗。

5. 治阴囊湿疹，疮疡肿毒：透骨草、蛇床子、白鲜皮、艾叶适量，煎水外洗。

瓦　松

【处方用名】瓦松。

【药性】酸，苦，凉，有毒。归肝、肺经。

【炮制】生用：取原药材，除去杂质及残根，洗净，稍润，切段，晒干。

【功用主治】凉血，止血，解毒敛疮。主治吐血，鼻衄，便血，血痢，热淋，月经不调，疔疮痈肿，痔疮，湿疹，烫伤，肺炎，肝炎，宫颈糜烂。

《本草图经》："行女子经络。"

《纲目》："涂诸疮不敛。"

【用法用量】内服，煎汤5~15克，捣汁服，或入丸、散。外用，捣敷、煎汤洗或研末调敷。

【宜忌】脾胃虚寒者慎服。本品有毒，内服量不宜过大。

【选方】

1. 治疗肾性（尿毒症）皮肤瘙痒：鲜瓦松1千克，洗净，加水适量，煎后余5~10千克药水，盛于盆中，熏浴，待水温下降，浸泡全身。隔日一次，一般3~4次，皮肤瘙痒便消除。

2. 治腮腺炎：鲜瓦松30克、松香、乳香、没药适量，同捣烂蛋清调涂患处。

3. 治急性无黄疸型传染性肝炎：瓦松60克、麦芽30克、垂柳嫩枝9克，水煎服。

豨莶草

【处方用名】豨莶草，酒豨莶（处方写豨莶草，取生品）。

【药性】苦，辛，寒，小毒。归肝、肾经。

【炮制】

1. 生用：取原药材，除去杂质及根、老茎，洗净，稍润，连叶切段4~5毫米厚，晒干。

2. 酒炙：取豨莶草段加黄酒拌匀、润透后，置蒸笼中加热蒸4~6小时至黑色为度，100千克豨莶草，用黄酒20千克。

【炮制作用】酒蒸：增其通经络、治筋骨疼痛作用。

【功用主治】祛风湿，通经络，清热毒，利关节。主治风湿性关节炎，肩臂酸痛，四肢麻木，腰膝无力，半身不遂，高血压，筋骨不利，口歪眼斜。

【用法用量】内服，煎汤9~12克，大剂量30~60克，捣汁服或入丸、散；外用，捣敷，研末敷，煎水洗。

【宜忌】无风湿者慎服。生用，或者量大易致呕吐。

【选方】

1. 治高血压：豨莶草、臭梧桐、夏枯草各9克，水煎服，1日1剂。

2. 治急性黄疸型传染性肝炎普通型：豨莶草30克、山栀子9克、车前草、广金钱草各15克，加水1000克煎至300克，分2次服，每日1剂。

3. 治慢性肾炎：豨莶草30克、地耳草15克，水煎冲红糖服。

4. 治神经衰弱：豨莶草、丹参各15克，水煎服。

细　辛

【处方用名】细辛，辽细辛。

【药性】辛，温，小毒。归肺、肾、心经。

【炮制】生用：取原药材，除去杂质，抢水洗净，稍润，切段6~9毫米，干燥。

【功用主治】散寒祛风，止痛，温肺化饮，通窍。主治风寒表证，头痛，牙痛，风湿痹痛，痰饮咳喘，鼻塞，鼻渊，口疮。

《医学启源》："辛（热）温阴经，散水寒，治内寒。"

《纲目》："治口舌生疮，大便燥结，起目中倒睫毛，散浮热。"

《本草正》："善祛阴分之寒邪，除阴经之头痛，益肝温胆。"

【用法用量】内服，煎汤1.5~9克；外用，适量，研细末，吹鼻、塞耳、敷脐或煎水含漱。

【宜忌】阴虚、血虚、气虚多汗及火升炎上者禁服。反藜芦，用量过大，可发生多种副作用。

《本草经集注》："恶狼独、山茰肉、黄芪。畏硝石、滑石，多用泄人元气。"

【选方】

1. 治因风眉骨痛不止：川乌、草乌各3克，用童尿浸2宿，细辛、羌活、片芩（酒炒）、甘草各2克，上为末，分2次清茶调服。

2. 治口舌生疮：细辛、黄连各0.5克，为细末，擦净患处，掺药在上，涎出即愈。

3. 治鼻塞不闻香臭：细辛、瓜蒂各0.5克，研细，少许吹鼻中。

夏枯草

【处方用名】夏枯草，筋骨草。

【药性】苦，辛，寒。归肝、胆经。

【炮制】生用：取原药材，除去杂质，清水洗净，捞出，切段6~9毫米，干燥。

【功用主治】清肝明目，散结解毒。主治目赤羞明，目珠疼痛，头痛眩晕，耳鸣，瘰疬，瘿瘤，乳痈，痄腮，痈疖肿痛，急慢性肝炎，高血压。

《滇南本草》："疏肝风，行经络。治口眼歪斜、止筋骨疼痛、疏肝气、开肝郁。治目珠胀痛、消散瘰疬、周身结核、手足周身筋骨酸疼。"

《现代实用中药》："为利尿药，对淋病、子宫病有效，并能治高血压，能使血压下降。"

【用法用量】内服，煎汤6~15克，也可用30克，熬膏或入丸、散；外用，煎水洗，或捣敷。

【宜忌】久服伤胃。

【选方】

1.治眩晕：夏枯草、万年青根各15克，每日1剂，煎服。

2.治高血压：夏枯草、菊花各10克、决明子、钩藤各15克，每日1剂。服药7天后，每日加决明子20克，水煎，上下午各服1次。

3.治肺结核：夏枯草30克，煎汁浓缩成膏，干燥，加青蒿粉3克、鳖甲粉1.5克，研细拌匀，成水丸，为1日量，分3次服。

4.治乳痈初起：夏枯草、蒲公英各等分，黄酒煎服，或研细成水丸服。

5治妇女月经过多：炒蒲黄9克、制五灵脂9克、夏枯草9克，煎汤，每日1剂，早晚2次分服，连服2各月，经期不停药。

6.治小儿痢疾：2~6岁夏枯草、半枝莲各30克；6~12岁夏枯草、半枝莲各45克，水煎服。

7.治失眠：半夏、夏枯草各15克，每日1剂，水煎服，日分2次服(服药期停用西药)。

仙鹤草

【处方用名】仙鹤草，龙牙草。

【药性】苦，涩，平。归肺、肝、脾经。

【炮制】

1.生用：取原药材，除去杂质，洗净，润透，切段6~9毫米，晒干。

2.仙鹤草炭：取净仙鹤草段，置锅内，武火加热，炒至外表黑色，取出，喷少许清水灭火星，摊开晾干。

【功用主治】收敛止血，消积止痢，解毒消肿。主治各种出血，吐血，崩漏及外伤出血，腹泻，痢疾，脱力劳伤，疟疾，疔疮痈肿，滴虫性阴道炎。

《纲目拾遗》："清宿食，散中满，下气，疗吐血各病，反胃噎膈，疟疾，喉痹，闪挫，肠风下血，崩痢，食积，黄白疸，疔肿痈疽，肺痈，乳痈，痔肿。"

【用法用量】内服，煎汤15~30克，大剂量可用30~60克，或入散剂；外用，煎水洗，捣敷，或熬膏涂敷。

【宜忌】外感初期，泄泻发热者慎服。

【选方】

1.治虚损，唾血，咯血：仙鹤草30克、红枣5枚，煎汤服。

2.治尿血：仙鹤草、大蓟、木通、毛根各15克，水煎服。

香 薷

【处方用名】香薷。

【药性】辛，微温。归肺、胃经。

【炮制】生用：取原药材，除去杂质，清水洗净，稍润，切段6~9毫米，干燥。

【功用主治】发汗解暑，化湿，利水。主治夏月外感风寒，内伤于湿，恶寒发热，头痛无汗，脘腹疼痛，呕吐腹泻，小便不利，水肿。

《开宝本草》："调中温胃。"

《医林纂要》："泻肺，舒郁暑，散结行水。"

《本经逢原》："热服，能散暑邪，冷饮，则解热利小便，治水甚捷。"

【用法用量】内服，煎汤3~9克，或入丸、散，或煎汤含漱；外用，捣敷。

【宜忌】内服宜凉饮，热饮易致呕吐，表虚者禁服。

《得配本草》:“火盛气虚,寒中阴脏,阴虚有热者禁用。忌小白桃并忌见火。”

【选方】

1.治脾胃不和,三脘痞滞,内感风冷,外感寒邪,憎寒壮热,遍体疼痛,胸膈满闷,霍乱呕吐,皮痛胃翻:香薷100克、炙甘草25克、白扁豆(炒)、厚朴(姜炙)、茯神各50克,研为细末,每服10克,沸汤点服,适量加盐更佳。

2.治水风,水气,水肿,通身皆肿:香薷500克、白术350克,香薷煮汁,白术研细粉,拌匀糊丸梧桐子大,每服10丸,日夜服5次,利小便极好。忌青鱼,桃、李等水果。

小 蓟

【处方用名】小蓟,小蓟炭(处方写小蓟,取生品)。

【药性】甘,微苦,凉。归肝、脾经。

【炮制】

1.生用:取原药材,除去杂质,抢水洗净,稍润,切段9~12毫米,干燥。

2.炒炭:取小蓟段置锅内,用中火炒至外呈焦黑色,内呈褐黄色为度,取出,喷水灭火星,凉透。

【炮制作用】炒炭:增强其止血作用。

【功用主治】凉血止血,解毒消肿。主治各种出血,便血,尿血,崩漏,痈疽肿痛。

《本草拾遗》:“破宿血,止新血,暴下血,血痢,金疮出血、呕血等。绞汁温服。”

《衷中参西录》:“善治肺病结核,无论何时期用之皆宜,并治一切疮病肿瘤。”

【用法用量】内服,煎汤5~10克,或捣汁;外用,捣敷。

【宜忌】虚寒出血者及脾胃虚寒者禁服。

【选方】

1.治高血压:小蓟、夏枯草各15克,煎水代茶饮。

2.治急性肾炎、泌尿系统感染、尿痛、浮肿:小蓟15克、生地黄9克、茅根60克、水煎服,1日1剂,分2服。

寻骨风

【处方用名】寻骨风,白毛藤,锦毛马兜铃,猴耳草,马蹄香。

【药性】辛,苦,平。归肝经。

【炮制】生用:取原药材,除去杂质,洗净,润透,切段,干燥。

【功用主治】祛风除湿,通络止痛。主治风湿痹痛,肢体麻木,筋骨拘挛,脘腹疼痛,睾丸肿痛,跌打伤痛,乳痈。

【用法用量】内服:煎汤10~20克或浸酒。

【宜忌】阴虚内热者及孕妇禁服。用量过大的患者,个别会有恶心、呕吐、头晕、头痛等不良反应。

【选方】

1.治风湿关节痛:寻骨风全草15克、五加皮根30克、地榆15克、酒水各半,煎浓汁服。

2.治腹痛、睾丸痛(坠):寻骨风120克、鸡蛋4个同煮,吃蛋喝汤,1日1剂。

3.治胃痛:寻骨风根6克、南五味子根、海螵蛸各15克,研细末,每次冲服6克,日3服。

4.治月经不调:寻骨风、当归、泽兰、益母草各9克,煎汤服。

5.治疗风湿性、类风湿性关节炎:寻骨风20克,煎浓汤,饭后,分上、下午服。用药1~2周后病情稍有改善,3个月后疼痛、红肿减轻,但副作用有恶心、呕吐症状。

鸭跖草

【处方用名】鸭跖草。

【药性】甘，淡，寒。归肺、胃、膀胱经。

【炮制】生用：取原药材，除去杂质，清水洗净，稍润，切段9~12毫米，干燥。

【功用主治】清热解毒，利水消肿。主治风热感冒，热病发热，咽喉肿痛，痈肿疔毒，水肿，小便热淋涩痛。

《日华子》："和赤小豆同煮，下水气、湿痹、利小便。"

【用法用量】内服：煎汤15~30克，鲜品60~90克，或捣汁服。

【宜忌】脾胃虚寒者慎服。

【选方】

1. 治高热惊厥：鸭跖草15克、钩藤6克，水煎服。

2. 治流行性腮腺炎：鸭跖草30克、板蓝根15克、紫金牛6克，水煎服。

3. 治高血压：鸭跖草30克、蚕豆花9克，水煎，当茶饮。

4. 治小便不通：鸭跖草50克、车前草50克、煮浓入蜜少许，空服。

一枝黄花

【处方用名】一枝黄花

【药性】辛，苦，凉。

【炮制】生用：取原药材，除去杂质，切段。

【功用主治】疏风清热，解毒消肿。主治风热感冒，咽喉肿痛，肺热咳嗽，黄疸，热淋，痈肿疮疖，毒蛇咬伤，跌打损伤。

《广东中药》："破血，通关窍。治跌打损伤，皮肤瘙痒，缠身疮"

《福建药物志》："疏风清热，解毒消肿。主治：急性扁桃体炎，百日咳，中暑，痢疾，肺炎，肝炎，肝硬化腹水，肾炎，颈淋巴结核，乳腺炎，闭经，盆腔炎，真菌性阴道炎，脚癣，稻田性皮炎，钩虫性皮炎，疔疮痈肿，跌打损伤，狂犬及毒蛇咬伤。"

【用法用量】内服，煎汤9~15克，鲜品20~30克；外用，鲜品捣敷或煎汁搽。

【宜忌】不可久煎，久煎令人作呕。

【选方】

1. 治急性扁桃体炎：一枝黄花15克、土牛膝、威灵仙各9克，水煎服。

2. 治肺结核咳血：一枝黄花60克、冰糖适量，水煎服，1日1剂。

3. 治黄疸：一枝黄花45克、水丁香15克，水煎服。

4. 治鹅掌风，灰指甲，脚癣：一枝黄花，每日60克，煎浓汁浸水患处30分钟。

益母草

【处方用名】坤草，益母草，茺蔚。

【药性】辛，苦，微寒。归肝、肾、心包经。

【炮制】生用：取原药材，除去杂质及残根，稍润，切段6~12毫米，干燥。

【功用主治】活血调经，利尿消肿，清热解毒。主治月经不调，经闭，胎漏难产，胞衣不下，产后血晕，瘀血腹痛，跌打损伤，小便不利，水肿，痈肿疮疡。

【医林纂要】"补肝和胃，燥湿行血。"

【用法用量】内服，煎汤10~15克，熬膏，或入丸、散；外用，煎水洗，或鲜品捣敷。

【宜忌】阴虚血少，月经过多，瞳仁散大者禁服，无瘀勿用。

【选方】

1.治痛经：益母草30克、香附9克，水煎，黄酒冲服。

2.治产后瘀血痛：益母草30克、泽兰30克、红番苋120克、黄酒120克，煎服。

3.治喉痹肿痛：益母草捣烂绞汁（冲水）顿饮，随吐愈，冬天用根，夏天、春天用全草。

阴地蕨

【处方用名】阴地蕨。

【药性】甘，苦，微寒。

【炮制】生用：取原药材，除去杂质，洗净，稍润，切段9~12厘米长，干燥。

【功用主治】清热，止咳，平肝，解毒，明目。主治小儿高热惊搐，肺热咳嗽，咳血，百日咳，癫狂，痫疾，疮疡肿毒，瘰疬，目赤火眼，目生翳障。

《云南中草药》："清热解毒，止咳平喘。主治毒蛇咬伤、狂犬咬伤、乳腺炎、腮腺炎、咽喉炎、肺结核、周身疼、百日咳。"

【用法用量】内服，煎汤6~12克，鲜品15~30克；外用，捣烂敷。

【宜忌】虚寒，体弱及腹泻者禁用。

【选方】

1.治小儿惊风：阴地蕨15克，加冰糖少许，水炖，冲服。

2.阳狂怒骂，不避亲疏，打人损物：阴地蕨60克、芒硝15克，用阴地蕨煮水，冲芒硝一次服。

3.治神经衰弱：阴地蕨24克、柏子仁9克、大枣7枚，水煎，分早、晚2次服。阴地蕨有滋肾养心、安神之功，可促进神经衰弱的康复。

茵　陈

【处方用名】茵陈，绵茵陈，茵陈蒿。

【药性】微苦，微辛，微寒。归脾、胃、膀胱经。

【炮制】生用：取原药材，除去杂质及硬梗，切碎。

【功用主治】清热利湿，退黄。主治黄疸，小便不利，湿疮瘙痒。

《本草再新》："泻火、平肝、化痰、止咳、发汗、利湿、消肿、疗疮火诸毒。"

【用法用量】内服，煎汤10~15克，或入丸、散；外用，适量煎水洗。

【宜忌】体虚血亏而至的虚黄、萎黄，不宜服用。

【选方】

1.治黄疸、遍身悉黄、小便如浓栀子汁：茵陈200克、黄芩150克、枳实（炙）100克、大黄150克、四味药研细粉制丸，如梧桐子大，空腹，小米汤送服20丸，日1服，渐加至25丸。忌热面、蒜、荞麦、粘食、陈臭物（《外台》引自《广济方》茵陈丸）。

2.治胆囊感染：茵陈30克、蒲公英12克、忍冬藤30克、大黄10克，水煎服（《青岛中草药手册》）。

3.治慢性肝炎：茵陈200克、当归200克、郁金（醋）200克、枳实（炒）150克，败酱草250克，除茵陈败酱草熬膏外，其余三味研细与膏混合制丸，每次服6克，日服3次。

4.治高血脂：茵陈15克泡茶饮，每日1剂。

5.治口腔溃疡：茵陈30克，煎汤内服，或漱口，3~4天可愈。

淫羊藿

【处方用名】淫羊藿,仙灵脾,炙淫羊藿(处方写炙淫羊藿,取羊油炙者)。

【药性】辛,甘,温。归肾、肝经。

【炮制】

1. 生用:取原药材,除去杂质及硬梗,洗净稍润,切段9~12毫米,晒干。

2. 油炙:将羊脂油放入锅内,文火加热,待羊脂油融化后投入淫羊藿段,炒至有油光微黄为度,取出,放凉。100千克淫羊藿,用羊脂油20千克。

【炮制作用】羊脂油炙:增其补命门、疗阳痿的作用。

【功用主治】补肾壮阳,强筋健骨,祛风除湿。主治阳痿遗精,虚冷不育,尿频失禁,肾虚喘咳,腰膝酸软,风湿痹痛,半身不遂,四肢不仁。

【用法用量】内服,煎汤3~9克,或入丸、散,或泡酒服;外用,煎汤,含漱。

【宜忌】强阳不痿,便赤口干,梦遗不止禁服。

【选方】

1. 益丈夫、兴阳、理腿膝冷:淫羊藿500克、酒1000克,浸2日饮之。

2. 治阳痿:淫羊藿15克、远志15克、金樱子30克,煎汤服。

3. 治高血压:淫羊藿30克,煎汤,日分3次服。

4. 治冠心病:淫羊藿6克,煎水当茶饮,日服1剂。

鱼腥草

【处方用名】鱼腥草。

【药性】辛,微苦,归肺、膀胱、大肠经。

【炮制】生用:取原药材,除去杂质及残根,清水快速洗净,稍润,切段9~12毫米,干燥。

【功用主治】清热解毒,排脓消痈,利尿通淋。主治肺痈,吐脓,肺热咳嗽,喉蛾,痈肿疮毒,痔疮,热痢,热淋,水肿,带下,疥癣。

【用法用量】内服,煎汤15~25克,不宜久煎,或鲜品捣汁用量加倍;外用,捣敷或煎水洗。

【宜忌】虚寒证慎服,多食久食损阳气、消精髓。

【选方】

1. 治慢性气管炎:鱼腥草15克、虎杖9克、胡颓子叶15克,水煎服,日分2次(《全国中草药汇编》)。

2. 治慢性鼻窦炎:鱼腥草21克,水煎服,另用鲜鱼腥草绞汁,每日滴鼻子数次。

3. 治痔疮(不分内外):鱼腥草25克,煎汤加黄酒温服,日服3剂。有浓者自溃,无脓者自消。

4. 治尿道炎,膀胱炎:鱼腥草9克、灯心草6克,水煎服(《中草药学》)。

Z

泽 兰

【处方用名】泽兰,泽兰叶。

【药性】苦,辛,微温。归肝、脾经。

【炮制】生用:取原药材,除去杂质,清水洗净,稍润,切段9~12毫米,干燥,筛去灰屑。

【功用主治】活血化瘀,利水消肿,解毒消痈。主治妇女经闭,痛经,产后瘀滞腹痛,癥瘕,身面浮肿,跌打损伤,痈肿疮毒。

《本经》:"主乳妇内衄,中风余疾,大腹

水肿，身面四肢浮肿，骨节中水，金疮，痈肿疮脓。”

《雷公炮炙论》：“能破血，通久积。”

《日华子》：“通九窍，利关脉，养气血，破宿血，消癥瘕，产前产后百病，通小肠，长肉生肌，消扑损瘀血，治鼻洪吐血，头风目痛，妇女劳瘦，丈夫面黄。”

【用法用量】内服，煎汤6~12克，或入丸、散；外用，鲜品捣敷，或煎水洗。

【宜忌】无瘀血，或血虚者慎服。

【选方】

1.治月经微少，渐渐不通，手足骨内烦痛，日就羸瘦，渐生潮热，其脉微数：泽兰15克、当归、白芍各50克、甘草25克，研粗末，每服30克，水2盏，煎至1盏，温服，不拘时。

2.治痈疽发背：泽兰（全草）60~120克，煎水服，另取叶一握调蜂蜜捣烂敷，日换2次。

3.治产后血虚、风肿、水肿：泽兰、防己各等份，研末，每服10克，温酒调下，或醋汤调服也可。

肿节风

【处方用名】肿节风。

【药性】辛，苦，平。

【炮制】生用：取原药材，除去杂质，清水洗净，稍润，切段9~12毫米，晒干。

【功用主治】祛风活血，清热解毒。主治风湿痹痛，肢体麻木，跌打损伤，骨折，痛经，产后瘀滞腹痛，流感，肺炎，急性阑尾炎，急性胃肠炎，菌痢，脓肿。

【用法用量】

1.内服：煎汤9~15克，宜可浸酒。

2.外用：适量捣敷，研末调敷，或煎水洗。

【宜忌】阴虚火旺者及孕妇禁服。宜先煎久煎。

【选方】

1.治风湿关节痛：肿节风根、钩藤根、野鸭椿根各30克，煎药取汁，加黄酒适量，用猪脚1只同煮，吃肉喝汤。

2.治痛经：肿节风9克、鹿含草12克，水煎服。或肿节风15克、五味子根10克、艾蒿15克，水煎服。

3.治产后腹痛：肿节风根9克、铁扫帚30克，白糖、米酒克少许，水煎服，上、下午2次。

紫花地丁

【处方用名】紫花地丁，地丁，地丁草。

【药性】苦，辛，寒。归心、肝经。

【炮制】生用：取原药材，除去杂质，温水洗净，稍润，切6~9毫米长，晒干。

【功用主治】清热解毒，燥湿凉血。主治疔疮痈疽，丹毒，痄腮，乳痈，肠痈，瘰疬，湿热泻痢，黄疸，目赤肿痛，蛇虫咬伤。

《纲目》：“治一切痈疽发背，疔疮，瘰疬、无名肿毒、恶疮。”

《本草用法研究》：“通营破血。”

《玉楸药解》：“行经，泄火，散肿消毒。”

【用法用量】内服，煎汤10~30克，鲜品30~60克；外用，捣烂敷。

【宜忌】阴疽漫肿无头者及脾虚寒者慎服。

《本草图解》：“痈疽已溃，及阴证平塌忌之。”

【选方】

1.治痈疮结肿：紫花地丁、野菊花、公英、紫背天葵子各6克、二花15克，水煎服，药渣捣烂敷患处。

2.治肠炎痢疾：紫花地丁、红糖各30克、蚂蚁草60克、黄芩10克，水煎服。

3.治目赤肿痛：紫花地丁、菊花、薄荷

各9克、赤芍6克,水煎服。

4.治疗疮肿毒:鲜紫花地丁、马齿苋、半边莲各15克,捣烂加酒糟20克,调成糊状,外敷后纱布包扎,每日1次。

紫苏梗

【处方用名】紫苏梗,苏梗,醋苏梗(处方写紫苏梗、苏梗、取生品)。

【药性】辛,温。归脾、胃、肺经。

【炮制】

1.生用:取原药材,除去杂质,清水洗净,略浸,润透后切斜片0.6毫米厚,晒干。

2.醋炙:紫苏梗片,和醋拌匀,焖至醋尽时置锅内,用文火炒至焦黄色为度,取出放凉,100千克紫苏梗片,用食用醋12千克。

【炮制作用】醋炙:增强其降气止痛作用。

【功用主治】宽中理气,安胎,和血。主治脾胃滞气,脘腹痞满,胎气不和,水肿脚气,咯血吐衄。

《医学入门》:"治风寒湿痹,及筋骨疼痛。"

【用法用量】内服:煎汤5~10克,或入煎剂。

【选方】治孕妇胎气不和、胸闷恶心:苏梗、半夏各9克、生姜3片、陈皮5克,水煎服(《中医中药与临床研究》)。

苏梗:能使郁滞上下宣行,凡顺气诸品唯此纯良。其性微温,比枳壳尤缓。病之虚者,宽胸利膈,疏气而不迅下。入安胎饮,顺气养阴。入消胀汤,散虚肿满(《药品化义》)。

第八章 叶类

A

艾 叶

【处方用名】艾叶,艾绒,艾炭,醋艾,酒艾(处方写艾叶,取生品)。

【药性】辛,苦,温。归肝、脾、肾经。

【炮制】

1.生用:取原药材,除去杂质及梗,筛去灰屑。

2.艾叶炭:取净艾叶,置锅内,中火炒至外表焦黑色,取出,喷淋清水,灭掉火星,凉透,干燥。

3.醋炙:取净艾叶加米醋拌匀,稍闷润,置锅内文火炒干,取出放凉,100千克艾叶,用醋18千克。

4.酒炙:取净艾叶用黄酒喷匀,稍润,置锅内,用文火炒黄,取出放凉,100千克艾叶,用黄酒18千克。

【炮制作用】

1.生用:逐冷除湿。

2.炒炭:止血。

3.醋炙:入肝,治腹痛,痛经,保胎。

4.酒炙:祛风止痛。

【功用主治】温经止血,安胎,逐寒湿,理气血。主治吐衄,下血,崩漏,月经不调,痛经,带下,胎动不安,心腹冷痛,泄泻久痢,霍乱转筋,疮疡,疥癣。

《纲目》:"温中,逐冷,除湿。"

《医林纂要》:"坚肾,固命门,养阳逐阴。燥脾土,养胃气,温中去寒,安正辟邪。"

【用法用量】

1.内服:煎汤3~10克,或入丸、散。

2.外用:制条熏艾,或煎水洗,或炒热

温熨。

【宜忌】阴虚血热者慎服。多服久服，热气上冲，并发内毒。

【选方】

1. 治湿气两腿作痛：艾叶100克、葱头1根(捣烂)，生姜75克(捣烂)，上药用布包，蘸极热烧酒擦患处，以痛止为度。

2. 治癣：醋煎艾叶涂之。

3. 治黄水疮：艾叶50克，烧存性，为末。痒加枯矾2.5克，掺上即愈。

4. 治痛经：当归30克、生艾叶15克、红糖60克，日服1剂，水煎服。

取汁600克，分3次温服，每月行经前连服6剂，停药。连服3月18剂，治愈率为98%。

C

侧柏叶

【处方用名】侧柏叶，生侧柏，侧柏炭(处方写侧柏叶，取炒炭者)。

【药性】苦，涩，微寒。归肝、肺、大肠经。

【炮制】

1. 生用：取原药材，除去杂质及粗梗、果实，清水洗净晒干，筛去灰屑。

2. 炒炭：取净侧柏叶置锅内，用武火炒至表面焦褐色，内呈焦黄色，取出。喷淋清水，灭尽火星，放凉。

【炮制作用】

1. 生品：用于凉血止血。

2. 炒炭：用于收敛止血。

【功用主治】凉血，止血，祛痰止咳，祛风解毒。主治各种出血，肠风，崩漏，咳嗽痰多，风湿痹痛，脱发，丹毒，痄腮，烫伤。

《医林纂要》："泄肺逆，泻心火，平肝热，清血分之热。"

【用法用量】内服，煎汤6~15克，或入丸、散；外用，煎水洗，捣或研末调敷。

【宜忌】久服多服，易致胃脘不适及食欲减退。

《本草汇言》："性味苦、寒、多燥。如血病，极热妄行者可用；如阴虚肺燥，因咳动血者勿服；如痹病，风湿痹滞者可用；如肝肾两亏，血枯髓败者勿用。"

【选方】

1. 治血热妄行，吐咳不止：生侧柏叶、生荷叶、生地黄、生艾叶，上药各等份，捣烂丸如鸡蛋大，每次1丸，入水3煎，煎至1盏去渣温服，不计时。

2. 治久血痢，小肠结痛难忍：侧柏叶100克，地榆50克，研细末，每次15克，入水1盏，煎至六分，去渣不计时温服。

臭梧桐

【处方用名】臭梧桐。

【药性】苦，微辛，平。

【炮制】生用：取原药材，除去杂质，清水洗净，切段5~9毫米，干燥。

【功用主治】祛风除湿，平肝降压，解毒杀虫。主治风湿痹痛，半身不遂，高血压，偏头痛，痢疾，疟疾，痈疽疮毒，湿疹，疥癣。

《质问本草》："其叶醋浸，贴治烂脚臁疮，外科要药。"

【用法用量】内服，煎汤10~15克，鲜品30~60克，或浸酒，或入丸、散；外用，煎洗，或捣敷，或研末擦，或研末调敷。

【宜忌】臭梧桐经高热煮后，降压作用减弱。

【选方】

1.治男女受风湿,或嗜饮冒风,以致两足酸软疼痛,不能步履,或双手牵绊,不能仰举:臭梧桐500克、豨莶草400克,研细末炼蜜为丸,早晚各服10克。

2.治风湿痛,骨节酸痛及高血压:臭梧桐9~30克,煎服或研粉,每服3克,日服3次,水冲服。

3.治高血压:臭梧桐、荠菜各15克,夏枯草9克,水煎服。

D

大青叶

【处方用名】大青叶。

【药性】苦,寒。归心、胃、肝、肺经。

【炮制】生用:取原药材,除去杂质,清水洗净,稍润,切段6~9毫米,晒干。

【功用主治】清热解毒,凉血消斑。主治温热病高热烦渴、神昏、斑疹、吐血、衄血,黄疸、泻痢、丹毒、喉痹、口疮、痄腮、肺炎、脑炎。

《别录》:"大青叶汁杀百药毒,解狼毒,射罔毒。"

《得配本草》:大青叶,降火解毒,能使败血分归经络,愈疔肿金疮,追鳖瘕胀痛,解百药诸毒,止瘟疫狂热,消赤眼暴发,退小儿壮热。

【用法用量】内服:煎汤10~15克,鲜品30~60克。

【选方】

1.治流行性感冒:大青叶、板蓝根各30克、薄荷6克,水煎分2次服。

2.治咽炎,急性扁桃体炎,腮腺炎:大青叶、鱼腥草、玄参各30克,水煎,分2次服。

3.治无黄疸型肝炎:大青叶60克、丹参30克、大枣10枚,水煎,1日1剂,分2次服。

F

番泻叶

【处方用名】番泻叶,泻叶。

【药性】甘,苦,凉。归大肠经。

【炮制】生用:取原药材,除去杂质,筛去灰屑。

【功用主治】泻热通便,消积导滞。主治热结便秘,习惯性便秘,积滞腹胀,水肿膨胀,胃及十二指肠溃疡出血。

《现代实用中药》:"少用为苦味健胃药,能促进消化,服适量能起缓下作用。用于食物积滞,胸腹胀满,便秘不通,水肿。"

【用法用量】内服:煎汤3~6克,后下。或泡茶,或研末1.5~3克。

【宜忌】体虚者,经期、妊娠期、哺乳期女性禁服。用量过大,易致腹痛、恶心、呕吐。

【选方】

1.治胃弱,消化不良,便秘,臌胀,胸闷:番泻叶3克、生大黄2克、橘皮3克、黄连1.5克、丁香2克、生姜3克,沸水100克,浸2小时去渣,日分3次服(《现代实用中药》)。

2.治便秘:番泻叶3~10克,开水200克,浸泡10分钟,温服。

3.治慢性肾功能衰竭:番泻叶5~10克,加开水100~150克,浸泡2小时去渣过滤,分上、下午2次服完。用药30天后血清肌酐值下降110左右。

4.治上消化道溃疡出血:番泻叶3克、白及、乌贼骨各9克,研末服,每日1剂,分3次,冷开水冲服。

G

功劳叶

【处方用名】功劳叶,十大功劳叶。

【药性】苦,凉。归肝、肾经。

【炮制】生用:取原药材,除去杂质及梗和刺,清水洗净,捞出晒干。

【功用主治】清虚热,益肝肾,祛风湿。主治阴虚劳热,咳嗽咯血,头晕目眩,腰膝酸软,风湿痹痛,白癜风。

《本草拾遗》:"枝叶烧灰,淋取汁,涂白癜风,也可煎汁涂之。"

【用法用量】内服,煎汤9~15克;外用,捣汁或熬膏涂敷。

【宜忌】脾胃虚寒者及肾阳不足者慎服。

【选方】

1. 治劳伤,失血微弱:功劳叶2500克,红枣1500克,同熬膏,蜜收,常食。

2. 治肝肾阴虚,头晕耳鸣,腰膝酸软:功劳叶、枸杞子、女贞子、旱莲草各15克煎服。

H

荷 叶

【处方用名】荷叶,莲叶,荷叶炭(处方写荷叶、莲叶取生品)。

【药性】苦,涩,平。归心、肝、脾经。

【炮制】

1. 生用:取原药材,除去杂质及残柄,洗净润透,切丝6~15毫米宽,晒干。

2. 炒炭:取净荷叶丝置锅内,用中火炒至黑褐色,喷洒凉水,灭尽火星,取出,晾凉。

【炮制作用】炒炭:增其止血、收涩化瘀作用,用于产后出血及眩晕。

【功用主治】清热解毒,升阳,止血。主治暑热烦渴,头痛眩晕,脾虚腹胀,大便泄泻,吐血,下血,产后恶露不尽,赤游火丹。

【用法用量】内服,煎汤3~10克,鲜品15~30克,荷叶炭3~6克,或入丸、散;外用,捣敷或煎水洗。

【宜忌】气血虚者禁服。

【选方】脱肛不收:贴水荷叶,焙、研、酒服10克,仍以荷叶上盛末坐之。

L

蓼大青叶

【处方用名】蓼大青叶。

【药性】苦,寒。归心、胃经。

【炮制】生用:取原药材,除去杂质及枝梗,抢水冲洗,稍润,切段1~2厘米,干燥。

【功用主治】清热解毒,凉血消斑。主治温病发热,发斑,发疹,吐血,衄血,喉痹,热痢,黄疸,丹毒,痄腮,口疮,痈肿。

《湖南药物志》:"除热解毒,通关开窍,消肿。"

【用法用量】内服,煎汤9~15克,鲜品15~30克,或捣汁饮;外用,捣敷或捣汁涂。

【宜忌】脾胃虚寒者禁服。慢性衰竭症及无热者禁用。

【选方】

1. 治流行性脑脊髓膜炎,丹毒:蓼大青叶60克、葛根、天花粉各30克、青黛3克(冲服),水煎分3次,冲青黛服。

2. 治喉痹,口疮,丹毒:蓼大青叶(鲜),捣汁,每次3盅,日服3次。

3. 治流行性腮腺炎:蓼大青叶、蒲公英、荆芥各9克,水煎服,外用青黛调汁涂患处。

4.四治扁桃体炎:蓼大青叶(鲜),捣汁同青黛调涂患处。

罗布麻

【处方用名】罗布麻叶,罗布麻。

【药性】甘,微苦,凉。

【炮制】生用:取原药材,除去杂质,清水洗净,稍润,切段5~6毫米,干燥。

【功用主治】清热,平肝,安神,利水。主治高血压,眩晕,头痛,心悸失眠,水肿尿少。

【用法用量】内服:煎汤5~10克,或泡茶。

【选方】

1.治高血压头痛、失眠:萝卜麻、钩藤各3~6克、红枣4枚,水煎服,日服2次。

2.治高血压:罗布麻9克(开水浸泡)、玉竹9克,煎汁兑服,日服3次。

P

枇杷叶

【处方用名】枇杷叶,杷叶,炙杷叶(处方写枇杷叶,杷叶,取生品)。

【药性】苦,凉。归肺、胃经。

【炮制】

1.生用:取原药材,除去杂质及绒毛,用清水喷洗,润透,切丝干燥。

2.蜜炙:取炼蜜,加适量水稀释后,加枇杷叶丝拌匀闷透,用文火炒至微黄色,不黏手时取出,放凉。100千克枇杷叶丝,用炼蜜20千克。

3.炒炙:取枇杷叶丝,置锅内文火炒至微焦、并有香味时,取出,放凉。

【炮制作用】

1.生品:用于肺热咳嗽;去毛,防止刺激咽喉。

2.蜜炙:增其润肺止咳作用。

3.炒炙:增其和胃止呕作用。

【功用主治】清肺,和胃,降气,止渴。主治肺热咳嗽,阴虚劳嗽,胃热呕哕,妊娠恶阻,消渴,肺风面疮,酒渣鼻,鼻赤。

《新修本草》:“治咳逆,不下食。”

《药性切用》:“煎汁收膏,润燥止咳。”

【用法用量】内服:煎汤9~15克,大剂量用30克,或熬膏或入丸、散。

【宜忌】入汤剂,需包煎。胃寒呕吐及风寒咳嗽者禁用。

【选方】

1.治肺热咳嗽:生枇杷叶9克、桑白皮12克、黄芩6克,水煎服;或用蜜炙枇杷叶12克、蜜炙桑白皮15克,水煎服。

2.治肺燥咳嗽:生枇杷叶丝9克、生桑叶9克、茅根15克,水煎服。

3.治呕吐:炒枇杷叶丝15克、竹茹10克、灶心土60克,水煎服。

4.治鼻赤:生枇杷叶丝、山栀子、苦参、苍术(炒)各等份,为末,每服8克,黄酒调,开水下。

5.治粉刺,酒渣鼻,起红,发肿毒:去毛枇杷叶400克、酒炙黄芩200克、甘草50克、天花粉200克,共研末,黄酒和丸,梧桐子大,每服8克,饭后茶水下,忌白酒(《外科正宗》枇杷叶丸)。

S

桑 叶

【处方用名】桑叶、霜桑叶、炙桑叶(处

方写霜桑叶、桑叶,取生品)。

【药性】苦,甘,寒。归肺、肝经。

【炮制】

1.生用:取原药材,除去杂质,搓碎去柄,筛去灰屑。

2.蜜炙:取炼蜜加适量水稀释后,加入桑叶碎片,拌匀闷透后至锅内,用文火炒至表面深黄色、有光泽、不黏手为度,取出,放凉。100千克桑叶,用炼蜜25千克。

【炮制作用】蜜炙:增其润肺止咳作用。

【功用主治】疏散风热,清肺润燥,清肝明目。主治风热感冒,风温初起,发热头痛,汗出恶风,咳嗽胸痛,或肺燥干咳无痰,咽干口渴,风热及肝阳上扰,目赤肿痛。

《新修本草》:"除脚气,水肿,利大、小肠。"

【用法用量】内服,煎汤5~9克,或入丸、散;外用,煎水洗,或捣敷。

【宜忌】肝燥者忌服。

【选方】

1.治风眼泪下:腊月不落桑叶煎水,每天温洗。

2.治嗝气、呕逆、不能下食:桑叶100克、半夏50克,研末,每服5克,加醋水1盏入生姜少许,煮至六分,不计时,带渣温服。

3.治手脚麻木,不知痛痒:霜后桑叶煎汤频洗。

4.治疮口不收:霜桑叶,研细敷之。

5.治盗汗:霜桑叶50克,干燥研末,睡前用米汤服9克。

石南叶

【处方用名】石南叶。

【药性】辛,苦,平,小毒。归肝、肾经。

【炮制】生用:取原药材,除去枝梗及杂质,抢水洗净,稍润,切段5~7毫米,干燥。

【功用主治】祛风湿,止痒,强筋骨,益肝肾。主治风湿痹痛,头风头痛,风疹,脚膝萎弱,肾虚腰痛,阳痿,遗精。

《医林纂要》:"润肺,补肝,壮命门火。"

《药性功用》:"祛风,坚肾,通利关节。"

《药草新纂》:"作强壮药,补肾兴阳。"

【用法用量】内服,煎汤3~10克,或入丸、散;外用,研末撒,或吹鼻。

【宜忌】恶小蓟。

【选方】

1.治头风头痛:石南叶、川芎、白芷各5克,水煎服。

2.治小儿风瘙瘾疹,皮肤瘙痒:石南叶100克、川花椒25克,水一大盏,煎至半盏,去渣加滑石粉25克、白矾粉25克,搅匀,用药棉浸药汁涂患处,干即便涂。

3.治咳嗽痰喘:石南叶,研细末,装入烟斗内,燃着当烟吸。

石 韦

【处方用名】石韦。

【药性】苦,甘,寒。归肺、肾、膀胱经。

【炮制】生用:取原药材,除去杂质,刷去细毛,洗净润透,切段5~7毫米,晒干。

【功用主治】利水通淋,清肺化痰,凉血止血。主治淋证,水肿,小便不利,痰热咳喘,各种出血、吐血证。

《本经》:"主治劳热邪气,五癃闭不通,利小便水道。"

《滇南本草》:"止玉茎痛。"

《医林纂要》:"清肺降气,能生肾水,坚肾,缓肝,以利水道。"

【用法用量】内服,煎汤9~15克;外用,研末涂敷。

【宜忌】无湿热者勿用,真阴虚者禁服。

【选方】

1.治尿路结石：石韦60克、车前草60克、栀子30克、甘草15克，水煮当茶，常饮，一般20天左右排石。

2.治诸淋

热淋，小便不利：石韦、车前子各等份，上为粗末，每服25克，水煎去渣温服。

石淋：石韦、滑石各等份，研细末，用米汤或蜜调服20克。

血淋：石韦、当归、蒲黄、芍药为末，黄酒下。

气淋：小腹胀满闷：石韦50克、鸡肠草50克，捣碎，水2盏，煎取1盏，去渣，饭前分3次服。

四季青

【处方用名】四季青，野冬青，红果冬青，红冬青，观音茶。

【药性】苦，涩，凉。

【炮制】生用：取原药材，除去杂质，洗净稍润，切宽丝，干燥。

【功用主治】清热解毒，生肌敛疮，活血止血。主治肺热咳嗽，咽喉肿痛，痢疾，腹泻，胆道感染，尿路感染，冠心病心绞痛，烧烫伤，热毒痈肿，下肢溃疡，麻风溃疡，湿疹，冻疮，皴裂，血栓闭塞性脉管炎，外伤出血。

《本草图经》："四季青叶烧灰，面膏涂，治瘢痕。"

【用法用量】内服，煎汤15~30克；外用，捣鲜品敷，或水煎洗、涂。

【选方】

1.治感冒，扁桃体炎，急性气管炎：四季青叶、三脉叶、马兰各30克，煎浓分3次服，1日1剂。

2.治乳腺炎：四季青60克、夏枯草、木芙蓉各45克，捣烂泥敷患处，干后加水调湿，再敷。

3.治皮肤皲裂，瘢痕：四季青叶烧灰，加凡士林、面粉各适量，调软膏外涂，每日3~5次。

银杏叶

【处方用名】银杏叶，白果叶。

【药性】苦，甘，涩，平，小毒。

【炮制】生用：取原药材，除去杂质，洗净稍润，切段5~9毫米，干燥。

【功用主治】活血养心，敛肺涩肠。主治胸痹心痛，咳喘痰嗽，泄泻痢疾，白带。

《全国中草药汇编》："活血止痛，主治冠状动脉硬化性心脏病，心绞痛，血清胆固醇过高症、痢疾，象皮肿。"

【用法用量】

1.内服：煎汤3~9克，或用提取物做片剂，或入丸、散。

2.外用：捣敷，或涂或搽，或煎水洗。

【选方】

1.治冠心病、心绞痛：银杏叶水煎浓缩制成浸膏片，每片含生药0.5克，每次舌下含服2片，每日3次。

2.治高胆固醇血症：用银杏叶提取黄酮，每次服黄铜4.5克，每日3次服。

Z

照山白

【处方用名】照山白，小花杜鹃。

【药性】苦，辛，温，小毒。

【炮制】生用:取原药材,除去杂质,抢水洗净,捞出干燥。

【功用主治】止咳化痰,通络调经。主治咳喘痰多,风湿痹痛,腰痛,月经不调,痛经,产后周身疼痛,疮肿,骨折。

【用法用量】内服,煎汤3~4.5克;外用,捣敷。

【宜忌】本品有毒,内服不宜过量,孕妇禁服。

【选方】治老年人慢性气管炎:鲜照山白500克、甘草30克,加水1.5千克,煎煮1小时后过滤,倒出,再加水煮,合并过滤浓缩至500克药水。每日服2次,每次服10克,饭后服,连服30天。

紫苏叶

【处方用名】紫苏叶,苏叶。

【药性】辛,温。归肺、脾、胃经。

【炮制】生用:取原药材,除去杂质及老梗,筛去灰屑。

【功用主治】散寒解表,行气化痰,安胎,解鱼蟹毒,主治风寒表证,咳嗽痰多,胸脘胀满,恶心呕吐,腹痛吐泻,胎气不和,妊娠恶阻,食鱼蟹中毒。

《本草图经》:"通心经,益脾胃。"

《医林纂要》:"补肝,泻肺,舒气,行血,祛风散寒,肝之用药也。"

【用法用量】内服,煎汤5~10克;外用,捣敷,研末撒,或煎汤洗。

【宜忌】阴虚,气虚及温病者慎服。不可同鲤鱼食,生毒疮。

【选方】

1. 治咳嗽短气:紫苏叶50克、人参25克,研末每服20克,水1盏,煎余七分,去渣温服。

2. 治噎膈病,呕逆,饮食不进:紫苏叶100克、白蜜、姜汁各0.5克,和匀,微火煎沸,每服半勺,空心细呷。

3. 治水气虚肿,小便赤涩:陈皮50克、防己、木通、紫苏叶各25克,研末,每服10克,姜3片,水煎,饭前服,日服2~3次。

紫珠叶

【处方用名】紫珠叶,紫珠,止血草。

【药性】苦,涩,凉。

【炮制】生用:取原药材,除去杂质,清水洗净,捞出,干燥。

【功用主治】收敛止血,清热解毒。主治咯血,呕血,衄血,牙龈出血,尿血,便血,崩漏,皮肤紫癜,外伤出血,痈疽肿毒,蛇虫咬伤,烧伤。

《青岛中草药手册》:"散瘀止血,祛风消肿。"

《福建药物志》:"主治瘰疬,甲状腺肿大。"

【用法用量】内服,煎汤10~15克,鲜品30~60克,或研末1.5~3克,每日服1~3次;外用,鲜品捣敷,或研末调敷。

【选方】治肺结核咯血,胃及十二指肠溃疡出血:紫珠叶、白及各等份,共研末,每服6克,日服3次,温水冲服。

第九章　花类

D

代代花

【处方用名】代代花，玳玳花。

【药性】辛，甘，微苦，平。

【炮制】生用：取原药材，除去杂质，筛去灰屑。

【功用主治】理气宽胸，和胃止呕。主治胸中痞闷，脘腹胀痛，不思饮食，恶心呕吐。

《福建药物志》："理气宽胸，开胃解酒。主治食欲不振，食后胀闷，恶心呕吐，酒醉。"

《浙江药用植物志》："疏肝利气，止痛。主治气郁不舒、胃脘作痛、脘腹胀满。"

【用法用量】内服：煎汤1.5~2.5克，或泡茶。

【选方】

1.治胸腹胀满：代代花、玫瑰花、厚朴花各3克，水煎服。

2.治胃脘作痛：代代花、制香附、川楝子、白芍各9克，水煎服。

丁　香

【处方用名】丁香，公丁香。

【药性】辛，温。归脾、胃、肾经。

【炮制】生用：取原药材，除去杂质，筛去灰屑。

【功用主治】温中，降逆，暖肾。主治胃寒呃逆，呕吐，反胃，泻痢，脘腹疼痛，痃癖，疝气，奔豚气，癖证。

《医林纂要》："补肝，润命门，暖胃，去中寒，泻肺，散风湿。"

《本草再新》："开九窍，舒郁气，行水。"

【用法用量】内服，煎汤2~5克，或入丸、散；外用，研末撒，或调敷。

【宜忌】阳盛诸证及阴虚内热者禁服。

【选方】

1.治胃寒呃逆，脉迟者：丁香、柿蒂、人参、生姜各等份，水煎服，日分2次服用。

2.治心冷痛，面青唇黑，手足厥冷：丁香、良姜、肉桂各8克，水1碗，煎余七分，炒胡椒50粒，研粉，调入药汤中服。

3.治水泻不止：枯矾5克、丁香2克，研末，黄酒调服。

4.治牙根肿痛：丁香、川椒各等份，加冰片少许，研细粉敷患处。

5.治乳头破裂，疼痛：丁香适量，研细粉，唾液调敷患处。

F

番红花

【处方用名】番红花，西红花，藏红花。

【药性】甘，平。归心、肝经。

【炮制】生用：取原药材，拣去杂质。

【功用主治】活血祛瘀，散郁开结。主治痛经，经闭，月经不调，产后恶露不净，腹中包块疼痛，跌打损伤，忧郁痞闷，惊悸，温病发斑，麻疹。

《本草用法研究》："养血功多，祛瘀力少。"

《浙江药用植物志》："活血祛瘀，凉血

解毒，主治癥瘕，创伤疼痛，血热斑疹。”

【用法用量】内服：煎汤1~3克，冲泡或浸酒炖。

【宜忌】月经过多者及孕妇忌用。

【选方】

1.治产后瘀血：丹皮、当归各6克、大黄5克、番红花2克、干荷叶6克，研末，每日3服，每次6克，温开水冲服。

2.治月经不调：番红花3克，黑豆150克，红糖90克，水煎煮服。

3.治中耳炎：番红花煎浓汁，鲜薄荷浓汁，适量，加入白矾末少许，搅匀，滴耳中。

凤仙花

【处方用名】凤仙花。

【药性】甘，苦，微温。

【炮制】生用：取原药材，除去杂质及花梗。

【功用主治】祛风除湿，活血止痛，解毒杀虫。主治风湿肢体萎废，腰胁疼痛，妇女经闭腹痛，产后瘀血未尽，跌打损伤，骨折，痈疽疮毒，毒蛇咬伤，白带，鹅掌风，灰指甲。

【用法用量】内服，煎汤1.5~3克，鲜品可用3~9克，或研末，或浸酒；外用，鲜品捣烂涂，煎水洗。

【宜忌】体虚者及孕妇禁服。

【选方】

1.治腰胁引痛不可忍者：凤仙花研饼，晒干研末，空心酒下15克。

2.治经闭腹痛，产后瘀血未尽：凤仙花6克，水煎服。

3.治跌打损伤肿痛：凤仙花捣烂如泥，涂患处，干后再涂，血散肿愈。

4.治痈疖疮毒：凤仙花、木芙蓉叶各等量研末，醋调敷患处。

5.治颈椎骨质增生：凤仙花鲜品捣烂使用，干品烘干研粉使用。酒醋各占30%，调敷患处，每24小时换药一次，10天为一疗程。

G

葛　花

【处方用名】葛花。

【药性】甘，凉。归脾、胃经。

【炮制】生用：取原药材，除去杂质及残梗，筛去灰屑。

【功用主治】解酒醒脾，止血。主治烦热口渴，头痛，头晕，脘腹胀满，呕逆吐酸，伤酒吐血，肠风下血。

南药《中草药学》：“治痔疮，大便带血及烦渴。”

【用法用量】内服：煎汤3~9克，或入丸、散。

【宜忌】无酒毒者不可服，服久损人之元气。

【选方】

1.治饮酒中毒：葛花50克，研末沸汤冲服5克，不拘时。

2.治饮酒过度，酒积热毒，损伤脾胃，呕血，吐血，发热，烦渴，小便赤少：葛花50克、黄连4克、滑石（生）50克、甘草18克，共研为末，糊水丸，每服4克，白开水下，日服3次。

H

合欢花

【处方用名】合欢花。

【药性】甘，苦，平。归心、脾经。

【炮制】生用：取原药材，除去杂质及叶、柄、枝，筛去灰屑。

【功用主治】解郁，安神，理气，明目，活络。主治忧郁失眠，心神不安，健忘，胸闷纳呆，风火眼疾，视物不清，腰痛，跌打损伤。

《饮片新参》：“和心智，开胃，理气解郁，治失眠。”

【用法用量】内服：煎汤3~9克，或入丸、散。

【选方】治腰足疼痛：合欢花200克、牛膝50克、红兰花50克、食盐50克、杏仁25克、桂心50克，上药研末成蜜丸，梧桐子大，空心，温黄酒服30丸，日服3次。

红 花

【处方用名】红花。

【药性】辛，温。归心、肝经。

【炮制】生用：取原药材，除去杂质及花萼、花柄，筛去灰屑。

【功用主治】活血通经，祛瘀止痛。主治血瘀经闭，痛经，产后瘀阻腹痛，胸痹心痛，癥瘕积聚，跌打损伤，关节疼痛，中风偏瘫，斑疹。

《本草汇言》：“活男人血脉，行女子经水。”

《纲目》：“活血，润燥，止痛，散肿，通经。”

【用法用量】内服：煎汤3~10克，养血活血宜少用，活血散瘀宜多用。

【宜忌】孕妇及月经过多者禁用。

【选方】

1. 治女子经脉不通，如血膈者：红花、苏枋木（捶碎）、当归各等份，先煮花、木，然后加黄酒1盏，加当归再煎（花、木先煎50分钟），空心饭前温服。花、木每50克用水250克，煎至150克，早、晚各服75克（《朱氏集验方》红花散）。

2. 治痛经：红花6克、鸡血藤24克，水煎调黄酒，适量服。

3. 治咽喉闭塞不通：红花适量，水浸润透，绞浓汁，口含慢咽。

厚朴花

【处方用名】厚朴花，川朴花。

【药性】辛，微苦，温。归脾、胃、肺经。

【炮制】

1. 生用：取原药材，除去杂质及花梗，筛去灰屑。

2. 姜炙：生姜捣取汁，拌厚朴花，润透置锅内，用文火微炒。100千克厚朴花，用生姜10千克。

【功用主治】行气宽中，开郁化湿。主治肝胃气滞，胸脘胀闷，饮食不振，纳谷不香，感冒咳嗽。

【用法用量】内服：煎汤3~5克。

【宜忌】阴虚液燥者忌用。

【选方】治梅核气：厚朴花，15~30克，水煎服。

槐 花

【处方用名】槐花，炒槐花，槐花炭，炙槐花（处方写槐花，取生品）。

【药性】苦，微寒。归肝、大肠经。

【炮制】

1. 生用：取原药材，除去杂质及残梗，筛去灰屑。

2. 炒黄：取净槐花，置锅内，用文火炒至微黄色，取出放凉。

3.蜜炙:取炼蜜,加适量水,稀释后放入槐花,拌匀略润置锅内,用文火炒至不黏手为度,取出,放凉。100千克槐花,用炼蜜25千克。

4.炒炭:取净槐花,置锅内,用中火炒至表面焦褐色内,呈老黄色为度,喷清水,灭火星,取出,放凉。

【炮制作用】

1.炒黄:缓和其苦寒之性。

2.蜜炙:增其润肠作用。

3.炒炭:增其止血作用。

【功用主治】凉血止血,清肝明目。主治肠风便血,痔疮下血,赤白痢,血淋,崩漏,衄血,吐血,疮疡肿毒,并可预防中风。

【用法用量】

1.内服:煎汤5~10克,或入丸、散。

2.外用:煎水洗或研末敷。止血宜炒用,清热降火宜生用。

【宜忌】肠胃虚弱而消化不良者忌服,不可过剂。

【选方】

1.治大肠下血:槐花、荆芥穗各等份研末,黄酒冲服5克。

2.治乳岩,硬如石者:炒槐花研末,黄酒冲服15克,即消。

3.治乳腺炎:槐花30克、重楼、生甘草各15克,烘干研粉,分早晚两次,以水、黄酒冲服。

J

鸡冠花

【处方用名】鸡冠花、鸡冠花炭、酒鸡冠花(处方写鸡冠花,取生品)。

【药性】甘,涩,凉,归肝、大肠经。

【炮制】

1.生用:取原药材,除去杂质,剪去花柄,筛净泥土,切成小块儿。

2.炒炭:取净鸡冠花块,置锅内,用中火炒至黑褐色为度,喷水灭火星,取出凉透。

3.酒炙:取鸡冠花块,用黄酒拌匀,稍闷,置锅内,用文火炒干,取出。100千克鸡冠花,用黄酒12千克。

【炮制作用】

1.炒炭:增其止血作用。

2.酒炙:增其活血化瘀作用。

【功用主治】凉血止血,止带,止泻。主治各种出血证,带下,泄泻,痢疾。

【用法用量】内服,煎汤9~15克,或入丸、散;外用,煎汤洗,或研末调敷。

【宜忌】忌鱼腥、猪肉。

【选方】

1.治经水不止:红鸡冠花,晒干研末,每服10克,空腹酒调下。

2.治肠炎、痢疾:鸡冠花15克、石榴皮9克、刺黄柏6克,水煎服。

金银花

【处方用名】金银花,银花,二花,银花炭,二花炭(处方写金银花、银花、二花取生品)。

【药性】甘,寒。归肺、胃经。

【炮制】

1.生用:取原药材,除去杂质及花柄,筛去灰屑。

2.炒炭:取净二花置锅内,用中火炒至外焦褐色,喷清水灭火星,取出凉透。

【炮制作用】炒炭:用于止血。

【功用主治】清热解毒。主治外感风热,或温病发热,中暑,热毒血痢,痈肿疔疮，喉痹，多种感染性疾病。

《福建药物志》："主治感冒，中暑，肺炎，扁桃体炎，淋巴腺炎，痢疾，乳腺炎，阑尾炎，丹毒，疔疮。"

【用法用量】内服，煎汤10~30克，或入丸、散；外用，捣敷。

【宜忌】脾胃虚寒及疮疡属阴证者慎服。

【选方】

1.治发背、恶疮、托里：二花200克、甘草50克(炒)，研末每服20克，水酒各1杯，煎至1杯，去渣温服，日服2次(《卫生宝鉴》)。

2.治杨梅结毒：二花50克、甘草10克、黑豆100克、土茯苓200克，水煎，每日1剂，分作2次服(《外科十法》忍冬汤)。

3.治咽喉炎：金银花15克、甘草3克，煎汤(浓)口含，日3次。

荆芥穗

【处方用名】荆芥穗，芥穗，炒芥穗，芥穗炭(处方写荆芥穗，芥穗取生品)。

【药性】辛，微温，微苦。归肺、肝经。

【炮制】

1.生用：取原药材，除去杂质及梗、叶，筛去泥土及灰屑。

2.炒黄：取净荆芥穗，置锅内，用文火炒至微黄或黄色为度，取出，放凉。

3.炒炭：取净荆芥穗，置锅内，用中火或武火炒至外呈焦黑色、内呈焦黄色为度，喷水灭火星，取出放凉。

【炮制作用】

1.炒黄：去燥性。

2.炒炭：入血分，止血，并能去血中之风。

【功用主治】祛风，解表，透疹，风疹，痈肿，各种出血崩漏。主治吐血，便血，崩漏，头痛，目痒，咳嗽，产后血晕。

【用法用量】

1.内服：煎汤3~10克，或入丸、散。

2.外用：煎水洗，或捣烂敷，或研末调撒。祛风解表用生，止血用炒炭。

【宜忌】表虚自汗，阴虚头痛者禁服。反驴肉，无鳞鱼。

【选方】

1.治风热头痛：荆芥穗、石膏(生)各等份，研末，调水服10克。

2.治风热齿痛：荆芥穗、薄荷、细辛各等份，研末，每服10克，水煎，口含漱。

3.治妇人血崩，白痢、血痢：荆芥穗、楮树皮各等份，研粉，治血崩，每服10克，水1盏，煎至七分，去渣温服。如血痢：研末，凉醋调，徐徐呷服；白痢：研末，热醋调服。

菊 花

【处方用名】菊花，白菊，怀菊，杭菊，甘菊，菊花炭(处方写，菊花、白菊、怀菊、杭菊、甘菊取生品)。

【药性】甘，苦，微寒。归肺、肝经。

【炮制】

1.生用：取原药材，除去杂质及花梗、叶片，筛去灰屑。

2.炒炭：取净菊花，置锅内，用中火炒至焦褐色，喷清水，灭尽火星，取出放凉。

【炮制作用】炒炭：增其止血作用。

【功用主治】疏风清热，平肝明目，解毒消肿。主治外感风热或风温初起，发热头痛，眩晕，目赤肿痛，疔疮肿毒。

【用法用量】内服，煎汤10~15克，或入丸、散，或泡茶饮；外用，煎水洗。

【宜忌】气虚胃寒，食减，泄泻者慎服。

【选方】

1.治偏头痛：菊花、生石膏、川芎各15克，研末，每服15克，茶水调服。

2.治高血压动脉硬化症：金银花、菊花各30克，头晕加桑叶12克，动脉硬化、血脂高者加山楂24克，研粗末混匀，分4次，用开水泡15分钟后，当茶饮，不可煎熬。

K

款冬花

【处方用名】款冬花，冬花，九九花，炙冬花（处方写款冬花，冬花，九九花取生品）。

【药性】辛，微甘，温，归肺经。

【炮制】

1.生用：取原药材，除去杂质及残梗，筛去灰屑。

2.蜜炙：取炼蜜，加适量水稀释后，加入款冬花拌匀，闷透，置锅内，用文火炒至不黏手为度，取出，放凉。100千克款冬花，用炼蜜30千克。

【炮制作用】

1.生用：化痰，止痰。

2.蜜炙：增其润肺止咳作用。

【功用主治】润肺下气，化痰止咳。主治新久咳嗽，气喘，劳嗽，咳血。

《日华子》："润心肺，益五脏，除烦，补劳劣，消痰止咳，肺萎吐血，心虚惊悸，清肝明目及中风。"

【用法用量】内服，煎汤3~10克，或熬膏，或入丸、散；外用，研末，调敷。

【宜忌】阴虚者，慎服。

《本草经集注》："恶皂荚、消石、玄参。畏贝母、辛夷、麻黄、黄芪、黄芩、黄连、青箱。"

【选方】

1.治爆发咳嗽：款冬花100克，桑白皮、贝母、五味子、甘草（炙）各25克、知母0.5克、杏仁（去皮尖）1.5克。研末，每服18克，水一盏煎至七分，去渣，温服。

2.治喘凑不止，或痰中有血：款冬花、百合（蒸、焙）各等份，研细粉炼蜜为丸，如龙眼大，每服1丸，饭后，临卧细嚼，姜汤咽下，噙化尤佳。

L

莲 须

【处方用名】莲须，莲蕊。

【药性】甘，涩，平。归肾、肝经。

【炮制】生用：取原药材，除去杂质，筛去灰屑。

【功用主治】清心益肾，涩精止血。主治遗精，尿频，遗尿，带下，吐血，崩漏。

《本草通玄》："治男子肾泄，女子崩带""能止肾热泄精。"

《纲目》："清心通肾，固精气，乌须发，悦颜色，益血，止血崩，吐血"

【用法用量】内服：煎汤3~9克，或入丸、散。

【宜忌】忌地黄、葱、蒜。

【选方】

1.治梦遗、漏精：芡实肉末、莲须末、龙骨另研，乌梅肉末各50克，上四味研末，煎山药糊丸，如鸡头大，每服一粒，温黄酒，盐汤，空心服。

2.治男子色欲过度，精气不固，梦遗滑脱：莲须500克，莲子（去芯）500克、芡实500克，三味研细末，金樱子1500克（水煮，滤渣浓缩如稀粥）加入三味药粉和丸，如梧桐子大，每服50丸，空腹盐水下，日服3次。

3. 治痔漏三十年久：莲须、黑牵牛各75克、当归25克，研末，空心服，黄酒下10克。

凌霄花

【处方用名】凌霄花。

【药性】酸，微寒。归肝经。

【炮制】生用：取原药材，除去杂质及梗，筛去灰屑。

【功用主治】清热凉血，化瘀散结，祛风止痒。主治血滞经闭，痛经，癥瘕，崩漏，血热风痒，疮疥隐疹，酒渣鼻。

《药性论》："主风热，风痫，大小便不利，肠中结实，止产后奔血不定，淋沥，安胎。"

【用法用量】内服，煎汤3~6克，或入散剂；外用，研末调涂，或煎水洗。

【宜忌】气血虚弱，凡无瘀热者及孕妇忌服。

《本草汇言》："其性利而善攻，走而不守，破血行血，是其专职，虚人禁用。"

【选方】

1. 治月经不行：凌霄花为末，每服10克。

2. 治周身痒：凌霄花研末，黄酒调服5克。

3. 治风瘙隐痒：凌霄花（去芯）50克，附子25克，研末，每服10克，酒蜜调下，日服3次。

4. 治皮肤湿癣：凌霄花、羊蹄根各等份，适量加枯矾，研末擦患处（《上海常用中草药》）。

5. 治酒渣鼻：凌霄花、山栀子各等份，研末每服10克，饭后茶调下，日3服（《百一选方》）。

6. 治一切疮结：凌霄花、拒霜叶各等份，洗净阴干，研末水调，涂肿处，即时内清。

M

玫瑰花

【处方用名】玫瑰花。

【药性】甘，微苦，温，归肝、脾经。

【炮制】生用：取原药材，除去花柄，筛去灰屑。

【功用主治】理气解郁，和血调经。主治肝气郁结，脘胁胀痛，乳房作胀，月经不调，痢疾，泄泻，带下，跌打损伤，痈肿。

《药性考》："行血破积，损伤瘀痛。"

《本草再新》："舒肝胆之郁气，健脾降火。治腹中冷痛，胃脘积寒，兼能破血。"

【用法用量】内服：煎汤3~10克，浸酒，或泡茶饮。

【宜忌】阴虚，有火者勿用。

【选方】

1. 治肝胃气痛：玫瑰花阴干，泡茶或冲汤服。

2. 治痢疾：玫瑰花、黄连各6克、莲子9克，水煎服。

3. 治乳痈：玫瑰花7朵、母丁香7粒，黄酒煎服。

密蒙花

【处方用名】密蒙花，蒙花。

【药性】甘，微寒。归肝经。

【炮制】

1. 生用：取原药材，除去杂质，筛去灰屑。

2. 蜜炙：取炼蜜，加入适量水稀释后，加净密蒙花拌匀置锅中，用文火炒至不黏手为度，取出，放凉。100千克密蒙花，用炼蜜40千克。

【炮制作用】蜜炙:增其润肺止咳作用。

【功用主治】祛风清热,润肝明目,退翳。主治目赤肿痛,羞明多泪,翳障遮目,眼花昏暗,视物不清。

《现代实用中药》:"用于弱视症,夜盲症,以及小儿营养不良之疳盲症,有补眼明,清凉消炎之功。"

《本草正》:"治风热糜烂,云翳遮睛。"

【用法用量】内服:煎汤6~15克,或入丸、散。

【宜忌】虚寒内伤,劳伤目疾禁用。

【选方】治风气攻注,两眼昏暗,眵泪羞明,睑生风粟,隐涩难开,或痒或痛,渐生翳膜,视物不明,久患头疼,牵引双眼,渐觉细小,昏涩隐痛,并曝赤肿痛,皆可疗之:密蒙花、石决明(盐煮细研)、木贼、杜蒺藜(炒去刺)、羌活(去芦)、菊花各等量,共研细,饭后每服5克,日3服,茶水调服(《局方》密蒙花散)。

N

闹羊花

【处方用名】闹羊花,羊踯躅。

【药性】辛,温,有毒。归肝经。

【炮制】生用:取原药材,除去杂质及花梗。

【功用主治】祛风除湿,定痛,杀虫。主治风湿痹痛,偏正头痛,跌扑肿痛,龋齿疼痛,皮肤顽癣,疥疮。

《全国中药汇编》:"外涂治癣,煎水含漱,治龋齿病痛。"

【用法用量】内服,研末0.3~0.6克,煎汤0.3~0.6克,或入丸、散,或浸酒;外用,研末撒,鲜品捣敷。

【宜忌】本品有毒,不宜多服、久服,孕妇及气血虚弱者禁服。

《本经逢原》:"此物有大毒,不可近眼,令人昏翳,同南星、川乌、草乌、助虐尤甚,中其毒,用绿豆解之。"

【选方】1.治皮肤顽痹及瘙痒:闹羊花15克,捣烂敷患处。

Q

千日红

【处方用名】千日红,百日红,沸水菊。

【药性】甘,微咸,平。

【炮制】生用:取原药材,除去杂质及花柄。

【功用主治】止咳平喘,明目解毒。主治咳嗽,哮喘,百日咳,小儿夜啼,目赤肿痛,肝热头晕,头痛,痢疾,疮疖。

【用法用量】内服,煎汤,花3~9克,全草15~30克;外用,捣敷,或煎水洗。

【选方】

1.治慢性支气管炎,支气管哮喘:千日红花(白色)20朵、枇杷叶5片、杜衡根1克,水煎,加冰糖适量冲服。

2.治小儿夜啼:千日红花5朵、蝉衣3只、菊花2克,水煎服。

3.治小便不利:千日红花9克,煎水服。

4.治小儿腹胀:千日红花5克、莱菔子6克,水煎服。

S

松花粉

【处方用名】松花粉,松黄。

【药性】甘，平，归肝、脾经。

【炮制】生用：取原药材，除去杂质，晒干或烘干后过筛。

【功用主治】益气，燥湿，止血。主治久泻久痢，胃脘疼痛，湿疹，湿疮，外伤出血。

《纲目》："润心肺，益气，除风止血。"

【用法用量】内服，煎汤3~9克，或研末冲服；外用，研末撒，或调敷。

【宜忌】血虚、内热者慎服。

《四川中药志》："体弱便秘，溺黄者忌用。"

【选方】

1.治小儿久泻、身热：炒黑松花粉5克、炒红曲10克，共研末，白糖调下。

2.治疫毒下痢：松花粉10克、薄荷叶煎汤，入蜜一勺调服。

夏枯球

【处方用名】夏枯球，夏枯草花。

【药性】苦，辛，寒。归肝、胆经。

【炮制】生用：取原药材，除去杂质，洗净，捞出，润，切碎，晒干。

【功用主治】清肝明目，散结解毒。主治目赤羞明，目珠疼痛，头痛眩晕，耳鸣，瘰疬，瘿瘤，乳痈，痄腮，痈疖肿毒，急慢性肝炎，高血压。

【用法用量】内服，煎汤6~15克，大剂量可用30克，熬膏，或入丸、散；外用，煎水洗或捣敷。

【宜忌】脾胃虚弱者，慎服。忌铁。

【选方】

1.治眩晕：夏枯球、万年青根各15克，煎水服，每日1剂。

2.治高血压：夏枯球、菊花各10克、决明子、钩藤各15克，水煎每日1剂，服药7天，再加决明子30克，分早晚各1次服，两星期后停药。

3.治乳痈初起：夏枯球、蒲公英各20克，黄酒煎服，分2次服。

4.治肺结核：夏枯球30克（熬成膏，成粉），加青蒿粉2克，鳖甲粉1.5克，拌匀为1日量，分3次冲服，或制成水丸。

5.月经过多：炒蒲黄9克，炙五灵脂9克，夏枯球9克，水煎，1日1剂，早晚分服，月经来不停，连服两个月经周期。

6.治急性黄疸型肝炎：夏枯草315克，白花蛇舌草315克，甘草156克，加水熬制成500克药液，每次服25克，日服3次，30天为1疗程。

辛夷花

【处方用名】辛夷、木笔花、迎春花。

【药性】辛，温。归肺、胃经。

【炮制】生用：取原药材，除去杂质，筛去灰屑。

【功用主治】散风寒，通鼻窍。主治风寒头痛，鼻塞，鼻渊，鼻流浊涕。

【用法用量】内服，煎汤3~10克（宜包煎），或入丸、散；外用，研末，搐鼻。

【宜忌】阴虚火旺者慎服。

【选方】

1.治鼻：辛夷25克、苍耳子15克、白芷50克、薄荷叶3克，研为粗末，每服10克，用葱、茶空腹调服。

2.治鼻渊、鼻鼽、鼻室、鼻疮及痘后鼻疮：辛夷研细末，入麝香少许，葱白蘸入鼻，数次甚良。

旋覆花

【处方用名】旋覆花，金佛花，复花，炙复花（处方写旋覆花，金佛花，复花，取生品）。

【药性】苦，辛，咸，微温。归肺、胃、大肠经。

【炮制】

1. 生用：取原药材，除去杂质，筛去灰屑。

2. 蜜炙：取炼蜜，加适量开水稀释后，加入旋覆花，拌匀稍闷，置锅内，文火加热炒至深黄色、不黏手为度。取出，放凉。100千克旋覆花，用炼蜜25千克。

【炮制作用】蜜炙：增其润肺止痰，止咳作用。

【功用主治】清痰行水，降气止呕。主治咳喘痰黏，呕吐，噫气，胸痞胁痛。

《本经》："主治结气，胁下满，惊悸，除水，去五脏间寒热，补中下气。"

《别录》："消胸上痰结，唾如胶漆，心胁痰水，膀胱留饮，风气湿痹，皮间死肉，利大肠，通血脉，益色泽。"

【用法用量】内服：煎汤3~10克（煎后用纱布包滤毛）。

【宜忌】阴虚劳咳，风热燥咳者禁服。

【选方】

1. 治咳嗽气逆：旋覆花9克、半夏6克、前胡6克、苏子9克、生姜9克，水煎，分上下午服。

2. 治痰如胶漆稠黏，咽喉不利：悬浮花研末，每服15克，水煎口含慢咽。

3. 治痰在胸膈，呕吐不止，心下痞硬者：旋复花、半夏、青皮、茯苓各等份，水煎服。

Y

洋金花

【处方用名】洋金花，风茄花。

【药性】辛，温，有毒。归肺、肝经。

【炮制】

1. 生用：取原药材，除去杂质及梗，筛去灰屑。

2. 姜炙：取净洋金花，用姜汁、白酒拌匀润透，置锅内，用文火炒至微焦，取出，放凉。100千克洋金花，用生姜、白酒各12千克。

【功用主治】平喘止咳，止痛，解痉。主治哮喘咳嗽，脘腹冷痛，风湿痹痛，肌肉疼痛，麻木，癫痫，惊风，外科麻醉。

【用法用量】内服，煎汤0.3~0.5克，或入丸、散；外用，煎水洗，或研末调敷。

【宜忌】内服宜慎。外感及痰热喘咳者，青光眼、高血压、心脏及肝肾功能不全者，以及孕妇禁用，本品有毒，用量过大，易中毒。

【选方】

1. 治溃疡病：洋金花0.4~0.5克、甘草9克、炒白勺21克、陈皮12克、煅瓦楞15克、白及9克、贝母9克，水煎浓缩100克，每次服50克，日服2次，30~40天为一疗程。

2. 治脚后跟骨质增生：洋金花全草100克，水煎热熏后洗患处，每日1次，15天为1疗程，最长3个疗程治愈。

野菊花

【处方用名】野菊花，黄菊花。

【药性】苦，辛，寒，归肝、心经。

【炮制】生用：取原药材，除去杂质及梗叶，筛去灰屑。

【功用主治】清热，解毒，明目。主治感冒，痢疾，痈肿，疔疮，目赤肿痛，眩晕，瘰疬，湿疹。

《本草拾遗》："破血，妇人腹内宿血食之。又调中止泻。"

《全国中草药汇编》："清热解毒，降血压。防止流行性脑脊髓膜炎，预防流行性感冒。主治感冒、高血压病、肝炎、痢疾、痈疖疔疮、毒蛇咬伤。"

【用法用量】内服，煎汤6~12克，鲜品30~60克，或捣汁服；外用，捣敷，煎水洗或熬膏涂。

【选方】

1. 治风热感冒：野菊花、积雪草各15克、地胆草9克，煎水服。

2. 治一切无名肿毒：野菊花全株、苍耳子草一握，捣汁入黄酒一碗服，渣敷患处。

3. 治湿疹，浓痤疮：野菊花全草，熬成膏状，涂搽或调敷患处。

玉米须

【处方用名】玉米须，棒子毛。

【药性】甘，淡，平。归肾、胃、肝、胆经。

【炮制】生用：取原药材，除去杂质。

【功用主治】利尿消肿，清肝利胆。主治水肿，淋证，白浊，消渴，黄疸，胆囊炎，胆结石，高血压，乳痈，乳汁不通。

【用法用量】内服，煎汤15~30克，或入丸、散，大剂量60~90克；外用，烧灰，吸入。

【选方】

1. 治尿路感染：玉米须15克、金钱草45克、萆薢30克，水煎服。

2. 治肾炎初期，肾结石：玉米须，不拘量，煮浓茶频服。

3. 治高血压，伴有鼻血、吐血：玉米须、香蕉皮各30克，栀子9克，水煎服。

芫 花

【处方用名】芫花，醋芫花。

【药性】辛，苦，温，有毒。归肺、脾、肾经。

【炮制】

1. 生用：取药材，除去杂质及梗、叶，筛去灰屑。

2. 醋炙：取净芫花，用醋拌匀润透，置锅内，用文火炒至微干（炒至微黄色），取出，干燥。100千克芫花，用米醋30千克。

【炮制作用】醋炙：芫花具有油状刺激性物质，生用毒性强，副作用大。经醋制后，毒性明显降低，致泻作用基本消除，其他副作用也大为减少，但其仍具有祛痰、镇咳、平喘的作用。

【功用主治】泻水逐饮，祛痰止咳，解毒杀虫。主治水肿，臌胀，痰饮胸水，咳喘，痈疖疮癣。

《别录》："消胸中痰水，喜唾，水肿，五水在五脏、皮肤，及腰痛、下寒毒、内毒。"

【用法用量】内服，煎汤1.5~3克，研末0.6~1克；外用，研末，调敷，或煎水洗。

【宜忌】体虚，有严重心脏病、溃疡病、消化道出血者及孕妇禁用。反甘草。用量亦轻，中病即止，不可久服。

【选方】治痰冷不消结成癖块，胸胁胀痛：芫花50克（醋炙）、硝石25克、半夏50克（汤洗7次去滑），上药研末，生姜汁和丸绿豆大，空心温酒（黄酒），服下10丸。

月季花

【处方用名】月季花。

【药性】甘，微苦，温。归肝经。

【炮制】生用：取原药材，除去杂质及花柄，筛去灰屑。

【功用主治】活血调经，解毒消肿。主治月经不调，痛经，闭经，跌打损伤，瘀血肿痛，瘰疬，痈肿，烫伤。

【用法用量】

内服，煎汤或开水浸泡服，3~6克，鲜品9~15克；外用，鲜品捣敷患处，干品研末调搽，涂敷。

【宜忌】多服久服可能引起便溏、腹泻，脾胃虚弱者慎服，孕妇忌用。

【选方】

1.治月经不调：鲜月季花15~20克，开水泡服，1日1剂。

2.治高血压：月季花15克，开水泡服，1日1剂。

3.治筋骨疼痛：月季花研末，每服3克，用黄酒冲服，服后卧床发汗。

4.治烫伤：月季花研末，搽、油调搽患处。

第十章　皮类

B

白鲜皮

【药性】苦，咸，寒。归脾、胃经。

【炮制】生用：取原药材，除去杂质，清水洗净，捞出，润透切顶刀片0.8~1毫米厚，晒干。

【功用主治】清热燥湿，祛风止痒，解毒。主治风热湿毒所致的风疹，湿疹，疥癣，黄疸，风湿热痹。

《日华子》：“通关节，利九窍及血脉，并治一切风痹，筋骨弱乏，通小肠水气，日行时疾，头痛眼疼。”

【用法用量】内服，煎汤6~15克，或入丸、散；外用，煎水洗，或研末敷。

【宜忌】虚寒证禁服。

【选方】

1.治皮肤湿痒，皮肤瘙痒证：白鲜皮、苦参各90克，研粉糊水丸，

每服6克，日服3次，温开水送服。

2.治鹅掌风：用白鲜皮，入口嚼烂，手搓之。

C

川桐皮

【处方用名】川桐皮。

【药性】辛，微苦，平，小毒。

【炮制】生用：取原药材，除去杂质，清水洗净，泡润透后切顶刀片1~2毫米厚，晒干。

【功用主治】祛风湿，通经络，止痛。主治风湿性关节炎，腰膝酸痛，外治皮肤湿疹。

【用法用量】内服：煎汤9~15克，外用适量。

椿 皮

【处方用名】椿皮，椿白皮，椿根白皮，炒椿皮，炙椿皮，椿皮炭，醋椿皮(处方写椿皮，椿白皮，椿根白皮取生品)。

【药性】苦，涩，微寒。归大肠、胃经。

【炮制】

1.生用：取原药材，除去杂质、粗皮，清水洗净，浸泡八成透，捞出，切丝3~3.5毫米宽，干燥。

2.炒黄：取椿皮丝置锅内，用文火炒至黄色为度，取出，放凉。

3.醋炙：将椿皮丝与醋拌匀，闷润至醋尽，置锅内，用文火炒至深黄色为度，取出，放凉。100千克椿皮丝，用醋12千克。

4.炒炭：取椿皮丝置锅内，用武火炒至外呈黑色、内呈黑褐色为度，喷清水适量，灭火星，取出，放凉。

5.蜜炙：取炼蜜置锅内加热至沸，倒入椿皮丝拌炒，用文火炒至不黏手为度，取出，放凉。100千克椿皮丝。用炼蜜12千克。

【炮制作用】

1.蜜炙、炒黄：矫其臭味。

2.醋炙：增强其收敛、涩肠作用。

3.炒炭：止血。

【功用主治】清热燥湿，止血，杀虫。主治泄泻，痢疾，吐血，胃及十二指肠溃疡，肠风便血，崩漏，带下，蛔虫病，丝虫病，疮疥癣癞。

《福建药物志》："治脱肛，传染性肝炎，坐骨神经痛，视力减退。"

【用法用量】内服，煎汤9~15克，或入丸、散；外用，煎水洗，熬膏涂，或研末调敷。

【宜忌】泻痢初起者及脾胃虚寒者慎服。

【选方】

1.治休息痢，昼夜不止，味臭，脐腹疼痛，诸药不效：柯子25克、椿皮50克、母丁香30个，研末，醋糊丸，梧桐子大，每服50丸，五更醋水服，3日3服。

2.治尿路感染，膀胱炎：椿皮、车前草各30克、川黄柏9克，水煎服，日分2次服。

3.治滴虫性阴道炎：椿皮、千里光、蛇床子各30克，水煎，冲洗阴道。

4.治诸恶疮，发背，疔疮：明乳香15克、椿皮25克、芝麻5克，研末，水2杯，煎水热服。盖被子拥出汗即愈。

D

地骨皮

【处方用名】地骨皮。

【药性】甘、寒。归肺、肾经。

【炮制】生用：取原药材，除去杂质，清水洗净，捞出晒干。

【功用主治】清虚热，泻肺火，凉血。主治阴虚劳热，骨蒸盗汗，小儿疳积发热，肺热喘咳，吐血，衄血，尿血，消渴。

【用法用量】内服：煎汤9~15克，大剂量可用15~30克。

【宜忌】脾胃虚寒者慎服。

【选方】

1.治黄疸：地骨皮200克、木通50克、车前子(布包研烂)200克，上三味用水2碗煎，露一宿，空心服，

2.治耳聋，有脓水不止：地骨皮25克、五倍子5克，研细末，每用少许渗耳中。

杜　仲

【处方用名】杜仲，生杜仲，杜仲炭（处方写杜仲，取炒炭品）。

【药性】甘，微辛，温。归肝、肾经。

【炮制】

1.生用：取原药材，除去杂质，刷去泥土，切块。

2.炒炭：取杜仲块，厚薄分开，置锅内，用武火炒至外呈黑色、内呈黑褐色、断丝为度，喷洒盐水适量，灭尽火星，取出摊开，凉透。100千克杜仲块，用食盐2千克，加水适量，化开澄清。

3.沙烫：先将沙子置锅内炒松，倒入杜仲块，用武火炒至外呈黑色、内呈黑褐色、断丝为度，取出，筛去沙子，喷洒盐水适量，摊开，凉透。100千克杜仲块，用食盐2千克。

【炮制作用】加盐、炒炭、沙烫：增强其补骨、壮筋骨作用。

【功用主治】补肝肾，强筋骨，安胎。主治腰膝酸痛，阳痿，尿频，小便余沥，风湿痹痛，胎动不安，习惯性流产。

【用法用量】内服：煎汤6~15克，或浸酒，或入丸、散。

【宜忌】阴虚火旺者慎服。

【选方】

1.治肾虚，腰痛如折，起坐艰难，俯仰不利，转侧不能：杜仲（姜汁炒）500克、胡桃20个、补骨脂（酒炒）250克，大蒜（熬膏）125克，除大蒜外，其他三味研粉加入蒜膏糊丸，梧桐子大，每服30丸，空腹温黄酒送服。妇人淡醋汤送服。

2.治高血压：杜仲、黄芩、夏枯草各15克，水煎服，1日1剂。

3.治霍乱转筋：杜仲50克、桂肉50克、甘草（炙）2克，研末每服10克，生姜3片，水1盏，煎至六分，去渣温服。

H

海桐皮

【处方用名】海桐皮，钉桐皮，丁皮。

【药性】苦，辛，平。归肝、脾经。

【炮制】生用：取原药材，除去杂质，清水洗净，泡1~2天后捞出，润透后切小方块或丝，干燥。

【功用主治】祛风除湿，舒筋通络，杀虫止痒。主治风湿痹痛，肢节拘挛，跌打损伤，疥癣，湿疹。

【用法用量】

内服，煎汤6~12克，或浸酒；外用，煎汤洗，或浸酒擦或研末敷。

【宜忌】血虚者慎服。非风湿腰痛，不宜用。

【选方】

1.治乳痈初起：海桐皮15克、红糖30克，煎水服。

2.治肝硬化腹水：海桐皮20克、红糖30克、炖猪骨服。

合欢皮

【处方用名】合欢皮。

【药性】甘，平。归心、肝经。

【炮制】生用：取原药材，除去杂质，清水洗净，泡至七八成透捞出，润透后切丝3毫米宽，干燥。

【功用主治】安神解郁，和血消痈。主治心神不安，忧郁，不眠，肺痈，痈肿，跌打损伤。

《日华子》：“煎膏，消痈肿，并续筋骨。”

【用法用量】内服，煎汤10~15克，或入丸、散；外用，研末调敷。

【宜忌】风热自汗，外感不眠者禁服。孕妇，慎服。

【选方】

1.治心烦失眠：合欢皮10克、夜交藤15克，水煎服。

2.治打扑伤损筋骨：合欢皮（炒干）200克，研粉，入麝香、乳香各5克，每服15克，温黄酒调服。

3.接骨：合欢皮（去粗皮取白皮切段炒黄微黑色）200克，芥子（炒）50克，研为细末，黄酒调，临卧服，药渣敷患面，扎缚之，接骨。

厚 朴

【处方用名】厚朴，生厚朴，川朴，紫油朴，姜厚朴，制厚朴（处方写厚朴，川朴，紫油朴，制厚朴取姜煮或姜炙者）。

【药性】苦，辛，温。归胃、大肠经。

【炮制】

1.生用：取原药材，除去杂质，清水洗净，浸泡至八成透，捞出、润透后刮去粗皮洗净，切盘香片1.8~2毫米厚，晒干。

2.姜炙：取厚朴片与姜汁拌匀，焖至姜汁尽时，置锅内用文火炒至深黄色、微带焦斑为度，取出，放凉。100千克厚朴片，用生姜12千克。

【炮制作用】姜炙：增其散寒快膈，和胃止呕作用，缓和对咽喉的刺激。

【功用主治】行气导滞，燥湿，降逆平喘。主治食积气滞，腹胀便秘，湿阻中焦，脘痞吐泻，痰壅气逆，胸满喘咳。

《药性论》："主治积年冷气，腹中雷鸣，虚吼，宿食不消。除痰饮，去结水，破宿血，消化谷物，止痛，大温胃气，呕吐酸水。主治心腹满，病人虚而尿白。"

【用法用量】内服：煎汤3~10克或入丸、散。燥湿、泻满宜生用；止呕宜姜炙。

【宜忌】气虚津伤、血枯者，以及孕妇慎用。

《丹溪经疏》："专泻凝滞之气，久服大能虚人，气滞稍行即去之。"

【选方】

1.治腹满痛，大便闭：厚朴400克、大黄200克、枳实5枚，煮水服，煮取450克，温服150克，以利为度（《金匮要略》厚朴三味汤）。

2.治湿困脾胃，脘腹胀满，不思饮食，口淡无味，呕吐，恶心，嗳气吞酸，常多泄泻，肢体沉重，怠惰嗜卧，舌苔白腻而厚：苍术200克（炒黄）、厚朴150克（姜炙）、陈皮100克、甘草（炙）50克，上四味研末，每服10克，加生姜2片，大枣2枚，煎水，温分3次服。

黄 柏

【处方用名】黄柏，盐黄柏，酒黄柏，黄柏炭（处方写黄柏取生品）。

【药性】苦，寒。归肾、膀胱、大肠经。

【炮制】

1.生用：取原药材，除去杂质，清水洗净，捞出，润透后切3~4厘米长段，再切顺刀2~3毫米宽丝，晒干。

2.盐炙：将黄柏丝用盐水拌匀，闷润至盐水尽时，置锅内，文火炒至微带焦斑为度，取出，放凉。100千克黄柏丝，用盐2.5千克。

3.酒炙：取黄柏丝与黄酒拌匀，闷润至酒尽时，置锅内用文火炒至微带焦斑为度，取出，放凉。100千克黄柏丝，用黄酒12千克。

4.炒炭：取黄柏丝，置锅内，用武火炒至外呈黑色、内部呈黑褐色为度，喷清水适量，灭尽火星，取出，摊开晾一夜。

【炮制作用】

1.盐炙:引药入肾,增其泻相火的作用。

2.酒炙:活血上行,治上焦火盛,目赤耳鸣。

3.炒炭:止血。

【功用主治】清热燥湿,泻火解毒。主治湿热痢疾,泄泻,黄疸,梦遗,淋浊,带下,骨蒸劳热,萎躄,以及口舌生疮,目赤肿痛,痈疽疮毒,皮肤湿疹。

《医学启源》:"蜜炒此一味,研细治口疮,如神。治瘫痪必用之药。"

《主治秘诀》:用其有六:泻膀胱龙火一也;利小便热结二也;除下焦湿肿三也;治痢先见血四也;去脐下痛五也;补肾气不足,壮骨髓六也。

【用法用量】

1.内服:煎汤3~9克,或入丸、散。

2.外用:研末调敷,或水煎洗;降实火宜生用;清虚热宜盐炙;止血宜炒炭用。

【宜忌】脾胃虚弱,无火者禁服,恶干漆。

【选方】

1.治血痢:黄柏炭、黄连各200克、白酒750克。煎至375克,温服,不计时。

2.治颈上瘿瘤,不疼不痛,俱是痰结:黄柏、海藻各50克,研细,每5分钟用舌舔之,一日3~5次,可消。

3.治毒热上攻,口中生疮:黄柏(蜜炙)、细辛各等份,研细,每用少许,渗于舌上,有涎吐出,以愈为度。

4.治一切肿毒:黄柏、大黄各等份,研细,用醋调涂,如干,用水润之。

M

牡丹皮

【处方用名】牡丹皮,丹皮,粉丹皮,炒丹皮,酒丹皮,丹皮炭(处方写牡丹皮,丹皮,粉丹皮取生品)。

【药性】苦,辛,微寒。归心、肝、肾经。

【炮制】

1.生用:取原药材,除去杂质,抢水洗净,润透,切顶刀片0.3~0.6毫米厚,晒干。

2.炒炭:取牡丹皮片,厚薄分开,置锅内用武火炒至面呈黑色、内呈黑褐色、断丝为度,喷盐水适量,灭尽火星,每100千克丹皮片,用食盐2千克。

3.酒炙:取丹皮丝,用黄酒拌匀、润透,用文火炒至微干。100千克丹皮丝,用黄酒12千克。

【炮制作用】

1.炒炭:增其止血作用。

2.酒炙:增其活血化瘀作用。

【功用主治】清热凉血,活血散瘀。主治温热病热入血分,发斑,吐衄。热病后期,热伏阴分发热,骨蒸潮热,血滞经闭,痛经,癥瘕,痈肿疮毒,跌打伤痛,风湿热痹。

《药性论》:"治冷气,散诸痛,治女子经脉不通,血沥腰疼。"

《纲目》:"活血,生血,凉血。治血中伏火,除烦热。"

《滇南本草》:"破血,行血,消癥瘕之疾,除血分之热,堕胎。"

【用法用量】内服:煎汤6~9克,或入丸、散;清热、除蒸、消痈,宜生用;凉血、止血,宜炒用;活血散瘀宜酒炙。

【宜忌】孕妇及月经过多者禁服,血虚、虚寒诸证禁服。畏贝母、大黄。

【选方】

1.治月经不利,或前或后,乍多乍少,腰腹疼痛,手足烦热:丹皮50克(酒炙)、苦参25克,贝母1.5克(去芯),三味研粉,炼蜜为丸，梧桐子大，每服20丸或30丸。空腹米汤送，日3次。

2. 治产后血晕，血崩，经水不调，远年干血气：红花、干荷叶、丹皮(酒炙)、当归、蒲黄(炒)各等份，上药研细粉，每服25克，黄酒煎，连渣温服。

3. 治肾虚腰痛：丹皮(酒炙)、萆薢、白术、肉桂各等份，研细，每服18克，温酒调下。

4. 治高血压：丹皮18~30克，水煎成150克药水，分3次服，每次1剂，如有呕心，头昏，可减至每日20克煎服。

木槿皮

【处方用名】木槿皮，川槿皮。

【药性】甘，苦，微寒。归大肠、肝、脾经。

【炮制】生用：取原药材，除去杂质，洗净润透，切0.8~1厘米厚，晒干。

【功用主治】清热利湿，杀虫止痒。主治湿热泻痢，肠风泻血，脱肛，痔疮，赤白带下，阴道滴虫，皮肤疥癣，阴囊湿疹。

《医林纂要》："补肺，渗湿，去热，安心神，通利关窍，心烦不眠，通利二便。"

【用法用量】内服，煎汤3~9克；外用，酒精擦或煎水熏洗。

【宜忌】体弱无湿热，重疾者慎用。

【选方】

1. 治一切顽痹：木槿皮15克、大斑蝥7个(小用10个，去头足)、巴豆5个(去油)，共研细粉，用醋调匀搽，稍时起泡，泡落即愈。

2. 治牛皮癣：木槿皮50克，大风子仁15个、半夏25克，水1碗，浸露7宿，入轻粉5克与水中，用秃毛笔扫涂，有臭涎出方妙，但忌洗澡，夏天治之尤效。

Q

秦 皮

【处方用名】秦皮。

【药性】苦，涩，寒。归肝、胆、大肠经。

【炮制】生用：取原药材，除去杂质，洗净润透，切丝或块。

【功用主治】清热燥湿，清肝明目。主治湿热泻痢，带下，目赤肿痛，睛生疮翳，肺热气喘咳嗽。

【用法用量】内服，煎汤6~12克；外用，煎水洗眼，或取汁点眼。

【宜忌】脾胃虚寒者禁服。

【选方】

1. 治眼目肿痛，有翳，多泪难开：秦皮150克、防风、黄连、炙甘草各75克，上药研细粉，每服15克，水1杯，入淡竹叶5片，煎至六分，去渣，饭后温服。

2. 治大便干燥：秦皮9克、大黄6克，水煎服，孕妇禁服。

R

肉 桂

【处方用名】肉桂、企边桂、桂楠、上肉桂、紫油桂。

【药性】辛、甘、热，归肾、脾、心、肝经。

【炮制】取原药材，刷去灰屑，刮去粗皮，用时捣碎。

【功用主治】补火助阳，散寒止痛，温经通脉。主治肾阳不足，命门火衰之畏寒肢冷，腰膝酸软，阳痿遗精，小便不利或频数，短气促喘，浮肿尿少诸证；命门火衰，火不归源，脾肾虚寒，戴阳证，格阳证，上热下寒，面赤足冷，头晕耳鸣，口舌糜烂，脘腹冷痛，食减便溏，肾虚腰寒，湿痹，寒疝疼痛，宫冷不育，痛经闭经，产后瘀滞腹痛；阴疽流注，或虚寒痈疡，脓成不溃，或溃后不敛。

《日华子》："桂心，治一切风气，补五劳七伤，通九窍，利关节，益精明目，暖腰膝，破痃癖癥瘕，消瘀血，治风痹骨节挛缩，续筋骨，生肌肉。"

《本草汇》："散寒邪而利气，利气下行而补肾。能导火归源，以通其气，达子宫而破堕胎。"

《得配本草》："补命门之相火，通上下之阴结，升阳气以交中焦，开诸窍而出阴浊，从少阳纳气归肝，平肝邪扶益脾土，一切虚寒致病并宜治之。"

【用法用量】内服，煎汤2~3克，不宜久煎，研磨0.5~1.5克，或入丸、散；外用，研末调敷，浸酒涂擦。

【宜忌】忌生葱、石脂。阴虚火旺，出血，血热妄行者及孕妇禁服。

【选方】

1. 治腰腿痛：千年健、地枫、肉桂各50克，54度白酒2500克，浸泡30天，每天晚上喝两小盅，连服15天。

2. 治肿疖欲成，未见其头，但肿痛不已：肉桂、陈皮各等份，研粉水调敷患处（《小儿卫生总微论方》）。

3. 治乳痈：肉桂、甘草各1克、乌头0.5克（炮），共研末和白酒涂纸敷之，浓化为水，神速（《肘后方》）。

S

桑白皮

【处方用名】桑白皮，桑皮，炙桑皮（处方写桑白皮、桑皮，取生品）。

【药性】甘，辛，寒。归肺、脾经。

【炮制】

1. 生用：取原药材，除去杂质，清水洗净，略泡，捞出，润透后切丝2~3毫米宽，干燥。

2. 蜜炙：取桑白皮丝，与炼蜜拌匀、略润，置锅内用文火炒至黄色、不黏手为度，取出，放凉。100千克桑白皮丝，用炼蜜24千克。

【炮制作用】蜜炙：增强其润肺止咳作用。

【功用主治】泻肺中水气。泻肺平喘，利水消肿。主治肺热或水饮停肺的胸满喘咳，咳血，水肿，脚气，小便不利，利水道，通二便。

【用法用量】内服：煎汤9~15克，或入丸、散；泻肺利水，宜用生品，治肺虚咳嗽宜用蜜炙。

【宜忌】肺寒，无火及风寒咳嗽者禁用。

【选方】

1. 治肺气喘急，坐立不安：桑白皮（炒黄）、甜葶苈子（隔纸炒）各等份，研细末，每服15克，水煎去渣温服。

2. 治全身水肿：桑白皮（炙）250克、吴茱萸（炒）100克、甘草（炙）50克，研粗末，每服20克，水2杯，生姜片5片，饴糖半勺，煎1杯，去渣温服，日3服。

生姜皮

【处方用名】生姜皮，姜皮。

【药性】辛，凉。归脾、肺经。

【炮制】生用：取生姜皮，清水洗净、捞出，除去杂质，晒干。

【功用主治】行水消肿。主治水肿初起，小便不利。

《本草再新》："和脾，降肺，行水消肿，治膈噎胀满。"

【用法用量】内服：煎汤2~6克。

【选方】

1.治头面浮肿，四肢肿满，心腹臌胀，上气促急，举动喘乏，腹胀如鼓，绕脐胀闷，有碍饮食：五加皮、地骨皮、生姜皮、大腹皮、茯苓皮，各等分研粗末，每服15克，水1盏，煎八分去渣温服。切忌：生冷、油腻，硬物。

2.治发落：生姜皮（焙干）50克、人参50克，研为细末，每用生姜1块，切断，蘸药粉，与发落处擦之，2日用1次。

乌　桕

【处方用名】乌桕。

【药性】苦，微寒，有毒。

【炮制】生用：取原药材，除去杂质，清水洗净、润透，切顶刀片1~2毫米厚，晒干。

【功用主治】泻下逐水，消肿散结，解蛇虫毒。主治水肿，癥瘕积聚，臌胀，大小便不通，疔毒痈肿，湿疹，疥癣，毒蛇咬伤。

《纲目》："利水通肠，功胜大蓟。"

【用法用量】内服，煎汤9~12克，或入丸、散；外用，煎水洗，或研末调敷。

【宜忌】体虚、孕妇及溃疡病患者禁服。

《本草经疏》："水肿，多属脾虚不能制水，以致水气泛滥，法当补脾实土为急，此药必不可轻用。如元气壮实者，亦须暂用一二剂，病好即停服。"

【选方】

1.治水气，小便涩，身体虚肿：乌桕100克、木通50克、槟榔50克，研末，不计时，每次10克，粥汤调下。

2.治膨胀：乌桕（二层皮）切碎90克、白米一撮（文火炒黄）、加黄芪20克，同煮水服，日1剂，连服4~6天。

五加皮

【处方用名】五加皮、南五加。

【药性】辛，苦，微甘，温。归肝、肾经。

【炮制】

1.生用：取原药材，除去杂质，清水洗净，润透切段5~6毫米厚，晒干。

2.酒炙：取五加皮段，用黄酒拌匀润透，取出，晒干。

【功用主治】祛风湿，补肝肾，强筋骨，活血脉。主治风寒湿痹，腰膝疼痛，筋骨萎软，小儿行迟，体虚羸弱，跌打损伤，骨折，水肿，脚气，阴下湿痒。

《别录》："治男子阴萎，囊下湿，小便余沥，女人阴痒及腰脊痛，两脚疼痹风弱，补中益气，坚筋骨，强志气，久服轻身耐老。"

《医林纂要》："坚肾补肝，燥湿行水，活骨舒筋。为治风痹、湿痹良药。"

【用法用量】

1.内服：煎汤6~9克，或入丸、散。

2.外用：煎水熏洗，或为末调敷。

【选方】

1.治腰痛：五加皮、杜仲（炒）各等份，研末，黄酒糊丸，梧桐子大，每服30丸，温黄酒下。

2.治贫血、神经衰弱：五加皮、五味子各6克，加白糖开水冲泡代茶饮，1日1剂（《食物中药与方便》）。

香加皮

【处方用名】香加皮，香五加，北五加，

酒拌五加皮(处方写香加皮、香五加、北五加取生品)。

【药性】苦,辛,微温,有毒。归肝、肾、心经。

【炮制】

1. 生用:取原药材,除去杂质,清水洗净,润透后,切5~6毫米厚,干燥。

2. 酒拌:取香加皮与黄酒拌匀,闷润至酒尽时,取出晾干。100千克香加皮片,用黄酒12千克。

【炮制作用】酒拌:活血通经,增强其祛风湿,壮筋骨作用。

【功用主治】祛风湿,利水,强心。主治风湿痹痛,水肿,小便不利,心力衰竭,皮肤、阴部湿痒。

【用法用量】内服,煎汤4.5~9克,或入丸、散;外用,煎汤洗。

【宜忌】本品有毒,不可当作五加科植物五加皮的代用品,不宜过量或持续长期服用。

【选方】

1. 治风湿性关节炎,关节拘挛疼痛:穿山甲、白鲜皮、香加皮各15克,用白酒泡24小时后,每服10克。

2. 治阴囊水肿:香加皮9克、仙人头30克,水煎服《山东中草药手册》。

紫荆皮

【处方用名】紫荆皮。

【药性】苦,平。归肝经。

【炮制】生用:取原药材,除去杂质,洗净泥土,润透,切3~4毫米宽丝,干燥。

【功用主治】活血,通淋,解毒。主治妇女月经不调,瘀滞腹痛,小便淋痛,风湿痹痛,喉痹,痈肿,疥癣,跌打损伤,蛇虫咬伤。

【用法用量】内服,煎汤6~15克,或浸酒,或入丸、散;外用,研末,调敷。

【宜忌】孕妇禁服。

【选方】

1. 治产后诸淋:紫荆皮25克,半水、半酒煎,温服。

2. 治痔疮肿痛:紫荆皮25克,煎,饭前温服。

3. 治妇人血气:紫荆皮研粉,糊丸如樱桃大,每次酒化服1丸。

Z

祖司麻

【处方用名】祖司麻,大救驾。

【药性】辛,苦,温,小毒。

【炮制】生用:取原药材,除去杂质,清水洗净,捞出,润透后切段1~1.2毫米长,晒干。

【功用主治】祛风通络,散瘀止痛。主治风湿痹痛,四肢麻木,头痛,胃痛,腰痛,跌打损伤。

《全国中药材汇编》:"疏经通络,祛瘀止痛。主治牙痛,胃痛,肝区痛。"

《陕西中药志》:"止痛,散血,补血。用于周身疼痛,腰腿痛,四肢麻木。"

【用法用量】内服:煎汤3~6克,或泡酒。

【宜忌】孕妇禁服。

【选方】

1. 治心、胃疼痛:祖司麻4克、甘草9克,水煎服。

2. 治腰腿疼:祖司麻6克、独活、牛膝各9克,水煎服。

3. 治四肢麻木:祖司麻9克,水煎后煮鸡蛋10个,早、中、晚各吃1个并喝汤。

第十一章 藤木类

C

沉 香

【处方用名】沉香,海南沉。

【药性】辛,苦,温。归肾、脾、胃经。

【炮制】生用:取原药材,除去枯废白木,劈成小块,用时捣碎或研末。

【功用主治】温中降逆,暖肾纳气。主治脘腹冷痛,呕吐,呃逆,气逆喘息,腰膝虚冷,大肠虚秘,小便气淋,精冷早泄。

《日华子》:"调中,补五脏,益精壮阳,暖腰膝,祛邪气,止转筋吐泻,治冷风麻痹,骨节不任,风湿肤痒。"

《本草再新》:"治肝郁,降肝气,和脾胃,消湿气,利水开窍。"

【用法用量】内服:煎汤2~5克,后下;研末0.5~1克,或研汁服。

【宜忌】阳盛火旺者,气虚下陷者慎服。

【选方】

1. 治腹胀气喘,坐卧不安:沉香、枳壳各25克、萝卜籽50克,每服25克,姜3片,水煎服(《赤水玄珠》沉香饮)。

2. 治一切哮证:沉香100克、莱菔子(蒸熟晒干)250克,研细粉姜汁为丸,每次服4克,日服早、中、晚,3次,开水下(《丹台玉案》二仙丹)。

《本草通玄》:"沉香,温而不燥,行而不泻,扶脾而运气不倦,达肾而导火归元,有降气之功,无破气之害,洵为良品。"

《本草新编》:"沉香,温肾而又通心。用黄连、肉桂以交心肾者,不若用沉香更为省事,一药两用之也。但用之以交心肾,需用之一钱(5克)为妙,不必水磨,切片为末,调入与心肾补药中同服可也。"

《本草从新》:"诸木皆浮而沉香独沉,故能下气而坠痰涎,能降亦能升,故能理诸气调中。"

《药论》:"沉香降逆气而决痰涎,功犹破竹;祛恶气而行积聚,力抵刺犀;借曰温中,未尝助火;虽云决气,亦不伤真;大肠气闭可通,小便气淋可利。"

D

大血藤

【处方用名】大血藤,红藤。

【药性】苦,平。归大肠、肝经。

【炮制】生用:取原药材,除去杂质,清水洗净,浸泡1~2天捞出,润透后切斜片1.5毫米厚,晒干。

【功用主治】解毒消痈,活血止痛,风湿痹痛,虫积腹痛,除风祛湿,杀虫。主治肠痈,痢疾,追风,健腰膝,乳痈,痛经,跌打损伤。

《简易草药》:"治筋骨疼痛,壮阳事。"

《草木便方》:红藤入血分,治疗外损伤积血病,破瘀,生新,止痰血。

《四川中药志》:"红藤,行血破滞,调气行瘀,治跌打损伤。"

广州部队《常用中药手册》:"治肢节酸痛,麻木拘挛,水肿,血虚头晕。"

【用法用量】内服,煎汤9~15克,或浸酒;外用,捣烂敷患处。

【宜忌】孕妇禁服。

【选方】

1. 治痛经：大血藤、益母草、龙芽草各15克，水煎服(《浙江药用植物志》)。

2. 治疗风湿性关节炎：大血藤30克、五加皮、威灵仙藤叶各15克，水煎服。

3. 治早期急性乳腺炎：大血藤90克，水煎，早晚各服1次。

丁公藤

【处方用名】丁公藤。

【药性】辛，温，有毒。

【炮制】生用：取原药材，除去杂质，清水洗净，捞出，润透后切斜片1.5毫米厚，然后隔水上笼蒸至透心，晒干。

【功用主治】祛风除湿，消肿止痛。主治风湿痹痛，半身不遂，跌打肿痛。

【用法用量】内服，煎汤3~6克，或浸酒；外用，浸酒外涂。

【宜忌】本品有毒，有强烈的发汗作用，虚弱者慎服。对治疗急慢性风湿关节炎，坐骨神经痛，类风湿，关节炎，腰肌劳损，肥大性腰椎炎，有良好的疗效。

G

功劳木

【处方用名】功劳木。

【药性】苦，寒。归心、肝经。

【炮制】生用：将茎外层粗皮刮掉，鲜用或晒干。

【功用主治】清热，燥湿，解毒。主治肺热咳嗽，黄疸，泄泻，痢疾，目赤肿痛，疮疡，湿疹，烫伤。

《饮片新参》：“清肺，止痨嗽，杀虫，通大便。”

《广西中药志》：“清心胃火，解毒。治阳黄，热痢，赤眼；外治枪炮伤，烫火伤。”

【用法用量】内服，煎汤5~10克；外用，煎水洗或研粉调敷。

【宜忌】体质虚寒者忌用。

【选方】

1. 治痔疮：功劳木15克，猪脚2只。煮熟去渣，食猪脚(《湖南药物志》)。

2. 治目赤肿痛：功劳木、野菊花各15克。水煎服。

钩　藤

【处方用名】钩藤，双钩，钩丁。

【药性】甘，微苦，微寒。归肝、心包经。

【炮制】生用：取原药材，除去杂质，去老梗洗净，捞出晒干，用时捣碎。

【功用主治】熄风止痉，清热平肝。主治小儿惊风，夜啼，热盛动风，肝阳眩晕，肝火头胀痛及伤寒头痛壮热，鼻衄不止。

《本草述》：“治中风瘫痪，口歪眼斜及一切手足走注疼痛，肢节挛急，又治远年痛风瘫痪，经脉拘急作痛不已者。”

《全国中草药汇编》：“风热头痛，头晕目眩，高血压，神经性头痛。”

【用法用量】内服：煎汤6~30克，不宜久煎，或入丸、散。

【宜忌】脾胃虚寒者慎服。

【选方】

1. 治风热目赤，头痛：钩藤12克、赤芍10克、桑叶10克、菊花10克，水煎服，1日1剂。

2. 治高血压：钩藤30克、加水1000克，煎至100克，早晚各服1次，1日1剂。

关木通

【处方用名】关木通，木通。

【药性】苦，寒。

【炮制】生用：取原药材，除去杂质，清水洗净，润透后切顶头片0.6毫米，晒干。

【功用主治】主治肾炎水肿，尿道炎，膀胱炎，小便不利，口舌生疮，心烦失眠，妇女经闭，乳汁不通。

【用法用量】内服：煎汤1.5~4.5克。

【宜忌】内无温热者及孕妇慎服。本品用量过大或长期服用可引起急性肝功肾功能衰竭。

【选方】

1.治尿路感染，小便赤色：关木通6克、马齿苋50克，水煎服。

2.治目赤（结膜炎）：关木通适量，开水泡熏洗。

鬼箭羽

【处方用名】鬼箭羽。

【药性】苦，辛，寒。归肝、脾经

【炮制】生用：取原药材，除去杂质，清水洗净，捞出，润透后切片3毫米厚，晒干。

【功用主治】破血通络，解毒消肿，杀虫。主治癥瘕结块，产后无乳，心腹疼痛，闭经，痛经，崩中漏下，产后瘀滞腹痛，恶露不下。疝气，关节痹痛，疮肿，跌打损伤，虫积腹痛，烫、火伤，毒蛇咬伤，风湿痛，干咳感冒。

《湖南药物志》："疏散风寒，辟瘟疫邪气。治狂犬伤，蛇虫咬伤，感冒，头痛，全身时痛时痒。"

【用法用量】内服，煎汤4~9克，或泡酒，或入丸、散。外用，捣敷，或煎洗，或研末调敷。

【宜忌】孕妇、气虚崩漏者禁服。

【选方】

1.治腹内包块：鬼箭羽6克、赤芍9克、红花9克、赤木3克。水煎，日服分2次（《辽宁常用中草药手册》）。

2.治肾炎：鬼箭羽茎皮60克，水煎取汁，用药汁打鸡蛋，吃蛋喝药水。

3.治全身时痛时痒：鬼箭羽12克、穿山甲6克、大蒜500克，水煎至100克，早晚各服1次（《湖南药物志》）。

桂　枝

【处方用名】桂枝，桂枝尖，嫩桂枝，炙桂枝（处方写桂枝，桂枝尖，嫩桂枝取生品）。

【药性】辛，甘，温。归膀胱，心、肺经。

【炮制】

1.生用：取原药材，除去杂质，清水泡七八成透，捞出润透，切斜片1.5毫米厚，晾干。

2.蜜炙：先将蜂蜜置锅内加热至沸，倒入桂枝片，用文火拌炒至老黄色、不黏手为度，放凉。10千克桂枝，用炼蜜12千克。

【炮制作用】蜜炙：增强其温通经脉作用。

【功用主治】散寒解表，温经，通阳。主治风寒表证，寒湿痹痛，四肢厥冷，经闭，痛经，癥瘕结块，胸痹，心悸，痰饮，小便不利。

《医林纂要》："补肝，泻肺，行阳气于四表，化汗液，驱邪闭，外御腠理，祛四肢及胁下风湿。"

【用法用量】内服：煎汤1.5~6克，大剂量可用至15~30克，可入丸、散。

【宜忌】热病高热，阴虚火旺，血热妄行者禁服。

【选方】治伤寒，阳脉涩，阴脉弦，腹中阵痛：桂枝150克、甘草100克、大枣12枚、白芍300克、生姜150克、饴糖1千克、水7千克，煮取3千克，去渣，温服1千克，日分3次服(《伤寒论》小建中汤)。

H

海风藤

【处方用名】海风藤。

【药性】苦，寒，无毒。归心、肾经。

【炮制】生用：取原药材，除去杂质，洗净，润透后斜片0.9~1.5毫米厚，晒干。

【功用主治】祛风湿，通经络，理气止痛。主治风寒湿痹，肢节疼痛，筋脉拘挛，脘腹冷痛，水肿。

《本草再新》："行经络，和血脉，宽中理气，下湿除风，理腰脚气，治疝，安胎。"

《浙江中药手册》："宣痹，化湿，通络舒筋。治腰膝痿痹，关节疼痛。"

《中国民族药志》："利水消肿。"

【用法用量】内服：煎汤6~15克，大剂量可用至30克，或浸酒。

【选方】治胃脘疼痛(胃和十二指肠溃疡)，腹痛泄泻，胃炎：海风藤15克，救必应9克，水煎服。

黄 栌

【处方用名】黄栌，黄栌柴。

【药性】苦，辛，寒。

【炮制】生用：取原药材，除去杂质，洗净，捞出，略润后切段6~9毫米长，晒干。

【功用主治】清热利湿，活血化瘀。主治黄疸，肝炎，皮肤瘙痒，赤眼，丹毒，烫火伤，漆疮，跌打瘀痛。

【用法用量】内服，煎汤10~30克；外用，煎水。

【选方】

1.治肝炎：黄栌，成人每日30克，小儿减半煎2次，合并1处，早晚各1次。

2.治妇女产后劳损：黄芦根皮60克，加棘草根30克，水煎，冲入黄酒、红糖，早晚各服1次。忌食酸辣，芥菜，萝卜菜(《天目山药用植物志》)。

3.治漆疮：煎黄栌洗之最良。

J

鸡血藤

【处方用名】鸡血藤。

【药性】苦，微甘，温。归肝、肾经。

【炮制】生用：取原药材，除去杂质，清水洗净，泡1~2天，捞出润透切斜片1.5毫米厚，晒干。

【功用主治】活血舒筋，养血调经。主治手足麻木，肢体瘫痪，风湿痹痛，贫血，月经不调，痛经，闭经。

《饮片新参》："祛瘀血，生新血，流利经脉。"

《现代实用中药》："为强壮性补血药，适用于贫血性神经麻痹症，如肢体及腰膝酸痛，麻木不仁等，又用于妇女月经不调，月经闭止等，有活血镇痛之效。"

【用法用量】内服：煎汤10~15克，最大量可用至30克。

【选方】

1.治风湿痹痛，月经不调：鸡血藤500

克、蔗糖850克、苯甲酸钠3克,煎汤口服,日服3次,每次服10克(《安徽省药品标准》1987年鸡血藤糖液)。

2.治老人血管硬化,腰背神经痛:鸡血藤20克、杜仲15克、五加皮10克、生地15克、水500毫升,煎至200毫升,分3次用,一日量(《现代实用中药》)。

3.治闭经:鸡血藤、穿破石各30克,水煎,每日1剂。

4.治再生障碍性贫血:鸡血藤60~120克、鸡蛋2~4个、红枣10枚、加水8碗,煮至大半碗(鸡蛋熟后剥去蛋壳再煎),鸡蛋同药汁同服,每日1剂(《全国中草药汇编》)。

5.治白细胞减少:鸡血藤15克、黄芪15克、白术、茜草根各10克,水煎服,每日1剂(《益寿中草药选解》)。

6.治坐骨神经痛:鸡血藤250克、川牛膝100克、桑寄生100克、老母鸡1只,药物包布与鸡同煮,吃肉喝汤,连服3~7只鸡。

7.治急性泄泻:鸡血藤60克,加水600克,煎至200克,分3次服,每日1剂。

降 香

【处方用名】降香,降真香。

【药性】辛,温。归肝、脾、心经。

【炮制】生用:取原药材,除去尘土,据成约3厘米长的段,劈成小块,或刨成薄片。

【功用主治】活血散瘀,止血定痛,降气,辟秽。主治胸胁疼痛,跌打损伤,创伤出血,寒疝疼痛,呕吐腹痛。

《迪庆藏药》:"能清热,行气,治血热、血瘀,降血压,气血并痛,外用消肢节肿胀。"

《全国中草药汇编》:"祛风活血,理气止痛。治风湿性腰痛,支气管炎,胃痛,疝气痛。"

【用法用量】内服,煎汤3~6克,研末吞服1~2克,或入丸、散;外用,研末服。

【宜忌】阴虚火旺,血热妄行者禁服。

【选方】治冠心病心绞痛:丹参30克、降香、三七、人参各15克,诸药混合,按传统方法熬制,蜜炼收膏。

L

络石藤

【处方用名】络石藤。

【药性】苦,辛,微寒,归心、肝、肾经。

【炮制】生用:取原药材,除去杂质,清水洗净,润透后捞出切段6毫米,晒干。

【功用主治】通络止痛,凉血,消肿。主治风湿痹痛,腰膝酸痛,筋脉拘挛,咽喉肿痛,咳嗽喘息,疔疮肿毒,跌打损伤,外伤出血,蛇犬咬伤。

《中国药用植物志》:"祛风止痛,通络消肿,适用于关节痛,肌肉痹痛,腰膝酸痛。"

【用法用量】

1.内服:煎汤6~15克,单味可用30克,浸酒可用30~60克,或入丸、散。

2.外用:研末调敷,或捣汁涂。

【宜忌】阳虚畏寒,大便溏薄者禁服。孕妇禁服。恶铁落,畏菖蒲、贝母。

【选方】

1.治筋骨拘挛,遍身疼痛,腰膝无力,行动艰难:络石藤(炒)400克、枸杞子、当归各200克,浸酒服,适量。

2.治腹泻:络石藤60克、红枣10枚,水煎服。

3.治关节炎,络石藤、五加皮各30克,水藤根15克,水煎服白酒引。

Q

青风藤

【处方用名】青风藤。

【药性】辛，苦，平，有毒。

【炮制】生用：取原药材，用清水浸泡3~4小时，捞出润透后切顶刀片0.6~0.9毫米厚，晒干。

【功用主治】祛风除湿，利尿消肿，通经络，止痛。主治风湿性关节炎，关节肿大，肌肉麻木。

【用法用量】内服：煎汤6~12克，或泡酒。

【宜忌】服药后，可能出现皮肤发红、瘙痒、皮疹、头昏、头痛、腹痛等其他副作用，应注意。

【选方】

1. 治关节疼痛：青风藤15克、红藤15克，水煎服，每日1剂，黄酒引。

2. 治风湿痹痛：青风藤150克，防己50克，酒500克，煮饮。

R

忍冬藤

【处方用名】忍冬藤，金银藤，银花藤。

【药性】甘，寒。归心、肺经。

【炮制】生用：取原药材，除去杂质，清水洗净，捞出润透切段7~9毫米长，晒干。

【功用主治】清热解毒，通络。主治温病发热，痈疽肿毒，肠痈，乳痈，热毒血痢，风湿热痹，治筋骨疼痛。

《滇南本草》："能宽中下气，消痰，祛风湿，清咽喉热痛。"《药性切用》："清经活络良药。"

【用法用量】内服，煎汤10~30克，或入丸、散，或浸酒；外用，煎水洗，或熬膏贴，或研末调敷。

【宜忌】虚寒作泻者忌用。

【选方】

1. 治痈疽发背，肠痈，乳痈，无名肿毒：忍冬藤、黄芪各250克、当归60克、甘草(炙)400克，上药研末，每服10克，黄酒一杯半，煎至一杯，病在上，饭后服；病在下，饭前服。2小时服一次，每次服50克，一日量。留药渣敷患部，未成脓者内消，已成脓者即溃。

2. 治筋骨疼痛：忍冬藤10克、木瓜、白芍、肉桂、当归、甘草各10克，酒、水各300毫升，煎至八分去渣，空心，食前，热服(忍冬藤研粉，另用热黄酒冲服)，其他五味煎服，同时饭前服。

S

桑寄生

【处方用名】桑寄生，寄生。

【药性】苦，甘，平，归肝、肾经。

【炮制】

1. 生用：取原药材，除去杂质，清水洗净，略润，捞出润透后，切斜片3毫米厚，晒干。

2. 酒炙：取桑寄生片，用黄酒拌匀润至酒尽，置锅内用文火炒至深黄色为度，取出晾干。100千克桑寄生片，用黄酒12千克。

【功用主治】补肝肾，强筋骨，祛风湿，安胎。主治腰膝酸痛，筋骨痿弱，肢体偏枯，风湿痹痛，头昏目眩，便血，胎动不安，崩漏下血，产后乳汁不下。

《滇南本草》："生槐树者，治大肠下血，肠风带血，痔漏，生桑树者，治筋骨疼痛，走筋络，风寒湿痹。生花椒树者，治脾胃寒冷，呕吐，恶心，反胃，又治梅疮毒，妇人下元虚寒或崩漏。”

《本草再新》：“补气温中，治阴虚，壮阳道，利骨节，通经水，补血和血，安胎定痛。”

【用法用量】内服，煎汤10~15克，或入丸、散，或浸酒。外用，捣烂外敷。

【选方】治腰背痛，肾气虚弱，卧冷湿地当风所得：独活150克、寄生、杜仲、牛膝、细辛、秦艽、茯苓、桂心、防风、川芎、人参、甘草、当归、白芍、干地黄各100克，水1.5千克，煮至450克药水，去渣日服3次，1日1剂(《千金方》独活寄生汤)。

桑 枝

【处方用名】桑枝，嫩桑枝。

【药性】苦，平。归肝经。

【炮制】

1. 生用：取原药材，除去杂质，洗净润透，切斜片0.9~1.5毫米厚，晒干。

2. 酒炙：取桑枝片，用黄酒拌匀，润至酒尽置锅内，用文火炒至黄色为度，取出，放凉。

【炮制作用】酒炙：增其祛风通络作用。

【功用主治】祛风湿，通经络，行水气。主治风湿痹痛，中风半身不遂，水肿脚气，肌体风痒。

《本草备要》：“利关节，养津液，行水祛风。”

《现代实用中药》：“治高血压，手足麻木。”

【用法用量】内服，煎汤15~30克；外用，煎水熏洗。

【选方】

1. 治风热痹痛：桑汁(炙)500克，水3千克，煎取2千克，药水一日服尽。

2. 治过肥胖者：桑枝煮茶常服，逐湿，令人瘦。

3. 治高血压：桑枝、桑叶、茺蔚子各15克，水1000毫升煎至600毫升，睡前洗脚30~40分钟，洗完睡觉。

石南藤

【处方用名】石楠藤。

【药性】辛，苦，平，小毒。归肝、肾经。

【炮制】生用：取原药材，除去杂质，清水洗净，润透后切段9毫米长，晒干。

【功用主治】祛风除湿，止痒，强筋骨，益肝肾。主治风湿痹痛，头风头痛，风疹，脚膝软弱，肾虚腰痛，阳痿，遗精。

《现在实用中药》：“阳痿，滑精，女子宫冷不育，月经不调。”

《青岛中草药手册》：“祛风寒，壮筋骨，利尿，解热，镇痛。主治腰膝酸痛。”

【用法用量】内服，煎汤3~10克，或入丸、散；外用，研末撒，或吹鼻。

【宜忌】恶小蓟。

【选方】

1. 治头风头痛：石南叶、川芎、白芷各5克，水煎服。

2. 治小儿风瘙隐疹，皮肤瘙痒：石南叶100克、川花椒25克，水一大碗，煎至半碗，入滑石末(生)25克、白矾末25克，搅匀，绵浸患处，干即便涂。

3. 治咳嗽痰喘：石南叶研粗末，装烟斗内，当烟吸。

首乌藤(夜交藤)

【处方用名】首乌藤，夜交藤。

【药性】甘，微苦，平，归心、肝经。

【炮制】生用:取原药材,除去杂质,洗净润透,切3~6毫米厚,晒干。

【功用主治】养心安神,祛风通络。主治失眠,多梦,血虚身痛,肌肤麻木,风湿痹痛,风疹湿痒。

《本草再新》:“补中气,行经络,通血脉,治劳伤。”

《饮片新参》:“养肝肾,止虚汗,安神催眠。”

《陕西中草药》:“祛风湿,治贫血,周身酸痛。”

【用法用量】内服,煎汤10~20克;外用,煎水洗。

【选方】

1. 治失眠多梦(虚烦):夜交藤30克、珍珠母30克、丹参10克,水煎服。

2. 治皮肤瘙痒:夜交藤、苍耳子各等量水煎,外洗。

苏　木

【处方用名】苏木。

【药性】甘,咸,微辛,平。归心、肝、大肠经。

【炮制】生用:取原药材,锯成3厘米长,劈成小块,或刨成薄片,研成粗末。

【功用主治】活血祛瘀,消肿定痛。主治妇人血滞闭经,痛经,产后瘀阻,心腹痛,产后血晕,痈肿,产后血胀闷欲死者。

《本草拾遗》:“主霍乱,呕逆,经常呕吐,用水煎服,破血当以酒煮为佳。”

《现代实用中药》:“为收敛药,适用于女子子宫出血,产后流血过多,头晕目眩。又用于慢性肠炎,赤痢,肠出血。”

【用法用量】内服,煎汤3~9克,或研末;外用,研末撒。

【宜忌】血虚无瘀滞者,月经过多者及孕妇禁服。

【选方】

1. 治妇女月水不通,烦热疼痛:苏木100克、硇砂(研细)25克、川大黄(研细)50克,水三大碗煎苏木至半碗,去渣,加入硇砂、大黄同熬成膏,每日空心,以酒调下半勺(《圣惠方》苏枋木煎)。

2. 治偏坠,肿痛:用苏木(研细)150克,黄酒煮,频饮。

T

檀　香

【处方用名】檀香。

【药性】辛,温。归脾、胃、肺经。

【炮制】生用:取原药材,锯成三厘米长段,劈成小块,搓成粗末或刨成薄片。

【功用主治】行气,散寒,止痛。主治胸腹胀痛,霍乱吐泻,噎膈吐食,寒疝腹痛及肿毒。

《本草备要》:“调脾肺,利胸膈,为理气要药。”

《本草再新》:“散邪发表,行湿,暖肠胃,止呕吐。”

《珍珠囊》:“引胃气上升,进食。”

【用法用量】内服,煎汤1.5~3克,后下,或入丸、散;外用,磨汁涂。

【宜忌】阴虚火旺之证,禁服。

【选方】

1. 治头面风,头目昏眩,肩背疼痛,头皮肿痒,颈项拘挛:檀香(碎末)25克、菊花150克、川芎100克,上四味研末,每服10克,温薄荷水调下。

2. 治冠心病,心绞痛:红花6克、檀香2

克，放入有盖的大茶杯中，用沸水冲泡，加盖焖10分钟后，频频饮用，一般可冲泡4次。

天仙藤

【处方用名】天仙藤。

【药性】苦，温。归肝、脾、肾经。

【炮制】生用：取原药材，除去杂质，清水洗净，捞出，润透后切9毫米长的段，晒干。

【功用主治】行气活血，利水消肿，解毒。主治疝气痛，胃痛，产后血虚腹痛，风湿痹痛，妊娠水肿，蛇虫咬伤。

《本草再新》："凉血，活血，祛风利湿，走经络。治腰腿肿痛。"

《本草正义》："宣通经隧，导达瘀滞，疏肝行气，治心胃痛。"

【用法用量】内服，煎汤6~10克；外用，煎水洗或捣烂敷。

【宜忌】诸病属虚损者勿服。

【选方】治产后腹痛不止及一切血虚腹痛：天仙藤（炒）250克，研末，每服10克。产后腹痛用炒生姜，小便和酒调下。

通　草

【处方用名】通草，大通草。

【药性】甘，淡，微寒。归肺、胃经。

【炮制】

1. 生用：取原药材，除去杂质，切段6~9毫米长，晒干。

2. 朱砂制通草：取通草段置容器中，喷清水湿润，撒均匀朱砂粉，随时翻动至通草片表面挂匀朱砂粉，取出，晾干。

【功用主治】清热利水，通乳。主治淋证涩痛，小便不利，水肿，黄疸，湿温病，小便赤短，产后乳少，经闭，带下。

《得配本草》："能使经络流行，营卫通畅。"

《雷公炮制药性解》："退热行经，下乳通结。"

【用法用量】内服：煎汤2~5克。

【宜忌】气阴两虚，内无湿热者及孕妇慎服，阴阳两虚者禁服。

【选方】

1. 治热气淋涩，小便赤黄如红花汁：通草150克、冬葵子150克、滑石200克、石韦100克、水900毫升，煎300毫升药水，去渣。分3次温服，1日1剂（《普济方》通草饮子）。

2. 治膀胱积热，尿闭：通草、车前草、龙胆草、瞿麦各9克，水煎服（《曲靖专区中草药》）。

3. 治急性肾炎：通草6克、茯苓皮12克、大腹皮9克，水煎服（《浙江药用植物志》）。

4. 治产后乳汁不通：通草9克、王不留行5克、炙黄芪12克，水煎服。

小通草

【处方用名】小通草，通草丝。

【药性】甘，淡，凉。归肺、胃经。

【炮制】生用：取原药材，除去杂质，清水洗净，捞出，润透后，切段9毫米长，晒干。

【功用主治】清热，利水，通乳。主治热病烦渴，小便黄赤，热淋，水肿，小便不利，乳汁不通。

《陕西中药志》："行水消胀，泻肺明目，清虚热。主治水肿，淋病，乳汁少，目昏耳聋，鼻塞失音。"

【用法用量】内服：煎汤3~6克。

【宜忌】气虚无湿者及孕妇慎服。

【选方】

1.治小便黄赤：小通草6克、木通5克、车前子（布包）9克，水煎服。

2.治急性尿道炎：小通草6克、地肤子、车前子（布包）各15克，水煎服。

3.治产后乳汁不通：小通草6克、王不留行9克、黄蜀葵根12克，煎水当茶饮。因血虚乳汁不多：加猪蹄一对，炖熟烂，去渣，吃肉喝汤。

4.治经闭：小通草、川牛膝各9~15克，水煎服。

5.治心烦失眠：小通草5克、拌朱砂适量，水煎服。

Z

皂角刺

【处方用名】皂荚刺，皂刺。

【药性】辛，温。归肝、肺、胃经。

【炮制】生用：取原药材，除去杂质，未切片的清水洗净，润透后切顺刀片1.5毫米厚，晒干。

【功用主治】消肿透脓，搜风，杀虫。主治痈疽肿毒，瘰疬，疠风，疮疹，顽藓产后缺乳，胎衣不下。

《纲目》："能引药上行，治上焦病。"

【用法用量】内服，煎汤3~9克，或入丸、散；外用，醋煎涂，或研末撒，或研末调敷。

【宜忌】疮痈已溃者及孕妇禁服。

【选方】

1.治痈疽，癌，瘰疬，恶疮：生发（烧，留性）1.5克、皂角刺（烧，带生）1克、白及0.5克，研细粉干掺，或井水调敷。

2.治乳痈：皂角刺（烧，带生）25克，真蚌粉15克，研细粉，每服5克，黄酒调下，日3服。

3.治产后乳汁不下，结毒：皂角刺、蔓荆子，各烧存性，等份，研末，黄酒服10克。

竹　茹

【处方用名】竹茹，姜竹茹（处方写竹茹，取生品）。

【药性】甘，微寒。归脾、胃、胆经。

【炮制】

1.生用：取原药材，除去杂质，揉成小团，或切断。

2.姜竹茹：取净竹茹加姜汁拌匀，稍润，压平置锅内，用文火炒焙至两面黄色焦斑，取出，晾干。100千克竹茹，用生姜10千克。

【炮制作用】姜炙：降低其寒性，增强其温胃、止呕、化痰作用。

【功用主治】清热化痰，除烦止呕，安胎凉血。主治肺热咳嗽，烦热惊悸，胃热呕呃，妊娠恶阻，胎动不安，吐血，衄血，尿血，崩漏。

【用法用量】内服，煎汤5~10克，或入丸、散；外用，熬膏贴。

【宜忌】寒痰咳喘，胃寒呕逆及脾虚泄泻者，禁服。畏皂角，油麻。

【选方】

1.治百日咳：竹茹9克、蜂蜜100克。竹茹煎水兑入蜂蜜中再煮沸，服。1日1剂，连服3剂。

2.治经水不止：清竹茹（炙）研粗末，每服15克，水1杯煎服。

3.治虚烦，不可攻：清竹茹300克，用水600克，煎至450克，去渣，温服5次。

第十二章 树脂类

A

阿 魏

【处方用名】阿魏。

【药性】辛,苦,温。归肝、脾、胃经。

【炮制】

1. 生用:取原药材,除去杂质,用时捣碎块。

2. 取油:取净阿魏块,置锅内,用文火炒无烟,至灰黑色,取出放凉。

【功用主治】化癥消积,杀虫,截疟。主治癥瘕痞块,食积,虫积,小儿疳积,疟疾,痢疾。

【用法用量】

内服,入丸、散1~1.5克;外用,熬膏或研末,入膏药内,敷贴。

【宜忌】脾胃虚弱者及孕妇禁服。

《本草新编》:“宜于外治而不宜于内治也。”

《医林纂要》:“多服耗气,昏目。”

【选方】治诸积:鸡子(鸡蛋)5枚、阿魏2.5克、黄蜡50克,锅内一处煎。分作10次服。温汤空心服(《赤水玄珠》脾积膏)。

安息香

【处方用名】安息香。

【药性】辛,苦,微温。归心、肝、脾经。

【炮制】生用:取原药材,除去杂质,用时捣碎。

【功用主治】开窍,辟秽,行气,止痛。主治中风昏迷,气郁暴厥,小儿惊痫,产后血晕,心腹疼痛,风痹肢节痛。

《海药本草》:“治男子遗精,暖肾,辟恶气。”

《本草汇言》:“通心窍,治老人气闭,痰厥失音。”

《本草述》:“治中风,风痹,风痫,鹤膝风,腰痛,耳聋。”

《本草从新》:“宣行气血。研末服,行血下气,安神。”

【用法用量】内服:研末0.3~1.5克,或入丸、散。

【宜忌】阴虚火旺者慎服。

【选方】

1. 治久冷腹痛:安息香、补骨脂(炒)各50克、阿魏10克。研细,醋和丸如小豆大,每服10丸,空心粥下。

2. 治风、脚、腰冷痛、冷痹及四肢无力:安息香100克、附子100克、虎胫骨(炙黄)100克,上药研细,饭前以温黄酒服5克。

F

枫香脂

【处方用名】枫香脂,白云香,白胶香。

【药性】辛、苦,平。归脾、肺、肝经。

【炮制】生用:取原药材,除净杂质、土屑,即可使用。

【功用主治】活血,解毒,止痛,凉血。主治痈疽,疮疹,跌打损伤,骨折肿痛,瘰疬,齿痛,痹痛,吐血,衄血,咯血,咳血,外伤出血。

《本草求原》:"治中风,腰痛,行痹,痿厥,脚气,脾虚久泻。"

《纲目》:"活血,生肌,止痛,解毒。"

【用法用量】内服,煎汤3~6克,入丸、散;外用,适量研末撒或调敷、制膏摊贴。

【宜忌】孕妇禁服,内服不宜量大,久服。

【选方】

1. 治小儿疥癣,杂疮:枫香脂、黄柏、轻粉各等分,研细粉,用羊骨髓调匀,涂癣上。

2. 治瘰疬未破:枫香脂,海螵蛸,降真香(心材)各等分,研细掺患处,外用湿纸掩之。

3. 治瘰疬,一切恶疮软节:白胶香50克,在瓷器内溶开,去渣,加入蓖麻子(仁)64个,捣如泥,和匀,加小磨油半匙,看硬、软添减胶油,看疮大、小,以绯帛摊膏药贴之。一膏药可治三五疖(《儒门事亲》玉饼子)。

L

芦　荟

【处方用名】芦荟。

【药性】苦,寒。归肝、大肠经。

【炮制】生用:取原药材,除去杂质,洗净切小块。

【功用主治】泻下,清肝,杀虫。主治热结便秘,肝火头痛,目赤,惊风,虫积腹痛,疥癣,痔瘘。

《本草图经》:"治湿痒,搔之有黄汁者。"

【用法用量】内服,入丸、散,研末入胶囊0.6~1.5克,不入汤剂。外用,研末服。

【宜忌】脾胃虚寒,孕妇禁服。

【选方】

1. 治大便不通:芦荟(研细)35克、朱砂(研细)25克,用黄酒和丸,每服15克,黄酒送服。

2. 治痔瘘胀痛,血水淋漓:芦荟适量,白酒磨化,和冰片2~3厘米,调搽。

M

没　药

【处方用名】没药,醋没药,生没药(处方写没药,取去油者)。

【药性】苦,平。归心、肝、脾经。

【炮制】

1. 生用:取原药材,除去杂质,打成小块或捣碎。

2. 去油:取没药小块,置锅内,用文火炒至油尽,膨胀呈珠时取出,放凉。

3. 醋炙:取净没药块,置锅内,用文火炒至融化开后,均匀喷淋醋液,炒至外层明亮为度,取出放凉。100千克没药块用醋10千克。

【炮制作用】

1. 炒没药:缓和刺激性,便于服用。

2. 醋炙:增其活血止痛,收敛、生肌作用。

【功用主治】祛瘀,消肿,定痛,主治胸腹痛,痛经,经闭,癥瘕,跌打肿痛,痈肿疮疡,目赤肿痛。

《本草述》:"久服舒筋膜,通血脉,固齿牙,长须发。"

《药性考》:"通散结气,行经活血,清心肝滞。"

《现代实用中药》:"为健胃祛风药,用于消化不良,大便秘结。"

【用法用量】内服,煎汤3~10克,或入

丸、散;外用,研末调敷。

【宜忌】胃虚者慎服,孕妇及虚证无瘀者禁服。服药后部分患者可能出现副作用,如皮肤过敏等。

【选方】治一切心肚疼痛,不可忍者:乳香、没药各15克、山甲25克、木鳖子20克,研细末,每服5克,酒半杯同煮,温服,不计时。

R

乳 香

【处方用名】乳香,醋乳香,生乳(处方写乳香,取去油者)。

【药性】辛,苦,温。归心、肝、脾经。

【炮制】

1.生用:取乳香,除去杂质,大块剪成小块,或捣碎。

2.去油:取净乳香块,置锅内,用文火炒至油出,加入灯心草同炒,至油被灯心草吸尽,乳香成珠状为度,取出,簸去灯心,放凉。500千克乳香块,用灯心草6千克。

3.醋炙:取净乳香,置锅内,用文火加热至熔化时,均匀喷淋醋液,炒至外层明亮时取出,放凉。100千克乳香,用醋10千克。

【炮制作用】

1.去油:减少刺激性,增强其活血化瘀、止痛作用。

2.醋炙:增强入肝,理气,解瘀,止痛作用。

【功用主治】活血,行气,舒筋,止痛。主治心腹疼痛,经闭,痛经,产后瘀滞腹痛,跌打瘀痛,痈疽肿毒,疮溃不收。

《饮膳正要》:“去邪恶气,温中利膈,顺气止痛,生津解渴,令人口香。”

【用法用量】内服,煎汤3~10克,或入丸、散;外用,研末调敷。

【宜忌】胃弱者慎服,孕妇及无瘀滞者禁服。

【选方】

1.治心急痛:胡椒50粒、乳香5克,研末。男用姜汤服,女用当归汤服。

2.治甲疽,胬肉裹甲,脓血疼痛不瘥:乳香、胆矾、烧研末各等分敷之(《灵苑方》)。

S

松 香

【处方用名】松香,生松香,制松香(处方写松香,取葱汁制者)。

【药性】苦、甘,温。归肝、脾经。

【炮制】

1.生用:取原药材,除去杂质,置铜锅内,用文火加热熔化,除去木屑及杂物后,倒凉水中,凉后取出,干燥。

2.葱汁制:将葱汁去渣,加入松香与清水适量,淹没松香,用文火煮熔化,趁热倒入凉水中,至凝固后取出,晾干。100千克松香,用葱白10千克。

【炮制作用】除去油脂及杂质。

【功用主治】湿燥,拔毒,生肌,止痛。主治痈疽,恶疮,痔瘘,瘰疬,疥癣湿疮,臁疮,白秃,疠风,金疮,风湿痹痛,脱疽。

《医学入门》:“除历节酸痛,生津止渴,固齿,聪耳明目,入滋补药和服,壮阳,实阴茎,令人有子。”

【用法用量】内服:煎汤3~5克,或入丸、散,也可浸酒服。

【宜忌】血虚者,内热实火者禁服。不可久服。

【选方】

1.治瘰疬已溃，腐肉不去，疮口不合者：白矾(煅)15克、松香(净)50克。上药研末。掺少许于疮口上，外贴膏药。

2.治臁疮(损伤性下肢溃疡，静脉曲张性下肢溃疡，麻风病所致之神经营养性溃疡，褥疮等)：松香(净)250克、樟丹120克、银朱60克、铜绿30克。各研极细，和匀。临用以香油调成稀糊状，摊于纱布上，于摊药一面再加一层纱布，然后贴于溃疡面上，每日或隔日换药1次(《疮疡外用本草》)。

3.治肩周关节炎：松香2.5千克、铅丹1千克，研细和匀，取油纸一方(塑料布也可)，根据疼痛部位大小，均匀的将药末摊在油纸上，再用白酒喷湿，敷于患处，外用绷带扎好，3天换药1次，连敷4次即可(《四川医学》)。

苏合香

【处方用名】苏合香。

【药性】辛、微甘，苦，温。归心、脾经。

【炮制】生用：取原药材，除去杂质。

【功用主治】开窍辟秽，开郁豁痰，行血止痛。主治中风，痰厥，气厥之寒闭证；温疟，惊痫，湿浊吐利，心腹卒痛，以及冻疮，疥癣。

《本草备要》："走窜，通窍，开郁，辟一切不正之气。"

《玉楸药解》："利水消肿，治胀，疹痹，气积血癥，调和脏腑。"

【用法用量】内服，0.3~1克，不入煎剂，入丸、散，或泡汤；外用，溶于酒内，或制软膏搽敷。

【宜忌】脱证禁服，阴虚有热、血躁、津伤者及孕妇禁用。

《中药临床应用》："高热昏厥者不宜用，以免助火，自汗虚脱者不宜用。"

【选方】

1.治五脏六腑，气窍不通：苏合香5克、石菖蒲15克(焙)，姜制半夏10克，共研末，将苏合香溶酒内，其他二味为丸，如龙眼大，每服1~2丸，淡姜汤化服。

2.治心腹卒痛，吐利时气：苏合香0.5克、藿香梗5克、五灵脂10克，为末。每服2.5克，生姜泡汤服。

T

藤　黄

【处方用名】藤黄，月黄，生藤黄(处方写藤黄，或月黄取豆腐主者)。

【药性】酸、涩，有小毒。

【炮制】

1.生用：取藤黄，除去杂质，打成小块，用时研粗末。

2.豆腐煮：取豆腐一块置盘内，中间挖一不透底的槽，放入藤黄，再用豆腐块盖严，置笼内蒸至藤黄熔化，取出，放凉，待凝固后取出藤黄，晾干，研粉。100千克藤黄，用豆腐400~500千克。

3.荷叶制藤黄：取荷叶，加10倍水煮1小时，捞出荷叶，加净藤黄，煮至烊化，浓缩成膏，取出凉透，使其凝固晾干，研粉。100千克藤黄，用荷叶50千克。

【炮制作用】制藤黄：降其毒性(用过的羊肉、豆腐不可再食用，应深埋)。

【功用主治】攻毒，消肿，祛腐敛疮，止血，杀虫。主治痈疽肿毒，溃疡，湿疮，肿瘤，顽癣，跌打肿痛，创伤出血及烫伤。

【用法用量】

内服，0.03~0.06克，入丸、散，不入汤剂；外用，研末调敷，磨汁涂或熬膏涂。

【宜忌】本品有毒，内服少量，即能腹泻，体质弱者禁服。

【选方】治一切无名肿毒：藤黄200克、白蜡400克、小磨油600克，先将小磨油煎热呈珠，入水不散，再加藤黄、白蜡，搅匀，磁砜收装，上面用麻油养之，临用时摊贴。

X

血 竭

【处方用名】血竭花。

【药性】甘，咸，平，小毒。归心、肝经。

【功用主治】散瘀，止痛，止血，生肌敛疮。主治跌打损伤，内伤瘀痛，痛经，产后瘀阻腹痛，外伤出血不止，瘰疬，臁疮溃久不合及痔疮。

《日华子》："治一切恶疮疥癣，久不合者，引浓。"

《开宝本草》："主心腹卒痛，止金创血，生肌肉，除邪气。"

【用法用量】内服，研末1~1.5克，或入丸剂；外用，研末调敷，或膏药敷贴。

【宜忌】无瘀血者慎服，用量不可过大。

【选方】

1. 治腹中血块：血竭、没药、滑石、牡丹皮各50克，研末，醋和丸，梧桐子大，每服30丸，日服2次（《摘玄方》）。

2. 治瘰疬已破脓水不止：血竭（炒）12克、青州枣20枚（烧为灰）、干地黄25克、上三味药，细研如粉，以津唾调贴疮上（《博剂方》血竭散）。

3. 治白虎风，走转疼痛，两膝热肿：血竭50克，硫黄50克（研细），上药研细为散，不计时服，每次5克，以温黄酒调下。

第十三章 动物类

B

斑 蝥

【处方用名】斑蝥，生斑蝥。

【药性】甘，咸，平，小毒。归心、肝经。

【炮制】

1. 生斑蝥：取原药材，除去头足，翅及杂质。

2. 小米炒：取净斑蝥与小米置锅内，用文火加热，拌炒至米呈深黄色，取出，筛去小米，放凉。

【炮制作用】米炒：降低其毒性。

【功用主治】攻毒蚀疮，逐瘀散结。主治痈疽，瘰疬，顽癣，经闭，癥瘕，癌肿。

《药性论》："治瘰疬，通水道。"

【用法用量】

1. 内服：炒炙研末，每次0.03~0.06克，或入丸、散。

2. 外用：研末撒敷，贴发泡，酒醋浸或制膏涂。

【宜忌】体质虚弱、心肾功能不全、消化道溃疡者及孕妇均禁服。

【选方】治甲沟炎：取斑蝥如米粒大一块，均匀撒在患处，外用黑膏药敷贴，8~20小时后，患处有微黄色液体渗出，可揭除膏药洗净。

壁 虎

【处方用名】壁虎，天龙，蝎虎。

【药性】咸，寒，有小毒。归肝经。

【炮制】取原药材，除去杂质，用时烘干。

【功用主治】祛风定惊，解毒散结。主治中风惊痫，历节风痛，破伤风，痈疮，瘰疬，风癣，噎膈。

《纲目》："主治中风瘫痪，手足不举，或历节风痛，及风痓痫，小儿疳痢，血积成痞，疠风瘰疬；疗蝎螫。"

《医林纂要》："祛风痰，补心血，治惊痫。"

《本草求原》："滋阴降痰。"

【用法用量】内服：煎汤2~5克；研末每次1~2克；亦可浸酒或入丸、散。

【宜忌】阴虚血少，津伤便秘者慎服。

《本草汇言》："病属血虚气弱，非关风痰风毒所感者，宜斟酌用之。"

【选方】

1. 治心虚惊痫：褐色壁虎一枚。连血研烂，人朱砂、麝香少许，薄荷汤调服。继服二陈汤（《直指方》）。

2. 治痈疮大痛：壁虎烘干研末，油调敷之（《医方摘要》）。

壁 钱

【处方用名】壁钱，壁嬉珠，嬉珠，壁镜。

【药性】咸，微苦，凉。

【炮制】

1. 生用：取原药材，除去杂质，筛去灰屑。

2. 炒：取净壁钱置锅内，用文火加热，炒干，取出，放凉。

【功用主治】清热解毒，定惊，止血。主治喉痹，乳蛾，口舌生疮，走马牙疳，小儿急惊，鼻衄，痔疮下血，金疮出血。

【用法用量】内服，捣碎或研末3~5个；外用，捣汁涂或研末撒、吹喉。

【选方】

1. 咽喉肿痛，或溃烂：壁钱3~5只，焙干，加冰片少许，共研细末。吹喉中患处。

2. 治白喉，扁桃体炎，口舌腐烂：壁钱1只、青黛、冰片、人指甲各1.5克，研细粉，吹患处。

鳖 甲

【处方用名】鳖甲，上甲，醋鳖甲，生鳖甲（处方写鳖甲、上甲取醋淬者）。

【药性】咸，微寒。归肝、肾经。

【炮制】

1. 生用：取原鳖甲，用清水浸泡至腐烂，去净皮肉，洗净，晒干，捣碎。

2. 醋炙：将粗河沙置锅内，用武火炒松，倒入净鳖甲块，炒至表面黄色，捞出醋中淬，捞出，晒干，用时捣碎。100千克鳖甲，用米醋30千克。

【炮制作用】醋炙：引药入肝，增其平肝，散结作用，并易粉碎，煎煮。滋阴潜阳宜生用。软坚散结宜醋炙。

【功用主治】滋阴清热，潜阳熄风，软坚散结。主治阴虚发热，劳热骨蒸，热病伤阴，虚风内动，小儿惊痫，久疟，疟母，癥瘕，经闭。

《纲目》："除老疟疟母，阴毒腹痛，劳复，食复，斑痘烦喘，妇人经脉不通，难产，产后阴脱，男子阴疮，石淋，敛溃痈。"

【用法用量】内服，煎汤10~30克，先煮，熬膏，或入丸、散。外用，烧灰研末，掺或调敷。

【宜忌】脾胃虚寒，食少便溏者及孕妇禁服。恶矾石，理石。

【选方】

1. 治肺结核发热：青蒿16克、炙鳖甲15克、生地12克、知母6克、丹皮9克，煎汤，分早晚2次服。

2. 治痈疽不敛，一切疮：鳖甲烧灰存性，研细粉掺。

3. 治石淋：鳖甲（炙）研细粉，酒冲服5克，日服2~3次。

C

蚕 沙

【处方用名】蚕沙。

【药性】甘，辛，温。归肝、脾、胃经。

【炮制】生用：取原药材，除去杂质，筛去灰屑。

【功用主治】祛风除湿，和胃化浊。主治风湿痹痛，肢体不遂，风疹瘙痒，吐泻转筋，闭经，崩漏。

《本草拾遗》："去风，缓诸节不随，皮肤顽痰，腹内缩冷，冷血，瘀血，腰脚疼冷。"

《中国动物药》："祛风除湿，清热明目。治风热目痛，风湿性心脏病，风湿性关节炎。腰脚冷痛，肢体麻木，隐疹。

【用法用量】内服，煎汤10~15克，纱布包煎，或入丸、散；外用，炒热敷，煎水洗，或研末调敷。

【宜忌】血虚，无风湿，外邪内侵者不宜服。晚上的蚕沙可入药，早上的蚕沙不可入药。

【选方】

1. 治风湿痛，或麻木不仁：蚕沙30克。煎汤，临睡加热黄酒服。

2. 治风瘙隐疹，遍身皆痒，搔之成疮：蚕沙150克，水3千克，煮至1.8千克，去渣，温热洗，宜避风。

蝉 蜕

【处方用名】蝉蜕，虫蜕，蝉衣。

【药性】甘，咸，凉。归肺、肝经。

【炮制】生用：取原药材，除去杂质，清水洗净泥土，捞出，晒干。

【功用主治】宣散风热，透疹利咽，祛风止痉。主治风热感冒，咽喉肿痛，咳嗽音哑，麻疹不透，风疹瘙痒，目赤翳障，惊痫抽搐，破伤风。

《本草拾遗》："研5克，井水冲服治咽哑病。"

【用法用量】内服，煎汤，3~6克，或入丸、散；外用，煎水洗，或研末调敷。

【宜忌】孕妇慎服，虚寒之证忌服。

【选方】

1. 治温病，表里俱觉发热：薄荷15克、蝉蜕10克、生石膏50克、甘草7克，煎汤服。

2. 治反胃吐食：蝉蜕50克、滑石50克，研末，水半杯，调药1杯，去水，用炼蜜1匙调下。不拘时。

3. 治脱肛：蝉蜕去足，焙干研细，菜油调搽。

蟾 酥

【处方用名】蟾酥，酒蟾酥，乳蟾酥（处方写蟾酥，取酒蟾酥）。

【药性】辛，温，有毒。归心经。

【炮制】

1. 酒浸：取原药捣碎，加白酒浸渍，不断搅动，呈稠膏状，干燥，研碎。每10千克蟾酥，用白酒20千克。

2. 乳浸：取原药捣碎，加牛乳浸渍，不断搅动，呈稠膏状干燥。10千克蟾酥，用牛乳

20千克。

【炮制作用】酒炙、乳炙：降低其毒性。

【功用主治】消肿止痛，解毒辟秽。主治痈疽疔疮，咽喉肿痛，风虫牙痛，牙龈肿烂，痧症腹痛。

《纲目》："治发背疔疮，一切恶肿。"

《玉楸药解》："涩精助阳。涂磨塵顶，治滑精梦遗。"

【用法用量】内服，入丸、散，每次0.015~0.03克；外用，研末调撒，或掺膏药内贴。

【宜忌】外用不可入目，孕妇禁服。内服不可过量，否则会引起恶心，呕吐，多汗等症状。

《纲目》："其汁（蟾酥汁），不可入目，令人赤肿、盲，用紫河草汁洗，点即消。"

穿山甲

【处方用名】穿山甲，山甲，山甲珠。

【药性】咸，微寒。归肝、胃经。

【炮制】

1.生用：取原药材，除去杂质及残肉，大小分档。

2.沙炒：取河沙置锅内，武火加热后，倒入净穿山甲，拌炒至鼓起，呈黄色，取出，筛去河沙，放凉。

3.油炙：取麻油至锅中，加热至沸，加入穿山甲，炸至鼓起呈黄色，捞出，放凉。100千克穿山甲，用油8千克。

【炮制作用】沙炒、油炙：便于粉碎和煎出有效成分。

【功用主治】活血通经，下乳，消痈。主治血瘀经闭，癥瘕，风温痹痛，乳汁不下，痈肿，瘰疬。

《滇南本草》："治疥癞痈毒，破气行血。治胸膈鼓起逆气，又治膀胱疝气疼痛。"

《本草再新》："搜风去湿，解热败毒。"

【用法用量】内服，煎汤3~9克或散剂；外用，研末撒或调敷。

【宜忌】气血虚弱，痈疽已溃者及孕妇禁服。

《得配本草》："性猛，不可过量用，肝气虚者禁用。"

【选方】

1.治风湿痹走注肢节疼痛：穿山甲、麻黄（不去节）、良姜各100克、石膏100克。研末，每服25克，好酒1碗，热调下，出汗为效，休着风，衣被盖之。

2.治扁平疣：穿山甲研细末，黄酒调服，睡前服较宜，每次6克，30天后疣体自行脱落。

刺猬皮

【处方用名】刺猬皮。

【药性】苦，平。归胃、大肠、肾经。

【炮制】

1.生用：取原药材，水稍浸，刷去杂质，切成小块，干燥。

2.制刺猬皮：取滑石粉，置锅内，用文火加热后，加入刺猬皮块，拌炒至黄色鼓起，刺光秃时，取出，筛去滑石粉，放凉。

【炮制作用】炒：去刺，去毒，有利于煎煮。

【功用主治】散瘀，止血，止痛，涩精。主治胃脘疼痛，反胃吐食，疝气腹痛，肠风，痔漏，遗精，遗尿，脱肛，烧烫伤。

《别录》："疗腹痛疝积：烧灰，酒服。"

《食疗本草》："烧灰酒服治胃逆，煮汁服止反胃。"

【用法用量】内服，煎汤3~10克，研末1.5~3克，或入丸剂；外用，研末调敷。

【宜忌】孕妇慎服。畏桔梗,麦门冬。

【选方】

1. 治肛门脱出不收:刺猬皮1张、磁石200克、肉桂1尺,研细末,日1服,每服3克。

2. 治遗精,梦而后遗,不梦而遗,虚实皆效:刺猬皮1张,瓦上焙,研末,黄酒调,早上服。

3. 治臁疮:刺猬皮烧存性、入轻粉,研细匀,生油调涂。

D

玳瑁

【处方用名】玳瑁。

【药性】甘,咸,寒。归心、肝经。

【炮制】

1. 生用:取原药材,刷净泥土,温水浸软后,切成细丝,或研成细粉。

2. 制玳瑁:将滑石粉置锅内,文火加热,炒至滑石粉起泡,加入玳瑁丝,拌炒至表面微黄色,鼓起,取出筛去滑石粉,放凉。用时研成细粉。

【功用主治】平肝定惊,清热解毒。主治热病高热,神昏谵语抽搐,小儿惊痫,眩晕,心烦失眠,痈肿疮毒。

《本草求原》:"凉血解毒,行气血,利大小肠,解蛊毒、百药毒。预解痘毒及痘疮黑陷,迎风目泪。

【用法用量】内服,煎汤,9~15克,或磨汁,或入丸、散;外用,研末调敷。

【宜忌】虚寒证,无火毒者禁服。

【选方】

1. 迎风流泪,心肾虚热:生玳瑁、羚羊角各50克、石燕子1双。研细末,每服5克,薄荷汤送下,日1服。

2. 治急中风及中恶,不识人,面青,四肢逆冷:生玳瑁25克(研细)、琥珀50克(研细)、麝香50克、安息香250克(用酒煮似糊,滤去渣)、朱砂100克(水飞)、雄黄25克(研细)、龙脑5克(研细),上七味研极细,均匀。用安息香糊成丸,如鸡蛋黄大。用童子尿45克,生姜汁8克,相和温热,不计时,研下3丸(《圣济方》玳瑁丸)。

3. 治蛊毒:生玳瑁以水磨如浓饮,服1盏即解(《产乳集验方》)。

地龙

【处方用名】地龙,广地龙,酒地龙(处方写地龙,广地龙取生品)。

【药性】咸,寒。归肝、肺、肾经。

【炮制】

1. 生用:取原药材,除去杂质,洗净,切段1~1.5厘米长,晒干。

2. 黄酒炙:取地龙段,加入黄酒拌匀,置锅内,用文火加热,炒至棕色,取出。100千克地龙,用黄酒12千克。

【炮制作用】

1. 酒炙:增强活血通络作用。

2. 生用:清热定惊,通络平喘,利尿作用较强。

【功用主治】止痉,熄风,通络,平喘。主治热病发热,狂躁,惊痫抽搐,肝阳头痛,目赤肿痛,中风偏瘫,风湿痹痛,小儿疝疾,肺热咳喘,咽喉红肿,鼻衄,小便不通。

【用法用量】

1. 内服:煎汤5~10克,研末1~2克,或入丸、散,或鲜品拌糖,或盐化水服;

2. 外用:鲜品捣烂敷,或拌糖取汁敷,研末撒或调涂。

【宜忌】脾胃虚寒不宜服,孕妇禁服。

【选方】

1.治头痛:地龙、姜半夏、赤茯苓各25克,研末。每服3克,生姜荆芥水调服。

2.治耳聋气闭:地龙、川芎各半两(25克)研末,每服10克,麦冬水调下,服后低头伏睡。1夜1服,连服3夜。

3.治乳痈:地龙1~2条,入生姜于乳钵内,研如泥,涂患处四周(《普济方》)。

F

蜂　蜡

【处方用名】蜂蜡,黄蜡

【药性】甘,淡,平。归脾、胃、大肠经。

【炮制】取原药材,加水适量,置锅内加热,熔化后,滤去杂质,冷却后,取上层凝物,晾干。

【功用主治】解毒,生肌,止痢,止血。主治痈疽发背,疮疡,痢疾,胎动漏下。

【用法用量】内服,溶化和服5~10克,或入丸剂。外用,溶化调敷。

【宜忌】湿热痢初起者,禁服。

【选方】治诸般疮毒,不拘生在何处,初起即消,已成即溃:蜂蜡50克、白矾30克(研细末),将蜡融化稍冷,入白矾末,为丸,豆大。疮在上部,服50克;疮在下部,服35克。小儿减半,酒和开水下。忌葱3日(《医学集成》蜡矾丸)。

蜂　蜜

【处方用名】蜂蜜,炼蜜,蜜糖,百花精(处方写蜂蜜,蜜糖,百花精,取生品)。

【药性】甘,平。归脾、胃、肺、大肠经。

【炮制】

1.生用:取原蜂蜜,滤去杂质、蜂体、蜡质。

2.炼蜜:取净蜂蜜置锅内,用文火熬炼,滤去沫,炼至“搭丝”,取出,放凉。

【功用主治】补中,止咳,润燥,解毒。主治脘腹虚痛,肺燥咳嗽,肠燥便秘,疮疡,风疹,烫伤,手足皴裂。

【用法用量】内服,冲服15~30克,或入丸剂、膏剂。外用,涂敷。

【宜忌】痰湿内蕴,中满痞胀及大便不实者禁服。

【选方】

1.治十二指肠溃疡:蜂蜜50克、生甘草10克、陈皮5克,水适量,煮甘草、陈皮水冲蜂蜜。

2.治气噎,胸膈不利,烦满,不下食:蜂蜜250克、酥油(乳酪)75克、生姜汁75克,上药相合,慢火煎成膏,收于瓷盒中。每服半枣大,咽津含化(《圣惠方》)。

3.治口疮糜烂,生蜂蜜适量,涂疮上,3~5次即愈。

G

狗　宝

【处方用名】狗宝。

【药性】甘,苦,咸,平,有毒。

【炮制】生用:打碎后研细粉。

【功用主治】降逆气,开郁结,消积,解毒。主治噎膈,反胃,胸腹胀满,痈疽疔疮。

【用法用量】内服,煎汤0.9~1.5克,或入丸、散;外用,研末敷。

【宜忌】脾胃虚弱,气血衰少者慎服。

【选方】

1.治噎膈反胃：狗宝3克、麝香0.3克，共研细粉。每服0.3克，日服1次。

2.治噎食病数月：狗宝，研细末。每服0.5克，威灵仙100克、盐10克，捣如泥，水1杯，搅匀，去渣调服，日2服。

龟 甲

【处方用名】龟板，下甲，醋龟板，生龟板(处方写龟板，下甲，取醋炙者)。

【药性】咸，甘，微寒。归肝、肾、心经。

【炮制】

1.生用：取原药材，用水浸泡皮肉腐烂时，去净皮肉，清水洗净，捞出，晒干，捣碎。

2.醋炙：取净河沙置锅内炒松，倒入进净龟板，用武火炒至表面呈黄色，及时捞出，倒入醋中淬之，取出，晒干。100千克龟板，用醋30千克。

【炮制作用】醋炙：易煎煮，并增强其潜阳作用。

【功用主治】滋阴潜阳，补肾健骨，补心安神，固经止血。主治阴虚潮热，骨蒸盗汗，头晕目眩，虚风内动，手足蠕动，筋骨痿弱，小儿囟门不合，惊悸失眠，健忘，月经过多，崩中漏下。

《药性论》："烧灰治脱肛。"

《纲目》："治腰脚酸痛。补心肾，益大肠，止久痢、久泻，主难产，消痈肿。烧灰敷臁疮。"

《日用本草》："治腰膝酸软，不能久立。"

《本草衍义补遗》："补阴之功力猛，而兼去瘀血，续筋骨，治劳倦，治阴血不足，止血，治四肢无力。"

【用法用量】内服，煎汤10~30克，先煎，或熬膏，或入丸、散；外用，烧灰存性，研末撒，或油调敷。

【宜忌】脾胃虚寒者及孕妇禁服。恶沙参、人参、蜚蠊。畏狗胆。

【选方】

1.治痿厥，筋骨软，气血俱虚甚者：黄柏(炒)、龟板(酒炙)各75克、干姜10克、牛膝50克、陈皮25克，研细粉，姜汁或酒糊丸，梧桐子大，每服70丸，水冲，日2服。

2.治虚损精极，梦泄遗精，瘦削少气，目视不明等症：龟板500克、鹿角1500克、枸杞300克、人参150克，将鹿角、龟板捣碎，长流水浸泡3日，入水熬胶，加枸杞、人参、再熬成膏。初服，每次7.5克，渐加15克，空心酒服。

3.治失志善忘：龟甲(炙)、木通、远志(去心)、菖蒲各25克。研细末，每次10克，空心黄酒冲服。

干 蟾

【处方用名】干蟾。

【药性】辛，凉，有毒。归心、肝、脾、肺经。

【炮制】

1.生用：取原药材，除去杂质，洗净，去头、爪(头切至齐眉处)，每只切4~6块，干燥。

2.炙干蟾：取粗河沙，置锅内，中火加热，待河沙炒热后，放入干蟾块，拌炒至表面微鼓、有焦臭味时，取出，筛去河沙，放凉。

【功用主治】解毒散结，消积利水，破症结，杀虫消疳。主治痈疮，疔疮，发背，瘰疬，恶疮，癥瘕癖积，膨胀，水肿，小儿疳积，破伤风，慢性咳喘。

《山东中药手册》："强心，利尿，镇痛，治水肿腹水。"

《本草正》："消癖气积聚，破坚癥肿胀。"

【用法用量】内服，煎汤1只，入丸、散1~3克；外用，烧存性，研末敷或调涂，或活蟾蜍捣烂敷。

【宜忌】表热、虚脱者忌用。

【选方】治胃癌、肝癌、膀胱癌：炙干蟾，研成细粉，加面粉，糊成黄豆大的丸，(面粉1千克，干蟾粉3千克)按比例加减。每做100丸，用雄黄粉1.5克涂外衣。成人每次5克药丸，日服3次。饭后开水服，过量服用有恶心、呕吐、头晕副作用(《中国动物药》)。

蝈　蝈

【处方用名】蝈蝈。

【药性】辛，微甘，平。

【炮制】生用：取原药材，去异物，洗净土屑，晒干。

【功用主治】利水消肿，通络止痛。主治水肿少尿，腰膝肿痛，脚气。

【用法用量】内服，研末2~3只。外用，研末吹耳。

【选方】

1.治水肿：蝈蝈2只，瓦上焙干，研末，黄酒冲服。

2.治腰腿痛：蝈蝈3各，醋浸100小时，用瓦焙干，日服1次，每次3只，研末，黄酒冲服。

3.治中耳炎：蝈蝈1只，瓦上焙，研末，吹耳内。

蛤　蚧

【处方用名】蛤蚧，酒蛤蚧(处方写蛤蚧，取生品)。

【药性】咸，平。归肺、肾经。

【炮制】

1.生用：取原药材，除去竹片，剪去头足，切成小块。

2.酒炙：取蛤蚧块，用黄酒浸润透，焙干。1000克蛤蚧用黄酒240克。

【炮制作用】酒炙：增强其滋补肝肾作用。

【功用主治】益肾补肺，定喘止嗽。主治肺肾两虚，气喘咳嗽，虚劳咳嗽，咯血；肾虚阳痿，遗精，小便频数，消渴。

《纲目》："补肺气，益精血，定喘止嗽，疗肺痈，消渴，助阳道。"

《本草汇言》："生津退热。"

《本草再新》："温中益肾，固精助阳，通淋行血，尾能治疝。"

【用法用量】内服：煎汤3~6克，研末1.1~1.5克，或入丸、散。

【选方】

1.治虚劳咳嗽及肺壅上气：蛤蚧1对、贝母50克(煨黄)、紫菀50克、杏仁(麸炒)、鳖甲100克、皂荚50克(炒黄)、桑根白皮50克，研细末，糊水丸，梧桐子大，枣汤下20丸。日3服。

2.治产后气喘，气血两脱：人参100克、熟地100克、麦冬15克、肉桂5克、苏子5克、蛤蚧10克、半夏2克，水煎，日分2服，1日1剂。

蛤　壳

【处方用名】蛤壳，蛤蜊壳，煅蛤壳，煅蛤粉。

【药性】咸，微寒。归肺、胃、肾经。

【炮制】

1.生用：取原药材，洗净，晒干，碾碎，或研粉。

2. 火煅：取净蛤壳，置无烟火上，煅至红透，取出放凉，研成细粉。

【炮制作用】火煅：易粉碎，易煎煮，并提高药效。增强其软坚、收敛作用。

【功用主治】清肺，化痰，软坚，利水，制酸，敛疮。主治痰热咳嗽，瘿瘤，痰核，胁痛，湿热水肿，淋浊带下，胃痛泛酸，臁疮湿疹。

《药性论》："治水气浮肿，下小便，治嗽逆上气，项下瘿瘤。"

《药性切用》："化痰利水，潜阳益阴，火煅亦能软坚收湿。"

【用法用量】内服，煎汤，10~15克，或入丸、散；外用，研末撒或调敷。

【宜忌】脾胃虚寒者慎服。

【选方】

1. 治痰火咳嗽，面红鼻红者：青黛（水飞）、蛤壳粉各15克。研细粉，蜜丸指头大，临卧噙化3丸。

2. 治瘿瘤：海带、海藻、昆布、蛤壳粉、乌贼骨各25克，水煎代茶饮。

3. 治水肿，咳逆上气，坐卧不安：蛤壳粉50克、甜葶苈50克（隔纸炒紫色）、汉防己50克、杏仁0.5克（麸炒）、桑根白皮50克，上药研细，用枣泥糊丸，梧桐子大，饭前用大麻子汤服下10丸。

H

海狗肾

【处方用名】海狗肾，腽肭脐，沙烫海狗肾（处方写海狗肾，腽肭脐，取生品）。

【药性】咸，热。归肝、肾经。

【炮制】

1. 蒸制：取海狗肾，刷洗干净，用文火烤软，或上笼内蒸软，切片1.5~3毫米厚，干燥。

2. 沙烫：将河沙置锅内炒热，倒入海狗肾片，用武火烫至鼓胀，呈焦黄色取出，筛去沙子放凉。

【功用主治】温肾壮阳，填精补髓。主治阳虚祛寒，阳痿遗精，早泄，腰膝酸软，心腹疼痛。

《青岛中草药手册》："固精壮阳，暖肾，助阳气，补肝，并有温补滋养之效。主治肾虚阳痿，体弱祛寒，腰膝软弱。

【用法用量】内服：煎汤3~9克，或研末，或浸酒。

【宜忌】脾胃挟有寒湿者，亦忌。

【选方】

1. 治阳痿：海狗肾1具、肉苁蓉50克、白酒500克，浸泡7天，饮酒，日服3次，每次1盅。

2. 治气虚胃弱：海狗肾1具、人参20克、当归15克、白芍15克、白酒500克，浸泡7天，每次10克，日服3次。

海　龙

【处方用名】海龙。

【药性】甘，咸，温。归肝、肾经。

【炮制】取海龙，置铁丝筛上，用小火烘烤，不停翻动，至干脆后取下，放入白酒中浸泡后，再置铁筛上烘烤，反复多次，浸烤至海龙呈焦黄色为止。

【功用主治】补肾壮阳，散结消肿。主治阳痿遗精，不育，肾虚作喘，癥瘕积聚，瘰疬瘿瘤，跌打损伤，痈肿疔疮。

【用法用量】内服，煎汤3~9克，研粉1.5~3克；外用，研末掺敷。

【宜忌】阴虚内热和外感、胃弱的人忌用。

【选方】1.治瘰疬(慢性淋巴结炎,淋巴结核),瘿瘤(单纯性甲状腺肿):海龙9克、冬菇(连脚)18克、紫菜9克、红枣31枚。水煎服,日1剂,分早晚各服1次。

2.治妇女子宫阵缩无力而难产:海龙9克,研粗末,水煎后,加半杯黄酒温服。

海　马

【处方用名】海马。

【药性】甘,咸,温。归肝、肾经。

【炮制】

1.滑石粉炙海马:取净海马投入加热后的滑石粉锅内,用文火炒至表面发黄,鼓起,取出,筛去滑石粉,放凉。

2.酒炙:取净海马,置铁丝筛上,用无烟火烤热后,离火用白酒喷匀,再烤,如此反复喷烤,至表面深黄色,放凉。10千克海马,用白酒2千克。

【功用主治】补肾壮阳,散结消肿。主治肾虚阳痿,宫冷不孕,遗尿,虚喘,癥瘕积聚,跌打损伤,痈肿疮疖。

【用法用量】内服,煎汤3~9克,研末1~1.5克;外用,研末掺或调敷。

【宜忌】孕妇及阴虚阳亢者禁服。

【选方】

1.治男子阳痿,女子宫冷不孕:海马一对炙燥,研末,每服1克,日服3次,温酒服。

2.治肾阳虚弱,夜尿次多,或妇女因体虚而白带多:海马12克、枸杞12克、鱼膘胶(溶化)、红枣30克,水煎服。

3.治气喘:海马3克、当归6克,炖鸡食用。海马专兴阳,功不亚于海狗肾,不论雌雄皆能勃兴阳道。

海螵蛸

【处方用名】海螵蛸,乌贼骨。

【药性】咸,涩,温。归肝、肾经。

【炮制】生用:取原药,除去杂质,清水洗净,捞出,晒干。劈去硬皮,捣碎。

【炮制作用】

1.生用:制酸止痛,收湿敛疮。

2.炒用:收敛止血,固精止带。

【功用主治】收敛止血,固精止带,制酸止痛,收湿敛疮。主治吐血,呕血,各种出血症,肾虚,遗精,滑精,赤白带下,胃痛嘈杂,暖气泛酸,湿疹溃疡。

【用法用量】内服,煎汤10~30克,研末1.5~3克;外用,研末撒,调敷,吹鼻、耳。

【宜忌】阴虚火旺者不宜服,久服易致便秘,可适当配润肠药服用。恶白敛、白及、附子。

【选方】

1.治胃痛吐酸:海螵蛸30克、阿胶9克,共炒,研末。每服3克,日服3次,开水冲。

2.治慢性气管炎,慢性哮喘:海螵蛸60克、地龙60克、百部15克,共研末。加白糖200克,每服6克,日服3次,温水冲服。

红娘子

【处方用名】红娘子,生红娘,米炒红娘(处方写红娘子,红娘,取米炒者)。

【药性】平,苦,有小毒。归心、肝、胆经。

【炮制】

1.生用:除去头、足、翅。

2.米炒:先将小米撒入锅内,至米冒烟

时，倒入红娘子，用文火炒至老黄色为度，取出，筛去小米，放凉。100千克红娘子，用小米20千克。

【炮制作用】米炒：降低其毒性。

【功用主治】破瘀，散结，攻毒。主治血瘀闭经，腰痛，不孕，瘰疬，癣疮，狂犬咬伤。

《四川中药志》："活血行瘀，消瘰散结。治瘰疬结核，利尿通淋，疗疯犬咬伤。"

【用法用量】内服，研末入丸、散1~3克；外用，研末做饼敷贴。

【宜忌】气血虚，无瘀滞者及孕妇禁用。

【选方】

1. 治腰伤疼痛：红娘子（米炒）1只研末，黄酒冲服。

2. 治不孕：红娘子（米炒）2.5克、土元、全虫、蜈蚣各6克，纸包带身上煨干（切忌火烘），共研末，分30包，每天早、晚各服一包，开水送下。一般以虚寒型最易，实热型可用生地黄水送服。

虎 骨

【处方用名】虎骨，生虎骨（处方写虎骨，取油炙）。

【药性】辛，温。归肝、肾经。

【炮制】

1. 生用：取原药材，用清水浸泡数日，去净筋肉，洗净，捞出，阴干。

2. 油炙：先将麻油置锅内，加热至沸，加入净虎骨，用武火炸至黄焦色，酥松，取出。1千克净虎骨，用麻油120~180克。

【炮制作用】经油炙后，可使其骨质疏松，易于煎出有效成分。

【功用主治】追风定痛，健骨，镇惊。治历节风痛，四肢拘挛，腰脚不遂，惊悸癫痫，痔瘘，脱肛。

《玉楸药解》："疗关节气冷，治膝胫肿痛，逐痹通关，强筋健骨，平历节肿痛，愈腰膝痿软。"

【用法用量】内服：煎汤9~15克，或浸酒，入散。

【宜忌】血虚火盛者慎服。畏蜀漆、蜀椒、磁石。

【选方】

1. 治白虎风走注疼痛，两膝热肿：虎胫骨（炙）、黑附子（制）各50克，研细末，温酒服10克，日再服（《经验后方》）。

2. 治历节风百骨节疼痛，昼夜不止：没药（炙）25克、虎胫骨（酒炙）150克。研细末，每服10克，酒（温）调下，日3服（《圣济总录》没药散）。

獾 油

【处方用名】獾油。

【药性】甘，平。

【炮制】取原药材，除去杂质，置锅内加热炼油过滤，去油渣，放凉。

【功用主治】补中益气，润肤生肌，解毒消肿。主治中气不足，子宫脱垂，贫血，胃溃疡，半身不遂，关节疼痛，皮肤皴裂，痔疮，痈疮，疥癣，白秃，烧烫伤，冻疮。

【用法用量】内服，溶化入汤剂5~12克；外用，涂擦。

【宜忌】脾虚，湿阻或湿热，内蕴，食欲不振，苔厚腻者慎服。

【选方】

1. 子宫脱垂：獾油9克、鸡蛋7枚，獾油熬化后加水适量，打入鸡蛋趁热吃下，每日1次，应连续用。

2. 治妇女贫血、体弱：獾油内服，日1~2

次,每次3~6克,常服。

3.治胃溃疡:獾油适量,鸡蛋2枚,炒鸡蛋吃,日吃2次。

4.治半身不遂:獾油,炸豆腐,不限量,常吃。

5.治关节疼痛:獾油适量、加3倍于獾油的白芷粉,调匀,涂敷患处,纱布扎紧,用热袋热敷,日1次。

6.治皮下硬结,用獾油涂纱布上敷患处,日2次,10天可消硬结。

7.治水火烫伤,内外痔疮,白秃疮,疥癣:獾油500克、冰片15克(细研)拌匀,患部消毒后,涂患处。

J

鸡内金

【处方用名】鸡内金,生鸡内金,炒鸡内金,醋炙鸡内金(处方写鸡内金,鸡内金取炒者)。

【药性】甘,涩,平。归脾、胃、膀胱经。

【炮制】

1.生用:取原药材,除去杂质,清水洗净,捞出,晒干。

2.炒鸡内金:取净河沙,置锅内加热,倒入净鸡内金,拌炒鼓起,取出,筛去河沙,放凉。

3.醋炙:取净鸡内金置锅内,用文火微炒至鼓起,随即喷淋米醋,再微炒,取出晾干。100千克鸡内金,用米醋24千克。

【炮制作用】炒内金、醋炙内金:矫味、矫臭,便于粉碎,增其健脾消食作用。

【功用主治】健脾胃,消积食,化石散积。主治食积,泄泻,小儿疳积,胆结石,石淋,沙淋,癥瘕经闭,喉痹乳蛾,牙疳口疮。

《纲目》:"治小儿食疟,疗大人(小便),淋漓,反胃,消酒积,主喉闭,乳蛾。一切口疮,牙疳,诸疮。"

《衷中参西录》:"善化瘀积,治痃癖,癥瘕,通经闭。"

【用法用量】内服:3~9克。

【宜忌】有积消积,无积消人元气,堕胎(《本草害利》)。

【选方】

1.治食积腹满:鸡内金研末,乳冲服。

2.治一切口疮:鸡内金烧灰敷之。

3.治胆石症:鸡内金60克、鱼脑石90克、广郁金20克、生大黄10克、共研粉,日3服,每服5克,饭后开水冲服。

4.治泌尿系结石:琥珀100克、生内金400克、滑石600克研细粉,每服6克,早晚各服1次,空腹,金钱草适量,熬茶冲服。

僵 蚕

【处方用名】僵蚕,僵虫,天虫。

【药性】辛,咸,平。

【炮制】麸炒:取原药材,除去杂质,筛去灰土,将麸皮置锅中,炒制麸皮冒烟时,倒入净僵虫,用文火炒至黄色。取出,筛去麸皮,放凉。100千克僵蚕,用麸皮18千克。

【炮制作用】麸炒:矫臭、矫味。

【功用主治】祛风定惊,化痰散结。用于惊风抽搐,咽喉肿痛,颌下淋巴结炎,面部神经麻痹,皮肤瘙痒。

【用法用量】内服:煎汤4.5~9克。

金钱白花蛇

【处方用名】金钱白花蛇,银环蛇,金钱蛇。

【药性】温,甘,咸,有毒。

【炮制】生用:刷去灰屑,去头,去尾。

【功用主治】祛风通络,止痉,攻毒。主治风湿痹痛,筋脉拘挛,中风,口眼㖞斜,半身不遂,小儿惊风,破伤风,麻风,疥癣,梅毒,恶疮。

【用法用量】内服:水煎3~4克,或研末0.5~1克,或浸酒。

【宜忌】阴虚血少者及内热生风者慎服。

【选方】

1.治小儿麻痹恢复期:白花蛇研粉,每服3克,日2服,黄酒送服(《中国动物药》)。

2.治破伤风:白花蛇1条,蜈蚣10克,共研末。每服1克,日服2次,黄酒送服(《常见药用动物》)。

九香虫

【处方用名】九香虫,打屁虫,臭虫。

【药性】辛、咸,温。归肝、肾、脾经。

【炮制】

1.生用:取原药材,除去杂质,筛去灰土,置锅内。

2.炒黄:用文火微炒,取出,放凉。

【炮制作用】炒黄:矫其味,降其毒。

【功用主治】行气止痛,温肾壮阳。主治肝胃不和或寒郁中焦所致的胸胁、胃脘胀痛以及肾阳不足之腰痛、阳痿。

《纲目》:"主治膈脘滞气,脾肾亏损。壮元阳。"

《本草用法研究》:"壮脾肾之元阳,理胸膈之凝滞,气血双宣。"

《现代实用中药》:"为镇痛药,有强壮之效。适用于神经性胃痛,腰膝酸痛,胸脘郁闷。"

【用法用量】内服:煎汤3~9克,或入丸、散0.6~1.2克。

【宜忌】凡肝胆火旺,阴虚内热者禁服。

【选方】

1.治慢性肝炎之胁痛:炙九香虫150克、三七200克、全虫100克,研细糊水丸,早晚各服一次,每次1.5克,温开水送服。

2.治喘息型慢性气管炎:炙九香虫1枚(焙干)、鸡蛋1个,九香虫末装入鸡蛋内拌匀,用芝麻油煎鸡蛋,1日1个。

L

羚羊角

【处方用名】羚羊角。

【药性】咸,寒。归肝、心经。

【炮制】生用:取羚羊角,除去骨塞,用温水浸泡,至透,镑成纵向极薄片,干燥后,研细粉。

【功用主治】平肝熄风,清肝明目,凉血解毒。主治肝风内动,惊痫抽搐,筋脉拘挛,肝阳头痛,眩晕,肝火目赤肿痛,以及血热出血,温病发斑,痈肿疮毒。

《别录》:"疗伤寒时气寒热,热在肌肤,温风注毒伏在骨间,除邪气,惊梦狂越僻谬,及食噎不通。久服强筋骨,轻身,起阴益气,利丈夫。"

《本草再新》:"定心神,止盗汗,消水肿,去瘀血,生新血,降火下气,止渴,除烦。"

【用法用量】

1.内服:煎汤1.5~3克,单煎两2小时以上。磨汁或研末0.3~0.6克,或入丸、散。

2.外用:磨汁涂敷。

【宜忌】脾虚慢惊患者禁服。无火热者勿服。

【选方】

1.治偏风,手足不遂,四肢顽痹:羚羊

角细粉50克、独活(去芦头)100克、乌头1.5克(炙过)、防风(去叉)1克,上四味研粗粉,每服28克,水2杯,煎去1杯去渣,空腹,睡前1次,睡后1次,分2次服。

2治筋痹,肢节酸痛:羚羊角、薄荷、附子、独活、白芍、防风、川芎各等分。水1杯,姜3片,煎半杯服。

龙涎香

【处方用名】龙涎香。

【药性】甘、酸,涩,温。

【炮制】生用:取原药材,研碎可用。

【功用主治】止咳化痰,消积,利水。主治喘咳,胸闷,癥瘕积聚,心腹疼痛,神昏,淋证。

《中国药用海洋生物》:“化痰,散结,利气,活血。用于喘咳气逆,气结癥积,心腹疼痛,神昏胸闷。”

【用法用量】内服:研末0.3~1克。

蝼　蛄

【处方用名】蝼蛄,生蝼蛄,焙蝼蛄(处方写蝼蛄,取焙品)。

【药性】咸,寒,小毒。归膀胱、小肠、大肠经。

【炮制】

1.生用:取原药材,除去杂质,筛去灰屑。

2.焙:取净蝼蛄,置容器内,用文火加热,焙至老黄色,并有香味逸出,取出,晾干。

【功用主治】利水通淋,消肿解毒。主治小便不利,水肿,石淋,瘰疬,恶疮。

【用法用量】内服,煎汤3~4.5克,研末1~2克。外用,研末调涂。

【宜忌】体虚者及孕妇禁服。此物功利甚急,虚人忌用,如不得已用者,病愈即止,水行之后宜大养。

【选方】

1.治小便不通,诸药无效:蝼蛄(活)1枚。生研,入麝香少许,新汲水调下立通。

2.治尿闭不通,或有尿中毒:蝼蛄20~30只(去翅足)、蟋蟀20~30只(去翅足)、生甘草20克,共研细,每服1克,日服2~3次,温水服。

鹿　角

【处方用名】鹿角。

【药性】咸,温。归肝、肾经。

【炮制】生用:角片,取原药材,用温水浸泡,除去血水,蒸热切薄片,晒干,研粉。

【功用主治】温肾,益精,强筋骨,行血消肿。主治腰脊冷痛,阳痿,遗精,崩漏,带下,尿频,阴疽疮疡,乳痛,跌打瘀肿,筋骨疼痛。

《日华子》:“疗患疮,痈肿,热毒等,醋磨敷。脱精,尿血,梦交,水磨服。”

《纲目》:“鹿角,生则散热行血,消肿辟邪;熟用偏于益肾,补虚,强精活血。”

【用法用量】

1.内服:煎汤5~10克,研末,每次1~3克或入丸、散。

2.外用:磨汁涂,研末撒或调敷。熟用补肾,益精;生用散血消肿。

【宜忌】阴虚火旺者禁服。

【选方】

1.治卒腰痛,不得俯仰:鹿角长6寸,烧。捣末,酒服(《肘后方》)。

2.治肾虚伤冷,冷气入骨,腰痛如掣:鹿角屑50克(酥炙)、附子100克(炮)、肉桂

1.5克，研细末或丸，梧桐子大。每服70丸，饭前，温酒服下。

3. 治阳气不足，阳痿，小便多：鹿角屑200克（炒黄）、天雄200克（炮裂去皮、脐），研粉，成丸，梧桐子大，饭前温酒下20丸，日服3次。

4. 治乳腺炎：鹿角屑研细粉，每次2克，日服4~6次，温酒冲服。

鹿 筋

【处方用名】鹿筋。

【药性】咸，温。

【炮制】

1. 生用：取原药材，除去杂质及蹄甲，用温水泡2小时，洗净，取出，用文火烤软，趁热切片（薄片），干燥。

2. 烫炙：将滑石粉置锅内，用中火加热至滑石粉冒泡时，投入鹿筋片，翻炒至形体鼓起片，片呈深黄色时，筛去滑石粉，放凉。

【炮制作用】烫炙：便于煎煮、研碎，提高药效。

【功用主治】补肝肾，强筋骨。主治手足无力，风湿关节痛，劳损绝伤，腿脚转筋。

【用法用量】内服：煎汤或煮食60~120克。

鹿 茸

【处方用名】鹿茸，花鹿茸，马鹿茸。

【药性】甘，咸，温。归肾、肝经。

【炮制】

1. 生用：茸片：取原鹿茸，燎去茸毛，刮净，蒸软，切片，干燥。

2. 酒炙：取鹿茸片，在无烟火上烘热（放铁筛子上，用小火），投入白酒中淬。如此反复3~4次，烘至黄色，周边起泡并有香味。1千克鹿茸，用白酒1千克。

3. 乳炙：取茸片，放铁筛子上，用小且无烟火烘，热后投入乳汁浸泡，浸泡后烘，反复烘至鹿茸发黄色为度。1千克鹿茸片，用乳汁0.5千克。

【炮制作用】

1. 酒炙、酒蒸：便于切片，利于煎煮，增强补益作用。

2. 乳汁炙：可增强生精，补髓，益血助阳，强筋健骨作用。

【功用主治】壮肾阳，益精血，强筋骨，托疮毒。主治肾阳虚衰，阳痿滑精，宫冷不孕，虚劳羸瘦，神疲畏寒，眩晕，耳鸣，耳聋，腰背酸痛，筋骨痿软，小儿五迟，女子崩漏带下，阴疽。

《纲目》："生精补髓，养血益阳，强健筋骨。治一切虚损，耳聋，目暗，眩晕，虚痢。"

【用法用量】内服：研末冲服1~3克，或入丸、散，也可泡酒服。

【选方】

1. 治虚弱，阳事不举，面色暗淡，小便频数：鹿茸片50克、山药50克，酒泡7日饮酒，日3杯为度。

2. 治小肠虚冷，小便数多：鹿茸100克（炙）、白龙骨50克（煅）、桑螵蛸（炒）2克、椒红50克（炒）、附子75克、山茱萸50克，研粉和丸，梧桐子大，晚饭前，盐水下20丸（《圣惠方》鹿茸丸）。

鹿 肾

【处方用名】鹿肾，鹿鞭。

【药性】甘，咸，温。归肝、肾、膀胱经。

【炮制】取鹿肾，切段，放入炒起泡的滑

石粉中，中火翻炒，鼓起，呈焦黄色为度，取出，筛去滑石粉，放凉。用时捣碎。

【功用主治】补肾精，壮肾阳，强腰膝。主治肾虚劳损，腰膝酸痛，耳聋，耳鸣，阳痿遗精，滑精，早泄，宫寒不孕，带下清稀。

《山东药用动物》："补肾壮阳，益精下乳，治劳损，腰膝酸痛，遗精，滑精，乳汁不足。"

【用法用量】内服：煎汤6~15克，或煮食，或熬膏，或入丸、散。

【宜忌】素体阳盛者慎服。

【选方】治阳痿早泄，以及体倦乏力，精神不振：鹿肾2具（用滑石粉炒过），白酒1000克，放入白酒内浸泡15天即可服用。每日2次，每次10~15克药酒。

鹿　胎

【处方用名】鹿胎。

【药性】甘，咸，温。

【炮制】取原鹿胎，放置铁丝筛上，置无烟火上（小火）烤烘，烤出鹿胎内部的油脂，热后涂上麻油，反复涂油反复烤，呈黄色，质酥脆时离火，放凉。

【功用主治】温肾壮阳，补虚生精，调经。主治精血不足，腰膝酸软，虚损劳瘵，月经不调，不孕，崩漏，带下。

【用法用量】内服：入丸、散6~15克，鲜品可煮汁熬膏。

【选方】治虚损劳瘵：鹿胎（炙）、熟地400克（九蒸）、人乳、山药各50克、菟丝子500克（酒炙）、枸杞子400克（乳浸）、首乌（九蒸）、石斛各300克、巴戟肉250克（酒炙）、黄芪250克（炙）、人参200克，黄蒿膏为丸。如梧桐子大，每服20丸，日3服，据身体虚损情况，可加减服量。

M

马　宝

【处方用名】马宝。

【药性】甘，咸，凉，小毒。归心、肝经。

【炮制】生用：取原药材，刮去灰屑，用时捣碎。

【功用主治】镇惊化痰，清热解毒。主治惊风癫痫，吐血，衄血，痰热咳嗽，痘疮。

《饮片新参》："清肝脑，化热痰，止吐衄。"

《现代实用中药》："为镇静镇痉药，对于癫痫及小儿惊搐，神经性失眠，癔症，痉挛性咳嗽等有效，并能解毒，治痘疮，危症。"

【用法用量】内服：研磨0.3~3克。

【宜忌】中寒痰湿者忌用。

【选方】

1. 治小儿抽搐，癫痫：马宝6克、牛黄1.5克，研末，每次0.3克，日服2次，两岁以下儿童酌减。

2. 治肺结核：马宝6克、百部6克、白及12克，共研末，每次1.5~3克，日服3次。

3. 治噎膈：马宝，狗宝，鱼脑石各等分，研末。水冲服，每次3克。

蚂　蚁

【处方用名】蚂蚁，蚍蜉，马蚁。

【药性】咸，平，有毒。

【炮制】取原药材，除去杂质，用时烘干。

【功用主治】补肾，通经络，消肿毒。主治肾虚头昏耳鸣，失眠多梦，阳痿遗精，风湿痹痛，中风偏瘫，手足麻木，红斑狼疮，硬皮病，皮肌炎，痈肿疔疮，毒蛇咬伤。

《本草拾遗》："独脚蚁，主疔肿疽疮，烧令黑，和油涂之。"

《药性考》："食之长力。"

《中国动物志》："清热解毒。治疗毒肿痛，蛇咬伤等。"

【用法用量】内服，研末2~5克，或入丸剂，或浸酒；外用，捣烂涂敷。

【选方】

1. 益气力，泽颜色（美容），催乳汁，用于病后体力不足，产后缺乳等：良种无毒蚁9~15克，烘干研末冲服。

2. 治类风湿关节炎，风湿性关节炎：良种蚂蚁烘干研末，制蜜丸。成人每次5克，日服3次。

3. 治手足麻木，全身窜痛（末梢神经炎或周围神经炎）：白酒0.5公斤，泡蚂蚁60克，半月后即可服用。成人每次口服15~30毫升，早、晚各1次（《上海中医药杂志》）。

4. 治小儿疳积：鸡蛋1个，加水等量，然后加蚂蚁末3克，和匀后隔水炖服。

虻　虫

【处方用名】虻虫，炒虻虫（除方写虻虫，取生品）。

【药性】苦，微咸，凉，有毒。归肝经。

【炮制】

1. 生用：取原药材，除去杂质，筛去泥屑，除去足翅。

2. 米炒：先将小米撒入锅内，待米冒烟时，加入净虻虫，用文火炒至微黄色为度，取出，筛去小米，晾凉，去足翅。500克虻虫，用小米60克。

【炮制作用】米炒，除腥味，解其毒。

【功用主治】破血通经，逐瘀消癥。主治血瘀经闭，产后恶露不尽，干血痨，少腹蓄血，癥瘕积块，跌打伤痛，痈肿，喉痹。

《本经》："主逐瘀血，破下血积、坚痞、癥瘕、寒热，通利血脉及九窍。"

《别录》："主女子月水不通，积聚，除贼血在胸腹五脏者及喉痹结塞。"

【用法用量】内服，煎汤1.5~3克，研末，0.3~0.6克，或入丸剂；外用，研末敷，或调搽。

【宜忌】气血虚者、孕妇及月经期均禁服。妊娠不可服，服之堕胎。

【选方】

1. 治血痣（未触破，未流血者）：虻虫研粉，姜醋调搽。

2. 治心绞痛：虻虫6~12克、陈皮12克，气虚加党参15克，阴虚加玉竹12克。煎服，每日1剂，30天为1疗程。

牡　蛎

【处方用名】牡蛎，煅牡蛎（处方写牡蛎，取生品）。

【药性】咸，微寒。归肝、肾经。

【炮制】

1. 生用：取原药材，除去杂质，清水洗净，捞出，晒干，研碎。

2. 煅：取净牡蛎，置无烟灶台上，煅烧至灰白色，取出，放凉，用时研碎。

【炮制作用】煅牡蛎：增其滋阴潜阳的功效。

【功用主治】平肝潜阳，重镇安神，软坚散结，收敛固涩。主治眩晕耳鸣，惊悸失眠，瘰疬瘿瘤，癥瘕痞块，自汗盗汗，遗精，崩漏，带下。

《药性切用》："涩精敛汗，潜热益阴，为虚热上浮专药。又能软坚消瘿。"

《得配本草》:"收往来潮热,消胃膈胀满,凡肝虚魂升于顶者,得此药降而魂自归。"

《现代实用中药》:"为制酸剂,有和胃镇痛作用,治胃酸过多,身体虚弱,盗汗,及心悸动惕,对于怀孕妇女及小儿钙质缺乏与肺结核等有效。"

【用法用量】

1.内服:煎汤15~30克(先煎),或入丸、散。

2.外用:研末,干撒或调敷。除收敛固涩宜煅用外,其余均生用。

【宜忌】本品多服久服会引起便秘和消化不良。

《本草经集注》:"贝母为之使。得甘草,牛膝,远志,蛇床子,良。恶麻黄,吴茱萸,辛夷。"

【选方】

1.治眩晕:牡蛎18克、龙骨18克、菊花9克、枸杞子12克、炙首乌12克。水煎服(《山东中草药手册》)。

2.治诸虚不足及新病暴虚,津液不固,体常自汗,夜卧即甚,久而久之,羸瘠枯瘦,心松惊惕,短气烦倦:黄芪、麻黄根、牡蛎(煅红)各50克,研为粗末。每服15克,水一杯半,小麦百余粒,同煮至八分,去渣热服,日2服,不拘时候(《局方》)。

2.治胃酸过多:牡蛎、海螵蛸各15克、浙贝12克,共研粉,每次服9克,日3次,温水冲服。

N

牛　黄

【处方用名】牛黄,京牛黄。

【药性】苦,甘,凉。归心、肝经。

【炮制】生用:取原药材,除去外膜杂质,用时研细。

【功用主治】清心凉肝,豁痰开窍,清热解毒。主治热病神昏,中风窍闭,惊痫抽搐,小儿急惊,咽喉肿烂,口舌生疮,痈疽疔毒。

《别录》:"久服轻身增年,令人不忘。"

《本草从新》:"清心解热,利痰凉惊,通窍辟邪。治中风入脏,惊痫口噤,小儿胎毒,痰热诸疾。"

【用法用量】内服,研末1.5~3克,或入丸、散;外用,研末撒,或调敷。

【宜忌】脾虚便溏者及孕妇慎服。恶龙骨,地黄,龙胆,畏牛膝。

【选方】

1.治小儿鹅口,不能饮乳:牛黄0.5克研细,用竹沥调匀,沥在小儿口中(《圣济总录》牛黄散)。

2.治中风,痰厥不省人事,小儿急慢惊风:牛黄0.5克、辰砂0.25克、白牵牛1克,共研末作一次服,小儿减半。痰厥,温香油下;急慢惊风,黄酒入蜜少许下。

3.治伤寒咽喉痛,心中烦躁,舌上生疮:牛黄研末、朴硝研末、甘草(炙)各50克、升麻、山栀子(去皮)、白芍各25克,同研均匀,每次7克,饭后姜蜜汤冷调下。

Q

蛴　螬

【处方用名】蛴螬,蛴螬虫,地蚕。

【药性】咸,微温,有毒。归肝经。

【炮制】取原药材,除去泥土,洗净,晒干。

【功用主治】破瘀,散结,止痛,解毒。主治血瘀经闭,癥瘕,折伤瘀痛,痛风,破伤风,喉痹,痈疽,丹毒。

《日华子》:“可敷恶疮。”

《四川中药志》:“活血行瘀,缓急,解毒。治癥瘕积聚,瘀血凝滞,月经闭止,及破伤风等症。”

【用法用量】内服,研末2~5克,或入、丸散;外用,研末调敷或用汁涂。

【宜忌】体弱者及孕妇禁服。恶附子。

【选方】

1.月经不调:蛴螬5克,研末,黄酒温服。

2.治白虎风疼痛,昼静夜发:蛴螬7枚(研烂)、甘草(炙)25克、没药(炒)、乳香(炒)各5克。研末,分2服,煎黄酒1杯,不计时,调下服(《圣济总录》蚧螬散)。

3.治顽固哮喘:蛴螬适量,食油炸黄,每服7枚,服2~3次。

4.治痈疽痔漏,恶疮及小儿丹:研细末(蛴螬)敷患处。

蕲 蛇

【处方用名】蕲蛇,白花蛇,大白花蛇,五步蛇,蕲蛇肉(处方写蕲蛇、白花蛇、五步蛇,取生品)。

【药性】甘,咸,温,有毒。归肝、脾经。

【炮制】

1.生用:取原蕲蛇,切去头尾,清水洗净,捞出,干燥。切段1.5~3厘米长。

2.酒炙:取蕲蛇段,用黄酒闷透后,置笼内蒸透,除去皮骨,晒干。蕲蛇1000克,用黄酒500克。

【炮制作用】酒炙:去其毒及腥味,并增强其活血、祛风作用。

【功用主治】祛风通络止痉。主治风湿顽痹,筋脉拘挛,中风口㖞,半身不遂,小儿惊风,破伤风,杨梅疮,麻风,疥癣。

【用法用量】内服:煎汤3~10克,研末1~1.5克,浸酒熬膏或入丸、散。

【宜忌】阴虚内热者及血虚生风者禁服。勿用铁器煎。

【选方】治肾脏风毒攻注,四肢头面生疮,遍身瘙痒:蕲蛇肉、白附子(炮)、白僵蚕(炒)、白蒺藜子(炒去刺)各50克。研细末,每服10克,早晚饭前各服10克,温黄酒调下。

全 蝎

【处方用名】全蝎,全虫,蝎子。

【药性】咸,辛,平,有毒。归肝经。

【炮制】盐水煮全蝎:取活全虫,放入加适量盐融化的开水中煮,煮至全虫全身变硬时,取出,晒干。

【炮制作用】盐水煮:祛毒,防止蝎子整体零散,更易存放。

【功用主治】熄风止痉,通络止痛,攻毒散结。主治小儿惊风抽搐,癫痫,中风半身不遂,口眼㖞斜,偏正头痛,风湿顽痹,破伤风,瘰疬,痰核,风疹肿毒。

【用法用量】内服,煎汤2~5克,研末入丸、散0.5~1克;外用,研末掺,熬膏浸涂敷。

【宜忌】血虚生风者及孕妇禁服,不可多用,其辛散气。

【选方】

1.治中风,口眼㖞斜,半身不遂:白附子、白僵蚕、全蝎各等分,生用,研末。每服5克,黄酒送(《杨氏家藏方》牵正散)。

2.治中风,舌体强硬,言语不清:蝎尾0.5克、茯苓50克(炒)、龙脑薄荷100克,研末。每服10克,温黄酒送。

3.治痛症,头痛,肩周痛,手足腰腿痛:全蝎50克、蜈蚣(去头足)30克、丹参100克,研末。每次10克,用白糖调糊,开水送下,日3次。

4. 治急性乳腺炎，全虫3克、柴胡8克，煎水服，每日一次。

R

人指甲

【处方用名】人指甲，指甲，人退，手指甲。

【药性】甘、咸，平。

【炮制】

1. 生用：取原药材，用热碱水洗去污垢，再用清水漂洗，洗净碱液，干燥。

2. 烫指甲：将滑石粉置锅内，中火加热，翻动起泡时，投入指甲，翻炒至指甲鼓起，呈黄色时取出，筛去滑石粉，放凉，用时研粉。

【功用主治】止血，利尿，去翳。主治鼻衄，尿血，咽喉肿痛，小便不利，目生翳障，骨鲠。

《得配本草》："散乳痈。"

《中国动物药》："利水消肿，催生下胞，去目翳，化骨。治小便不利，血尿，胎衣不下，咽肿乳蛾，骨头鲠喉。"

【用法用量】内服，入丸、散1~2克；外用，研细粉点眼，搐鼻或吹耳。

【选方】

1. 治鼻血：刀刮指甲细末，吹鼻中，即止。

2. 治小儿腹胀：取父母指甲烧灰，敷乳上，饮之(《千金方》)。

3. 治男女淋疾：取自身指甲烧灰，水冲服(《肘后方》)。

4. 治骨头鲠喉：指甲1克至铁片上，焙焦黑，研细粉，吹喉部。

5. 治慢性化脓性中耳炎：人指甲烧灰，冰片少许，研细粉，用时将耳道洗净，吹药粉入耳中。

6. 治针刺入肉(针折肉内及竹木刺入肉内)：刮人指甲末，同酸枣仁捣烂，唾调涂之，次日定出(《普济方》)。

S

桑螵蛸

【处方用名】桑螵蛸。

【药性】甘，咸，平。归肝、肾、膀胱经。

【炮制】

1. 蒸制：取原药材，除去杂质，置笼内蒸1小时，取出，干燥。

2. 盐炙：取净桑螵蛸，用盐水拌匀，润透，置锅内，用文火炒至有香味逸出时，取出，放凉。

【炮制作用】

1. 蒸制：消除生用致泻作用。

2. 盐炙：可曾其益肾固精作用。

【功用主治】固精缩尿，补肾助阳。主治遗精，早泄，阳痿，遗尿，尿频，小便失禁，白浊，带下。

《本经》："主伤中，疝瘕，益精生子，女子血闭腰痛，通五淋，利小便水道。"

《药性论》："主男子肾衰漏精，精自出，患虚冷者能止之。"

《别录》："疗男子虚损，五藏气微，梦寐失精，遗溺。久服益气养神。"

【用法用量】

内服，煎汤5~10克，或入丸、散；外用，研末撒，或油调敷。

【宜忌】阴虚火旺或膀胱有湿热者慎服。

【选方】

1. 治遗精白浊，盗汗，虚劳：桑螵蛸(盐炙)、白龙骨各等分。研细粉，空心，每服10克，盐水送，日服2次。

2. 治小便不通：桑螵蛸30枚、黄芩50克。用水150毫升，煮取60毫升，1次服。

山羊血

【处方用名】山羊血。

【药性】咸、甘，温，归心、肝经。

【炮制】生用：取原药材，除去杂质及肠膜，砸成小块。

【功用主治】活血散瘀，止痛接骨。主治跌打损伤，骨折，筋骨疼痛，吐血，衄血，呕血，咯血，便血，尿血，崩漏下血，月经不调，难产，痈肿疮疖。

《药性通考》："专活死血。"

《本草汇言》："行血，活血，散血。"

【用法用量】内服：鲜羊血调酒30~50克，干血研末酒调，每次1~2克，日3~6次，或入丸、散。

【宜忌】阴虚体热者慎服，食多令人发衄。

【选方】

1. 跌打损伤：山羊血5克、三七10克、红糖25克、童便15克、酒一碗调匀饮之，不必大醉。

2. 治急性心痛：山羊血0.5克，白酒化服下。

3. 治难产：山羊血5克，用白酒化开服之。

蛇　蜕

【处方用名】蛇蜕，酒龙衣，炙龙衣（处方写龙衣，蛇蜕，取生品）。

【药性】甘，咸，平。归肝经。

【炮制】

1. 生用：取原药材，除去杂质，洗净，捞出，切段，干燥。

2. 酒炙：取净龙衣段，加黄酒拌匀，润透，置锅内，文火加热，炒微干。取出，放凉。100千克龙衣，用黄酒15千克。

【炮制作用】酒炙：去其毒性。

【功用主治】祛风，定惊，退翳，止痒，解毒消肿。主治惊痫抽搐，目翳，风疹瘙痒，喉痹，口疮，聤耳，痈疽，疔毒，瘰疬，恶疮，烧烫伤。

《医林纂要》："缓肝保心，去毒热，除风湿。"

【用法用量】内服：1.5~3克，研末吞服0.3~0.6克。

【宜忌】孕妇，产妇，禁用。畏磁石及酒。

【选方】

1. 治慢性惊风，抽搐日多次，摇头，弄舌：蛇蜕0.5克、牛黄5克。水1杯，煎龙衣5分，去渣，调牛黄，1次服。5岁以上加量。

2. 治风疹瘙痒不止：蛇蜕（炒）、露蜂房（蜜炙）各等分，研细末，温酒下5克，日2服。

3. 治妇人奶痈痛甚：蛇蜕烧灰5克、甘草2.5克，同研末，暖酒下，如破，用生油调涂。

麝　香

【处方用品】麝香，元寸，元寸香。

【药性】辛，温。归心、肝、脾经。

【功用主治】开窍醒神，活血散结，消肿止痛。主治热病神昏，中风痰厥，气郁暴厥，中恶昏迷，血瘀闭经，癥瘕积聚，心腹急痛，跌打损伤，痹痛麻木，痈疽恶疮，咽痹，口疮，牙疳，脓耳。

《纲目》："通诸窍，开经络，透肌骨，解酒毒，消瓜果食积。治中风，中气，中恶，痰厥，癥瘕积聚。”

【用法用量】内服，入丸、散0.03~0.1克，不入汤剂；外用，研末撒，调敷或入膏药中敷贴。

【宜忌】虚脱症禁用，内外用都堕胎，孕妇禁用。

【选方】

1. 治中风不醒：麝香10克，研细末，清油100克，和匀灌之。

2. 治沙淋，石淋，此症块小，小腹胀痛者：怀牛膝25克，煎汤，去渣，调麝香5厘，服下立通。

石决明

【处方用名】石决明，生石决明，煅石决明，盐石决明(处方写石决明，取煅者)。

【药性】咸，寒。归肝、肾经。

【炮制】

1. 生用：取原药材，除去杂质，洗净，干燥，用时捣碎。

2. 煅炙：取净石决明，置无烟灶上煅烧，内服时煅烧成灰白色；外用则煅烧成白色，取出，放凉。

3. 盐炙：取石决明，置无烟灶上烧红透，取出，随即喷淋盐水淬之，晾干。每100千克，用盐2千克。

【炮制作用】

1. 煅炙：利于粉碎。

2. 盐炙：入肾，增强明目作用。

【功用主治】平肝潜阳，明目去翳。主治头痛，眩晕，目赤翳障，视物昏花，青盲雀目。

《本草求原》：“软坚，滋肾，除肝风肺热，为磨翳障要药。”

【用法用量】内服，煎汤10~30克，打碎先煎，或入丸、散；外用，研末水飞滴眼，宜煅用。

【宜忌】脾胃虚寒者慎服，消化不良，胃酸缺乏者禁服。不宜久服，令人寒中。

【选方】

1. 治高血压：生石决明30克、生牡蛎30克、生地黄15克、菊花9克，水煎服。

2. 治眩晕：煅石决明24克、菊花12克、枸杞子12克、桑叶12克，水煎服。

3. 治锁喉风：石决明(炭火煅烧醋炙三次)，研细粉，用米醋调，用鹅毛羽蘸擦喉内，吐痰见效。

水牛角

【处方用名】水牛角，水牛角粉。

【药性】苦，寒，咸。

【炮制】生用：取水牛角，洗净镑片，研粉。

【功用主治】清热，解毒，凉血，定惊。主治热病头痛，高热神昏，发斑发疹，吐血，衄血，瘀热发黄，小儿惊风及咽喉肿痛，口舌生疮。

【用法用量】

1. 内服：煎汤15~20克，大剂量60~120克，先煎3小时以上，研末每次3~9克。水牛角浓缩粉每次1.5~3克。

2. 外用：研粉掺或调敷。

【宜忌】中虚胃寒者慎服。大量服用，常有腹部不适，恶心，腹胀，食欲不振。

【选方】治流行性乙型脑炎，高热惊厥：水牛角片，3岁以内患者每日30克，3岁以上患者每日60克。水煎2小时以上，每日分2~3次服，患者完全清醒为止。

水　蛭

【处方用名】水蛭，炒水蛭。

【药性】咸、苦，平，有毒。归肝经。

【炮制】滑石粉炒水蛭，取净水蛭，投入加热后的滑石粉锅内，炒至微鼓起，取出，筛去滑石粉后，放凉。

【炮制作用】滑石粉炒水蛭，减去毒性，矫味，并可杀死虫卵。便于煎汤。

【功用主治】破血逐瘀，通经消癥。主治血瘀经闭，癥瘕痞块，跌打损伤。

《本经》："主逐瘀血，闭经，破血瘕积聚，逐恶血，利水道。"

《本草述》："治痛风血结。"

【用法用量】内服：煎汤3~9克，或入丸、散，每次0.5~1.5克，最大量每次3克。

【宜忌】体弱血虚者，孕妇，女性月经期，有出血倾向者，禁服。

【选方】

1. 治脑梗死：水蛭10克，大黄6克，研粉，分3次(日服)，每次5克，水冲。

2. 治高血脂，水蛭2克，研粉1日量，晚睡前，开水冲服，30天为1疗程。

T

田　螺

【处方用名】田螺，螺丝。

【药性】甘，咸，寒。归肝、脾、膀胱经。

【炮制】生用：用时洗净外壳泥沙。

【功用主治】清热，利水，止渴，解毒。主治小便赤涩，目赤肿痛，黄疸，脚气，浮肿，消渴，疔疮肿毒。

《纲目》："利湿热，治黄疸，捣烂贴脐，引热下行，下水气淋闭，烧研治瘰疬，癣疮。"

【用法用量】内服，煎汤，取涎，或煅存性研末；外用，取涎涂或捣烂敷。

【宜忌】《本经逢原》："吃多，令人腹痛，泄泻。急磨木香酒解之。"

【选方】

1. 治小便不通，腹胀如鼓：大田螺2枚，盐半匙，捣烂贴敷脐下一寸三分处。

2. 治黄疸病：田螺肉100克、茵陈20克、萆薢15克，炖汤服。

3. 治水气浮肿：田螺、大蒜、车前草各适量，研膏，做大饼敷腹上，水从小便而出。

4. 治瘰疬溃破：田螺连肉烧存性，研末，香油调搽。

土　元

【处方用名】土鳖虫，土鳖，地鳖虫，䗪虫，土元。

【药性】咸，寒，小毒，归肝经。

【炮制】

1. 生用：取原药材，除去杂质，筛去灰屑，干燥。

2. 酒炙：取净土元，用黄酒拌匀，置锅内，文火炒干。100千克土元，用黄酒5千克。

【炮制作用】酒炙，增其活血化瘀作用，去臭腥味。

【功用主治】破瘀血，续骨筋。主治血瘀闭经，癥瘕积块，跌打瘀肿，筋伤骨折，木舌重舌。

《药性论》："治月水不通，破瘀血积聚。"

《本草衍义》："乳脉不行(乳汁不通)，研1枚，水半杯滤清服。"

【用法用量】内服，煎汤3~10克，或浸酒饮，研末1~1.5克；外用，煎汤含漱，研末撒，鲜捣敷。

【宜忌】年老体弱及月经期者慎服，孕妇慎服。畏皂荚、菖蒲。

【选方】治五劳虚极羸瘦，腹满，不能饮食，忧伤，饮伤，房室伤，饥伤，劳伤，经络荣卫气伤，内有干血，肌肤甲错，两目黯黑，另可缓中补虚：大黄5克（炙）、黄芩100克、甘草150克、桃仁150克、杏仁150克、芍药200克、干地黄500克、干漆50克、虻虫150克、水蛭百条、蛴螬150克、土元75克，研细糊丸，日服3次，每次5克（《金匮要略》大黄䗪虫丸）。

瓦楞子

【处方用名】瓦楞子，煅瓦楞子（处方写瓦楞子，用生品）。

【药性】甘，咸，平。归肝、肺、胃经。

【炮制】

1. 生用：取瓦楞子，用清水洗净，晒干，用时捣碎。

2. 煅瓦楞子：置适当的容器内，放于无烟炉火中，烧红，取出，放凉，用时捣碎。

【炮制作用】

1. 生用：散瘀，消肿。

2. 煅用：增强其治胃痛，泛酸作用。

【功用主治】消痰化瘀，软坚散结，制酸止痛。主治瘰疬，瘿瘤，癥瘕，痞块，顽痰久咳，胃痛吐酸，牙疳，外伤出血，冻疮及烫火伤。

《医林纂要》："攻坚破瘀，去一切痰积，血积，气块，破癥瘕，攻瘰疬。"

《本经逢原》："其壳烧灰，治积年胃脘瘀血疼痛。"

《要药分剂》："软坚散结。"

【用法用量】内服，煎汤9~15克，宜打碎先煎，研磨1~3克，入丸、散；外用，研末调敷。

【宜忌】无瘀血、痰积者勿用。

【选方】

1. 治胃痛，吐酸水，嗳气：瓦楞子（煅七次）450克、乌贼骨300克，广皮150克（炒），研细，日服3次，每次10克，饭后开水送下（《经验方》）。

2. 治胃及十二指肠溃疡：煅瓦楞子75克、甘草25克，研细，1次10克，日服3次，温水冲服。

乌梢蛇

【处方用名】乌梢蛇，生乌蛇，乌蛇，炙乌蛇（处方写乌梢蛇，乌蛇，取酒炙）。

【药性】甘，平。归肺、脾、肝经。

【炮制】

1. 生用：取原药材，除去杂质及头、鳞、尾，切段。

2. 酒炙：取乌梢蛇段与黄酒拌匀，闷润至酒尽时，置锅内，用文火炒至黄色，取出，放凉。100千克乌梢蛇段，用黄酒24千克。

【炮制作用】酒炙：增强其活血祛风的作用。

【功用主治】祛风湿，通经络，止痉。主治风湿顽痹，肌肤麻木，筋脉拘挛，肢体瘫痪，破伤风，麻风，风疹疥癣。

《药性论》："治热毒风，皮肤生疮，眉须脱落，痛痒疥癣。"

《纲目》："功与白花蛇同，而性善无毒。"

【用法用量】内服，煎汤6~12克，研末1.5~3克，或入丸、散，浸酒服。外用，研末调敷。

【宜忌】血虚生风者慎服，忌铁器。

【选方】治风痹，手足缓弱，不能伸举：乌梢蛇150克（酒炙）、天南星50克（炮）、全虫50克、白附子50克（炮）、羌活100克、白僵蚕50克（微炒）、麻黄（去根节）100克、防风1.5克、肉桂50克，上药研细，糊水丸，梧桐子大，不计时，每服10丸，温黄酒下（《圣惠方》乌蛇丸）。

蜈　蚣

【处方用名】蜈蚣。

【药性】辛，温，有毒。归肝经。

【炮制】生用：取原药材，除去竹片及头足，用时研碎。

【功用主治】祛风，定惊，攻毒，散结。主治中风，惊痫，破伤风，风湿顽痹，疮疡，瘰疬，毒蛇咬伤。

《宝庆本草折衷》："大人中风瘫痪，骨节疼痛，牙痛，偏正头风。"

【用法用量】内服，煎汤2~5克，研末0.5~1克，或入丸、散。外用，研末撒，油浸或研末调敷。

【宜忌】一切虚证禁服，贫血者、体虚者、口燥渴者，均禁用。

【选方】

1.治中风，口眼歪斜：蜈蚣1条焙干，研末，入猪苦胆汁调匀，敷患处。

2.治乳痈：蜈蚣3条，全蝎5只，焙干，研细末，日分服3次，用黄酒送服，3天可愈。

3.治面部神经麻痹：每日蜈蚣2条焙干，研末，晚饭后用防风30克煎汤服。小儿减量，病程时间长，加当归、川芎各10克。

4.治急慢性肾炎：蜈蚣1条，生鸡蛋1个，蜈蚣去头足焙干研末，纳入鸡蛋内（鸡蛋打一小孔），搅匀，鸡蛋口用湿面块糊着，放灶内煨熟，食鸡蛋。

五灵脂

【处方用名】五灵脂，灵脂，糖灵脂，灵脂米，生灵脂，醋灵脂，灵脂炭，酒灵脂（处方写五灵脂，糖灵脂，灵脂米或灵脂，取醋炙者）。

【药性】苦，甘，温。归肝、脾经。

【炮制】

1.生用：取原药材，除去杂质及灰屑。

2.炒五灵脂：取净五灵脂置锅内，文火炒至微黑色或焦斑，取出，放凉。

3.醋炙：取五灵脂置锅内，文火微炒后，喷淋米醋，炒至有光泽时，取出晾干。100千克五灵脂，用醋10千克。

4.酒炙：取净五灵脂置锅内，文火微炒，喷淋黄酒，炒至微干，取出，晾干。100千克五灵脂，用黄酒15千克。

【炮制作用】

1.生用：行血，散血。

2.炒：化瘀止血。

3.醋炙：增其散瘀止痛。

4.酒炙：增其行血作用。

【功用主治】活血止痛，化瘀止血，消积解毒。主治心腹血气诸痛，妇女闭经，产后瘀滞腹痛，崩漏下血，小儿疳积，蛇、蝎、蜈蚣咬伤。

《医林纂要》："补心平肝，活血化瘀，通利百脉，和中止痛，杀虫解毒。"

【用法用量】内服，煎汤5~10克，或入丸、散。外用，研末撒，或研末调敷。

【宜忌】病属血虚，无瘀滞者及孕妇禁服。

【选方】

1.五灵脂，功长破血，行血。凡瘀血停滞，气血不行，疼痛等诸症，皆可用之。

2.治妇人心痛血气，刺不可忍：五灵脂（醋炙），蒲黄各等分，为末，每服10克，醋1勺，熬膏；再入水一杯，同煎至七分，热服（《证类本草》引《经效方》失笑散）。

X

犀　角

【处方用名】犀角，犀牛角，广角，暹罗角，西角。

【药性】苦，酸，咸，寒。

【炮制】生用：取犀角劈成瓣，置温水中浸泡透，镑成薄片，晒干。研成细粉。

【功用主治】清热凉血，定惊，解毒，用于伤寒，瘟疫，热入血分，惊狂，烦躁，谵妄，斑疹，发黄，吐血，衄血，下血，痈疽肿毒。

【用法用量】内服，煎汤1.5~6克，研末冲服0.9~1.8克，或入丸；外用，适量磨汁涂患处。

【宜忌】恶乌头，草乌。

蟋　蟀

【处方用名】蟋蟀，促织。

【药性】辛，咸，温，小毒。归膀胱、小肠经。

【炮制】米炒：取原药材，除去杂质，洗净，晾干，用小米微炒。

【功用主治】利水消肿。主治癃闭，水肿，腹水，小儿遗尿。

《全国中草药汇编》："利水，破血，小便不通，尿路结石，肝硬化腹水。"

【用法用量】内服，煎汤4~6只，研末1~3只；外用，研末撒。

【宜忌】孕妇禁服。

【选方】

1.治小便不通，痛胀不止：蟋蟀1只，阴阳瓦焙干，为末，开水冲服。

2.治老人尿闭：蟋蟀4只、蝼蛄4只、生甘草3克，煎汤，日分3次服。

3.治跌扑伤小肚，尿闭不出：蟋蟀1只，煎服。

4.治肝肾综合征，腹胀尿少：蟋蟀、琥珀各1克、沉香0.6克，研末吞服.

5.治小儿遗尿：蟋蟀1只，焙干为末，开水冲服，如小儿11岁，每次服1只，服至11只为止。

象　皮

【处方用名】象皮。

【药性】咸，甘，温。

【炮制】

1.生用：取原药材，清水洗净，润透，切片3~6毫米厚，晒干。

2.炒：取河沙炒热，倒入象皮片，用武火炒至鼓起，呈焦黄色，取出，筛去河沙，放凉，研细粉。

【炮制作用】沙炒：宜粉碎，宜煎煮。

【功用主治】生肌，收敛。用于金疮，溃疡，久不收口。

【用法用量】外用适量。研细粉。

熊　胆

【处方用名】熊胆。

【药性】苦，寒。归肝、胆、心、胃经。

【功用主治】清热解毒，平肝明目，杀虫止血。主治湿热黄疸，暑湿泻痢，热病惊痫，目赤翳障，喉痹，鼻蚀，疔疮，痔漏，疳积，蛔虫，多种出血。

《青藏高原药物图鉴》:“消炎生肌,止痉,止血。肺结核引起的咳血,胆囊炎,黄疸,眼炎症,癫痫,消化不良,疮疡肿毒(尤其是痔疮),外伤等症。”

【用法用量】内服,入丸、散0.2~0.5克;外用,研末调敷,或点眼。

【宜忌】虚证禁服。恶防己,地黄。

【选方】

1.治目赤翳障:熊胆0.3克、黄连3克、冰片1克、加凉水12克,调匀,贮藏在瓶内备用,常点患处。

2.治胆道炎,胆石症,黄疸:熊胆0.5克、郁金10克、茵陈蒿15克,水煎服,日分2次服。

3.治痔疮:熊胆、片脑各等分,研极细。用水调匀,用棉签蘸涂痔上。

燕　窝

【处方用名】燕窝,官燕,毛燕,燕蔬菜。

【药性】甘,平。归肺、胃、肾经。

【功用主治】养阴润燥,益气补中,化痰止咳。主治久病虚损,肺痨咳嗽,痰喘,咳血,吐血,久痢,久疟,噎膈反胃,体弱遗精,小便频数。

《本草再新》:“大补元气,润肺滋阴,引火归元,滑肠开胃。”

【用法用量】内服:煎汤或蒸炖服5~10克,或入膏剂。

【宜忌】湿痰停滞及表邪者慎服。

【选方】

1.体虚自汗:黄芪(炙)50克、燕窝5克,煎服,日分2次服。

2.治体虚乏力:燕窝5克、人参10克、炖鸡食肉,喝汤。

3.治虚劳咳嗽:沙参10克、燕窝15克、百合25克,炖烂,食肉喝汤,日分2次服。

4.治小便数多:燕窝10克、益智仁5克、桑螵蛸5克,后两位研末,与燕窝同炖,吃燕窝喝汤。

夜明砂

【处方用名】夜明砂。

【药性】辛,寒。归肝经。

【炮制】生用:取原药材,除去杂质,筛去灰土。

【功用主治】清肝明目,散瘀消积。主治青盲,雀目,目赤肿痛,白睛溢血,内外翳障,小儿疳积,瘰疬,疟疾。

《日华子》:“炒服治瘰疬。”

《中国动物药》:“消积,活血,明目。治小儿疳积,夜盲症,小儿云翳。”

【用法用量】内服,煎汤,布包3~10克,或研末,每次1~3克;外用,研末调敷。

【宜忌】目疾无瘀滞者及孕妇慎服。恶白及,白薇。产妇禁用。

【选方】

1.治夜盲症:夜明砂10克、鸡肝1具,夜明砂布包与鸡肝同煮。食肝饮汤,连服30天。

2.治角膜薄翳:夜明砂、白菊花、决明子、谷精草各10克,水煎,日分2服。

3.治内外翳障:夜明砂研细末,化入猪胆内,煮食饮汁。

4.治赤眼成内障:夜明砂、当归、蝉蜕、木贼(去节)各50克,研为末,黑羊肝200克,煮烂和丸,梧桐子大,饭后开水下50丸。

鱼脑石

【处方用名】鱼脑石,鱼首石,鱼枕骨。

【药性】甘,咸,平。

【炮制】取原药材,除去杂质,洗净晒干。放入铁锅中,上盖一碗,在武火中煅至有爆炸声,取出,放凉。用时捣碎。

【功用主治】化石,通淋,解毒。主治石淋,小便淋沥不畅,鼻渊,聤耳出脓。

《纲目》:"主淋沥,小便不畅,解砒霜毒、野菌毒、蛊毒。

【用法用量】内服,煎汤5~15克,或研末1.5~3克;外用,研末吹鼻,或麻油调滴耳。

【选方】

1.治肾结石,膀胱结石:鱼脑石(炙)研细末,甘草水冲服,日服3次,每次3克。或鱼脑石(炙)研粉,每次5克,甘草15克,车前子50克。煎水冲服,日2服。

2.治石淋,诸淋:鱼脑石14枚、当归等分,研细末,水300克,煮取150克,顿服立愈。单用鱼脑石亦佳。

3.治鼻炎:鱼脑石(煅)3克、冰片0.3克,共研细末,吹鼻中。

4.治萎缩性鼻炎:鱼脑石(煅)3克、青黛1.5克、冰片0.6克,共研粉,吹鼻内,滴入耳中。

5.治化脓性中耳炎:煅鱼脑石15克、冰片1.5克,共研末,加麻油调匀。滴入耳中,日2次。或用煅鱼脑石、青果、香油同熬,去渣。滴耳内,日2次。

Z

珍 珠

【处方用名】珍珠,煅珍珠(处方写珍珠,取豆腐煮者)。

【药性】甘,咸,寒。归心、肝经。

【炮制】

1.豆腐煮:取原药材至布袋内,扎固,与豆腐同置锅内,加适量水煮两小时,取出,洗净干燥,研成粗粉,反复水浸淘洗,除去悬浮物至水清,再水飞成极细粉。每100千克珍珠,用豆腐80千克。

2.煅珍珠:取洗净珍珠,置锅内,上加锅盖压紧(大小分开),用中火加热,煅至锅内炸声停止,取出,放凉。用时研极细粉。

【炮制作用】

1.豆腐煮:去油污。

2.煅:便于研粉,易吸收。

【功用主治】安神定惊,清肝明目,解毒生肌。主治惊悸怔忡,心烦失眠,惊风癫痫,目赤翳障,口舌生疮,咽喉溃腐,疮疡久不收口。

【用法用量】内服,研末0.3~1克,多入丸、散,不入汤剂;外用,研末干撒,点眼或吹喉。

【宜忌】孕妇慎服。

《海药本草》:"珍珠,须研极粉,方堪服饵。研之不细,伤人脏腑。"

《本草新编》:"疮毒若内毒未净,不可用之,误用难收疮口。"

【选方】治口内诸疮:水飞珍珠粉15克、硼砂、青黛各5克、冰片5克、黄连、人中白各10克(人中白煅过),研为细末。凡口内诸疮皆可掺之(《丹台玉案》珍宝散)。

珍珠母

【处方用名】珍珠母,煅珍珠母(处方写珍珠母,取生品)。

【药性】甘,咸,寒。归肝、心经。

【炮制】

1.生用:取原药材,除去杂质,清水洗

净,捞出,晒干。

2. 煅:取珍珠母,置锅内,用武火煅烧红透,至松脆为度,取出晾凉,用时捣碎。

【炮制作用】煅珍珠母:易研粉,易煎汤。

【功用主治】平肝潜阳,安神定惊,清肝明目。主治头痛眩晕,心悸失眠,癫狂惊痫,肝热目赤,翳膜遮睛。

【用法用量】内服:煎汤10~30克,先煎,或研末1.5~3克,或入丸、散。

【宜忌】脾胃虚寒者慎服。

【选方】

1. 治肝阳上升,头晕头痛,眼花耳鸣,面颊燥热:珍珠母30克、女贞子、旱莲草各9克,水煎服。

2. 治癫痫:珍珠母6克、生代赭石9克,研细末。日服2次,每次3克,开水冲服。

紫河车

【处方用名】紫河车,人胞,胎盘。

【药性】甘,咸,温。归肺、肝、肾经。

【炮制】蒸炙:取紫河车,横直割开血管,用清水反复泡洗,花椒用布袋装,加水煮汤,加入洗泡净的紫河车,煮3~5分钟,捞出,沥净水,加黄酒拌匀,置笼上,隔水蒸40分钟,取出烘干。100个鲜紫河车,用花椒120克,黄酒1500克。

【炮制作用】蒸炙:矫味,去毒,并增其补益作用。

【功用主治】益气养血,补肾益精。主治虚劳羸瘦,虚喘劳嗽,气虚无力,血虚面黄,阳痿遗精,不孕少乳。

《本草再新》:"大补元气,理血分,治神伤梦遗,能壮阳道,滋阴亏,调经安产。"

【用法用量】内服:研末,每次1.5~3克,重症加倍,或入丸、散。鲜品煮服。

【宜忌】有表邪及实证者禁服,脾虚湿困,纳呆者慎服。

【选方】治老人久病,喘息,咳嗽,吐痰清稀,动则喘甚:紫河车1具(蒸炙)、杏仁25克、百合50克、胡桃仁50克,加水4碗,炖至2碗,入盐和其他调料品,早晚分食,喝汤。

紫梢花

【处方用名】紫梢花。

【药性】甘,温。归肾经。

【炮制】生用:取原药材,除去杂质,洗净泥土,晒干。

【功用主治】补肾助阳,固精缩尿。主治阳痿,遗精,白浊,虚寒带下,小便失禁,阴囊湿痒。

《医学入门》:"主治阳衰,阳痿。"

《纲目》:"益阳秘精,疗真元虚惫,阳痿遗精,余沥,白浊如脂,小便不禁,囊下湿痒,女子阴寒,冷带。入丸、散及坐汤用。

【用法用量】内服,研末1.5~5克,或入丸、散;外用,煎汤温洗局部。

【选方】

1. 治阳事痿弱:紫梢花、生龙骨各10克、麝香少许,为末,和梧桐子大水丸,每服20丸,烧酒下。欲解,喝生姜,甘草汤。

2. 治阴痒生疮:紫梢花50克、胡椒25克。研末,水煎洗3~5次。

第十四章　矿物类

B

白　矾

【处方用名】白矾，明矾，枯矾(处方写白矾，明矾，取生品)。

【药性】涩，酸，寒，小毒。归肺、脾、肝、大肠经。

【炮制】

1. 生用：取原药材，除去杂质，用时捣碎。

2. 煅白矾：取净白矾或粗粉置锅内，用武火加热至融化，继续煅至冒泡，完全干燥，停火，取出放凉，用时碾成细粉。

【炮制作用】

1. 生品：用于解毒祛痰。

2. 煅用：增强其收敛，燥湿功能。

【功用主治】祛痰燥湿，解毒杀虫。止血止泻。主治痰饮中风，癫痫，喉痹，疥癣湿疮，痈疽肿毒，水火烫伤，口舌生疮，烂弦风眼，聤耳流脓，鼻中息肉，痔疮，崩漏，衄血，外伤出血，久泻久痢，带下阴痒，脱肛，子宫下垂。

【用法用量】内服，研末1~3克，或入丸、散；外用，研末撒，或吹喉，或调敷，或化水洗漱。

【宜忌】本品味涩难服，过量服用，致呕吐，阴虚水亏者忌服。恶牡蛎，畏麻黄。

【选方】

1. 治黄水疮：枯矾、熟松香、黄丹，三味各等份，研极细，芝麻油调涂患处。

2. 治口疮：生白矾6克、白糖4克，加热熔化成矾糖膏，用棉签蘸涂患处，每日1次，用后溃疡处疼痛增剧，流口水，3~5分钟即可消失。

3. 治鼻息肉：枯矾200克、木通、细辛各25克、丹砂0.5克，上药各研细，混合一起再研匀，用面糊丸小豆大，每用1丸绵裹纳鼻中，1日1换，息肉下为止。

白石英

【处方用名】白石英，生白石英，煅白石英(处方写白石英，取煅品)。

【药性】甘，辛，微温。归肺、肾、心经。

【炮制】

1. 生用：取原药材，除去杂质，洗净干燥，用时研碎。

2. 煅白石英：取白石英，捣成小块，置适宜的容器内，用无烟火煅烧至白石英红透，取出，立即倒入醋内淬酥，捞出干燥。

【炮制作用】

1. 生用：宁心安神，通利小便。

2. 煅：温肺止咳，益肾壮阳。

【功用主治】温肺肾，安心神，利小便。主治虚寒咳喘，阳痿，消渴，心神不安，惊悸，善忘，小便不利，水肿。

《别录》："疗肺萎，下气，利小便，补五脏，通日月光，耐寒热。"

【用法用量】内服：煎汤10~15克，或入丸、散。虚寒咳喘，肾虚阳痿宜煅用。

【宜忌】其性燥烈，不可多服，多服久服，则元气下陷。

【选方】

1. 治肾脏阳气衰微，津源不能上济于华

池，频作渴者：煅白石英200克、枸杞子100克，煎汤服(《本草汇言》引《青囊秘方》)。

2.治风虚冷痹，诸阳不足及肾虚耳聋，益精保神：磁石(煅醋淬)、白石英(煅)各250克，装绢袋内，浸白酒150克，7天后温服，酒尽再添(《千金方》)。

C

赤石脂

【处方用名】赤石脂，生赤石脂，石脂，煅石脂(处方写赤石脂，石脂取煅品)。

【药性】甘，涩，酸，温。归大肠，胃经。

【炮制】

1.生用：取原药材，除去杂质及石块，砸碎捣粗末。

2.煅炙：取净赤石脂或块或粗末，放置无烟火中煅烧至赤石脂红透，取出，放凉。

3.醋炙：取净赤石脂，按煅炙的方法，将赤石脂烧红透取出，放入醋中淬，取出。100千克赤石脂，用米醋30千克。

【炮制作用】

1.生用：收湿生肌，多用于疮疡不敛外伤出血。

2.煅炙：增强其收敛作用，止血止泻能力更强。

3.醋炙：涩肠，止血作用。

【功用主治】涩肠固脱，止血，收湿敛疮。主治久泻久痢，脱肛，便血，崩漏带下，遗精，疮疡久溃不敛，湿疹，外伤出血。

【用法用量】

1.内服：煎汤10~15克，先煎；或入丸、散。

2.外用：研末撒，或调敷。

【宜忌】有湿热积滞者禁服，孕妇慎服。恶大黄，畏芫花，黄芩，官桂。

【选方】

1.治小便不禁：牡蛎150克、赤石脂150克，同研细粉，酒煮面汤和丸，梧桐子大，空心盐水送15丸，日3次。

2.治慢性腹泻：赤石脂(醋淬)1千克、枯矾1千克、天仙子120克，研细粉和丸，日3次，每次2克。

3.治妇人崩中不止：醋赤石脂为细粉，每服15克，黄酒下，日3服。

磁　石

【处方用名】磁石，生磁石，煅磁石(处方写磁石，取煅者)。

【药性】咸，平，归肾、肝经。

【炮制】

1.生用：取原药材，除去杂质，用时捣碎。

2.醋炙：取净磁石碎块，置耐火的容器内，放在炉火上煅烧，至磁石红透，立即取出，倒入醋中淬后晒干，研成粗粉。100千克磁石，用米醋30千克。

【炮制作用】醋炙：质变松脆宜粉碎，增其益肾纳气，定痛止血作用。

【功用主治】平肝潜阳，安神镇惊，聪耳明目，纳气平喘。主治眩晕，目花，耳聋，耳鸣，惊悸，失眠，肾虚喘逆。

《别录》："养肾脏，强骨气，益精除烦，通关节，消痈肿，鼠瘘，颈核，喉痛，小儿惊痫。"

《药性论》："补男子肾虚风虚，身强，腰中不利，加而用之。"

【用法用量】内服，煎汤10~20克，先煎；或入丸、散；外用，研末撒。

【宜忌】脾胃虚弱者，不宜多用、久用，恶牡丹、莽草。

【选方】

1. 治阳不起：磁石2500克（醋炙）、酒4500克，浸七天，每服45克。

2. 治疔肿：磁石研为粉，碱醋和封之，拔根除。

D

大青盐

【处方用名】大青盐，青盐。

【药性】咸，寒。归心、肾、膀胱经。

【炮制】生用：取原药材，除去杂质，簸去灰屑。

【功用主治】泻热，凉血，明目，润燥。主治尿血，吐血，齿舌出血，目赤肿痛，风眼烂弦，牙痛，大便秘结。

【用法用量】

内服，煎汤0.9~1.5克，或入丸、散；外用，研末揩牙，或水化漱口，洗目。

【宜忌】水肿者禁服，呕吐者禁用。

【选方】

1. 治咽喉疼痛，水谷不下：青盐、白矾、脑砂各等份，研末吹患处，有痰吐出，立效。

2. 治舌肿满口：青盐，放在铁器上烧红，研末掺之立效。

3. 治小便不利：茯苓250克、白术100克、清盐（弹丸大）一枚，上三味，水750毫升，煮取450毫升药水，温分3次服。

4. 治痔疮，漏疮：白矾200克、清盐200克、为末。猪尿脬一个，盛之，阴干，研末，每服25克，空心温水下（《赵氏经验方》）。

胆　矾

【处方用名】胆矾。

【药性】酸，辛，寒，有毒。归肝、胆经。

【炮制】生用：取原药材，除去杂质，砸碎。

【功用主治】涌吐，解毒，去腐。主治中风、癫痫、喉痹、喉风、痰涎壅塞、牙疳、口疮、烂弦风眼、痔疮、肿毒。

【用法用量】

1. 内服：温化汤，0.3~0.6克，催吐，限服1次，或入丸、散。

2. 外用：研末撒或调敷，用水溶化洗眼或用0.5%水溶液点眼。

【宜忌】本品无论内服外用，都应控制剂量，不宜过量或久服，体虚者禁服。严防中毒，中毒后血压下降、心动过速、呼吸困难，少尿、无尿，多因肾功能衰竭而死。畏牡蛎、菌、桂、芫花、辛夷、白薇。

【选方】

1. 治喉内结合不消：胆矾、硇砂、研细粉，用竹筒吹之。

2. 治口疮，喉痹，乳蛾：胆矾8克、熊胆粉5克、广木香1.5克、木鳖子1个（去壳），水磨细，用鹅翎蘸药敷。

3. 治口舌生疮：胆矾0.5克、干蟾0.5克（炙），共研细末，每取小豆大掺在疮上，良久，用750毫升水漱口，水漱完为度。

4. 治甲疽：胆矾50克，在火上烧烟尽，研末敷疮上，4~5次利愈（《梅师集验方》）。

E

鹅管石

【处方用名】鹅管石。

【药性】甘，平。

【炮制】取洗净的鹅管石，置耐火的容器中，放入炉火煅烧鹅管石至灰白色为度，取出。

【功用主治】温肺，壮阳，通乳。主治肺寒久嗽，虚劳咳喘，阳痿早泄，梦遗滑精，腰脚冷痹，乳汁不通。

【用法用量】内服：煎汤9~15克，研细先煎。研末0.3~15克，或入丸、散。

【宜忌】湿热者及阴虚火旺者禁服。

【选方】

1.治肺萎劳咳，久嗽：人参、款冬花、鹅管石、钟乳石（生用）、明矾（煅），各10克，肉桂、甘草各5克，上药研细，临睡前以少许咽服2次。

2.治支气管哮喘：鹅管石30克、核桃仁10枚、杏仁9克、莱菔子12克、甘草3克，水煎服。

3.治肺结核：西洋参、珍珠、贝母、薏仁、鹅管石（钟乳石也可代替）、百合各15克，共研末，每日早晚用开水冲，每次6克。

H

寒水石

【处方用名】寒水石，煅寒水石，姜寒水石（处方写寒水石，取生品）。

【药性】辛，咸，寒。归心、胃、肾经。

【炮制】

1.生用：取原药材，除去杂质，清水洗净，捞出晒干，用时捣碎。

2.煅：取净寒水石碎块，置耐火的容器内，入炉火内煅烧至寒水石红透，取出，放凉。

3.姜炙：取生姜捣碎取汁，略加清水同寒水石共煮至汁，取出，晒干，细研。10千克寒水石，用生姜1千克。

【炮制作用】

1.煅：缓其寒咸，增强其收敛作用，并易粉碎。

2.姜炙：缓其寒性。

【功用主治】清热降火，利窍，消肿。主治时行热病，壮热烦渴，水肿，尿闭，咽喉肿痛，口舌生疮，痈疽，丹毒，烫伤。

【用法用量】内服，煎汤6~15克，或入丸、散；外用，研末掺，或调敷。

【宜忌】脾胃虚寒者慎服，畏地榆。

【选方】

1.治伤寒发狂，弃衣奔走，逾墙上屋：寒水石、黄连（去须）各等份。研细，每服10克，煎甘草浓汤放凉调服，日服3次（《本事方》鹊石散）。

2.治远近日久喘嗽不止：款冬花50克、寒水石、半夏、明矾各100克，研细末、姜汁煮为丸，梧桐子大，每服40丸，不拘时用生姜水下。

琥 珀

【处方用名】琥珀。

【药性】甘，平。归心、肝、膀胱经。

【炮制】生用：取原药材，除去杂质及沙土，用时捣碎。

【功用主治】镇惊安神，散瘀止血，利水通淋，去翳明目。主治失眠，惊悸，惊风，癫痫，瘀血闭经，产后腹痛，癥瘕积聚，血淋，尿血，目生翳障。

《别录》："主安五脏，定魂魄，杀精魅邪鬼，消瘀血，通五淋。"

【用法用量】内服，研磨1~3克，或入丸、散；外用，研粉撒或点眼。

【宜忌】阴虚内热及无瘀滞者，慎服。

《本草经疏》："此药毕竟是消磨渗利之性，不利虚人。凡阴虚内热，火炎水涸，小便因少不利者勿服琥珀。以强利之，利之则愈，损其阴。"

【选方】

1. 治健忘恍惚，神虚不寐：琥珀、羚羊角（镑细）、人参、白茯神、远志、甘草各等份，研细，猪心血和炼蜜丸，芡实大，金箔为衣，每服1丸，灯心汤嚼下。

2. 治老人体虚，小便不通：琥珀研粉，人参汤调下5克。

滑　石

【处方用名】滑石。

【药性】甘，淡，寒。归膀胱、胃经。

【炮制】

1. 生用：取原药材，除去杂质，刷净，砸碎块，或碾成粗粉。

2. 水飞：取净滑石粗粉，置乳钵中加水适量，研至无声时再加入清水研磨，使细粉上悬浮，取上浮液，余渣再研磨多次，取上浮液，渣尽为至。合并上浮液静置、沉淀，倒去上一层清液，并将下沉物晒干后，再研细。

【功用主治】利尿通淋，清热解毒。主治膀胱湿热，小便不利，尿淋涩痛，水肿，暑热烦渴，泄泻，湿疹，痱子。

《别录》："通九窍六府津液，去留结，止渴，令人利中。"

《本草再新》："清火，化痰，利湿，消暑，通经活络，止泻痢，呕吐，消水肿火毒。"

【用法用量】内服，煎汤9~25克，包煎，或入丸、散；外用，研末撒，或调敷。

【宜忌】脾胃虚寒，或热病伤津，或肾虚滑精者及孕妇均禁服。

【选方】

1. 治热利，小便赤涩热痛：滑石200克，研极细粉，每服15克，煎木通水冲服，日3次。

2. 治牙痛：生代赭石、生石膏各30克、牛膝、滑石各18克、薄荷12克，水煎滤汁200克，分早晚服日1剂，牙痛严重者可随煎随服，可日服2剂。

3. 治脚趾缝烂：滑石50克、石膏（煅）25克、枯矾少许，盐极细掺之，治阴下湿汗。

J

金精石

【处方用名】金精石。

【药性】咸，寒。归心、肝、肾经。

【炮制】煅金精石：取净金精石碎块，置耐火的容器内，在武火中煅烧红透，取出，放凉。

【炮制作用】煅：便之酥脆，更宜煎煮。

【功用主治】镇心安神，止血，退翳。主治心悸怔忡，失眠多梦，吐血，嗽血，目翳。

【用法用量】内服，入丸、散，每日3~6克；外用，水飞点眼。

【选方】

1. 治心神不宁，心悸失眠：金精石水磨少许服之。

2. 治眼疾翳障：金精石1.5克、石决明2.4克、蒺藜12克，水煎服。

L

硫　黄

【处方用名】硫黄，生硫黄，制硫黄（处方写硫黄，取制硫黄）。

【药性】酸，热，有毒。归肾、脾经。

【炮制】

1. 生用：取原药材，除去杂质捣碎。

2. 豆腐煮：取净硫黄碎块，置锅内与豆腐同煮，煮至豆腐呈黑绿色时，捞出豆腐，取出硫黄，晾干。100千克硫黄，用豆腐200千克。

【炮制作用】豆腐煮：降其毒性。

【功用主治】补火壮阳，祛寒燥湿，杀虫止痒。主治阳痿，遗精，尿频，带下，寒喘，心腹冷痛，久泻久痢，便秘，痔瘘，疥疮，顽癣，秃疮，天疱疮，阴浊，阴疽，恶疮。

《本草求真》："主治老人一切风秘、冷秘、气秘，为补虚助阳圣药。"

【用法用量】内服，入丸、散，1.5~3克；外用，研末撒，油调敷，烧烟熏。

【宜忌】阴虚火旺者及孕妇禁服；内服宜制品，不宜多服，久服伤阴，大肠受伤，多致便血。

【选方】治一切无名肿毒，恶疮：硫黄（制）、轻粉、白矾各等份，研细粉，酥油调，临卧涂3次。

龙 齿

【处方用名】龙齿，生龙齿，煅龙齿（处方写龙齿，取生品）。

【药性】甘，涩，凉。归心、肝经。

【炮制】

1. 生用：取原药材，除去杂质及泥沙，打碎。生品，多用于惊痫，癫狂，心悸，怔忡等。

2. 煅龙齿：取龙齿，质耐火的容器中，用武火加热，煅至龙齿红透，取出放凉。多用于失眠多梦。

3. 盐水淬：取净龙齿，质耐火容器中，用武火加热，煅至龙齿红透时取出，放盐中脆盐水中淬。100千克龙齿，用食盐12千克。

【功用主治】镇惊安神，清热除烦。主治惊痫，癫狂，心悸怔忡，失眠多梦，身热心烦。

【用法用量】内服，煎汤10~15克，先煎，或入丸、散；外用，研末撒，或调敷。

【宜忌】畏石膏、干漆、川椒、理石。

龙 骨

【处方用名】龙骨，生龙骨，煅龙骨（处方写龙骨，取生品）。

【药性】涩，甘，平。归心、肝、肾、大肠经。

【炮制】

1. 生用：取原药材，除去杂质，筛去泥土灰屑，打碎。

2. 煅龙骨：取净龙骨，放置无烟火上，或装入耐火的容器内，将龙骨煅烧红透，取出，放凉。

【炮制作用】

1. 生用：潜阳，镇惊，安神。

2. 煅烧：增其收敛、涩精、生肌功能。

【功用主治】镇惊安神，平肝潜阳，收敛固涩。主治心悸怔忡，失眠健忘，惊痫癫狂，眩晕，自汗，盗汗，遗精，遗尿，崩漏带下，久泻久痢，溃疡久不收口及湿疮。

《别录》："白龙骨疗梦寐泄精，小便泄精。"

【用法用量】内服，煎汤10~15克，先煎或入丸、散；外用，研末撒，或调敷。

【宜忌】湿热积滞者，慎服。畏石膏，得人参，牛黄良。

【选方】

1. 治产后虚汗不止：龙骨50克、麻黄根50克，研细末，不计时，粥饮调10克，日2次（《圣惠方》）。

2. 治遗精，白浊及泄泻，盗汗：生龙骨

50克、牡蛎(煅)50克、鹿角霜100克，研末，酒煮面糊为丸，梧桐子大，每服40丸，饭前盐水送，日2服(《济生续方》三白丸)。

3.治阴囊汗痒：龙骨、牡蛎各等份，研粉涂之。

炉甘石

【处方用名】炉甘石，龙脑甘石。

【药性】甘，平。归肝、脾、肺经。

【炮制】

1.水淬：取炉甘石放置耐火的容器内，放在无烟火上，煅烧至炉甘石红透，取出，立即倒入水中，淬之。加水研磨，轻取混悬液，沉入水底中粗渣，晒干再煅烧，再水淬、再研磨，反复煅烧，反复研磨，取混悬液，反复澄清，最后取极细粉，干燥。

2.黄连水淬：100千克炉甘石，用黄连1.2千克。

3.三黄水淬：100千克炉甘石，用黄连、黄柏、黄芩，各1.2千克。

4.五黄水淬：100千克炉甘石，用黄连、黄柏、黄芩、栀子、大黄，各600克。

【炮制作用】

1.水淬：能除净杂质，减轻对眼的刺激；黄连水淬：增其清火明目作用。

2.三黄水淬、五黄水淬：增强其清热消炎作用，治目赤肿痛，去翳。

【功用主治】明目去翳，收湿止痒，敛疮生肌。主治目赤肿痛，烂弦风眼，多泪畏光，翳膜胬肉，溃疡不敛，皮肤湿疮，阴部湿痒。

《现代实用中药》："用于慢性溃疡，下腿溃疡之不易收口者，有防腐生肌之功。"

【用法用量】外用：水飞点眼，或研末撒敷。

【选方】

1.治下疳阴疮：炉甘石(酒淬)50克、孩儿茶15克，研末，香油调敷。

2.治诸疮，久溃不敛：炉甘石(煅)75克、龙骨25克，研细粉撒患处，用膏药贴。

3.治子宫糜烂：炉甘石(煅)120克、冰片、黄连各12克、雄黄16克，共研细粉。先将阴道冲洗干净后，喷此药粉于宫颈糜烂部位。每隔2小时上药1次。

4.治肛门瘙痒：炉甘石(煅)30克，青黛粉3克，两药混合后用两层纱布包裹，先将肛门洗干净抹干，然后用纱布包的药粉扑患处，肛门周围覆盖一层药粉为度，每日用药3~5次。

M

芒　硝

【处方用名】芒硝，朴硝，马牙硝。

【药性】咸，苦，寒。归胃、大肠经。

【炮制】将白萝卜切片(洗净)，入锅内加水煮沸后，倒入芒硝，共煮至全部溶化，适当浓缩、过滤，滤液静置一夜(滤液中放入稻草数根，促使结晶析出)，至结晶全部析出，取出结晶，晾干(又称马牙硝)。每1千克芒硝，用白萝卜48克，加水144毫升。

【炮制作用】白萝卜主能除去杂质，并能缓和芒硝苦寒之性。

【功用主治】泻火通便，软坚，消肿。主治实热积滞，大便秘结，腹胀痞痛，肠痈，乳痈，丹毒，目赤翳障，咽喉肿痛，口疮。

《别录》："主五脏积聚，久热胃闭，除邪气，破留血，腹中痰实结搏，通经脉，利大小便，破五淋，推陈致新。"

【用法用量】内服，煎汤10~15克，研末，用药汁，开水冲服，或入丸、散；外用，研末撒或化水点眼，煎水洗。

【宜忌】脾胃虚寒者及孕妇禁服。

《国药诠证》："有热无结者不可用，有结无热者亦不可用。苟无结而误攻则气聚；无热而误清则阴盛。"

【选方】治食物过饱不消，遂随成痞膈：芒硝50克、吴茱萸250克(先煮吴茱萸浓汁)，再入芒硝，热服。未消再一服(《经验方》)。

L

硇 砂

【处方用名】硇砂，白硇砂，紫硇砂，盐硇砂。

【药性】咸，苦，辛，温，有毒。归肝、脾、胃经。

【炮制】

1. 生用：取原药材，除去杂质，刷净泥屑，砸成小块儿。

2. 制硇砂：取净硇砂，研成细粉，加开水溶化过滤，再将滤液装入容器内，加适量醋，隔水加热蒸发，随时将液面析出的白霜捞出，直至不析为止，干燥。制后能使药物纯净，并降低其毒性。

【功用主治】消积软坚，化腐生肌。主治癥瘕积聚，噎膈反胃，喉痹肿痛，痈肿，瘰疬，翳障，息肉，赘疣。

《日华子》："补五脏，暖子宫，消冷僻瘀血，宿食不消，气块痃癖及血崩带下，恶疮息肉，食肉饱胀，夜多小便，女人血气心疼，丈夫腰胯酸重，四肢不仁。"

【用法用量】内服，0.3~1克，入丸、散，不入汤剂；外用，研细撒或调敷，或入膏贴，或化水点涂。

【宜忌】

《得配本草》：畏为一切酸浆水、醋、乌梅，牡蛎、萝卜、羊肉、商陆、冬瓜、苍耳、蚕沙、海螵蛸、鱼腥草、河豚、鱼胶。

【选方】治虚中有积，心腹胁肋胀痛：附子25克、硇砂5克(飞)、丁香5克(不见火)、干姜7克，和硇砂一块研和面糊为丸，梧桐子大，每服20丸，生姜汤下，日服3次。

P

硼 砂

【处方用名】硼砂，月石，煅硼砂(处方写硼砂，月石，取生品)。

【药性】甘，咸，凉。归肺、胃经。

【炮制】

1. 生用：取原药材，除去杂质，用时捣碎。

2. 煅硼砂：取硼砂碎粒，置锅中，武火加热，炒至鼓起小泡，无水汽发挥和爆鸣声，呈白色疏松的块状时，取出放凉。煅后，失去结晶体。

【炮制作用】

1. 生用：清热解毒，清肺消炎。

2. 煅：增其收敛作用，降低烈性。

【功用主治】清热消痰，解毒防腐。主治痰热咳嗽，喉痹，鹅口疮，噎膈积聚，诸骨鲠喉，目赤翳障，胬肉攀睛，阴部溃疡。

《纲目》："治上焦痰热，生津液，去口气，消翳障，除噎膈反胃，积块结瘀肉，阴癀，骨鲠，恶疮及口齿诸病。"

【用法用量】内服，入丸、散1.5~3克；外用，沸水冲化冲洗，或研末撒。防腐用生，收敛煅用。

【宜忌】体弱者慎服，暂用之药，不可久服。

【选方】

1. 治咽喉肿痛：硼砂、白酶各等份，研末和丸，芡实大，噙化。

2. 治慢性气管炎：硼砂、南星、白芥子各等份，研细末，每日两次，每次1.8克，水冲服。

3. 治小儿腮腺炎：黄连、硼砂各60克、冰片5克，共研细粉，用量适量，加蛋清调膏状，外涂患处。

砒　石

【处方用名】信石，砒皮，红砒，白砒，红信，白信，煅砒石(处方写信石，砒皮，红砒，白砒，红信，白信取生品)。

【药性】辛，酸，热，大毒。归肺、脾、胃、大肠经。

【炮制】

1. 生用：取原药材，除去杂质，碾细粉。

2. 煅：取净砒石，质耐火的容器中，用泥将口封严，放大火中断至红透，取出，放凉。

【炮制作用】煅：降低其毒性，易于粉碎。

【功用主治】蚀疮，杀虫，祛痰，截疟。主治痔疮，瘰疬，溃疡腐肉不脱，走马牙疳，顽癣，寒痰哮喘，疟疾。

【用法用量】外用，研末撒，或调敷；内服，入丸、散，每次1~3克。

【宜忌】用时宜慎，体虚者、孕妇、哺乳期女性禁服，肝肾功能损害者禁服。中毒后，用绿豆120克，甘草30克，夏枯草30克，水煎冷服。

【选方】治斑秃：砒石0.6克，鲜姜3块(拇指大)、高度白酒60克，装瓶浸泡2小时后。取出擦(用泡过的生姜)患处，边擦边蘸药酒，每日3次。

青礞石

【处方用名】青礞石，礞石，煅礞石。

【药性】甘，咸，平。归肺、心、肝、胃经。

【炮制】

1. 生用：取原药材，除去杂质及泥土，洗净，砸碎。

2. 煅炙：取净青礞石碎块，放置耐火的容器中，用无烟火煅烧至红透，取出，放凉。

【炮制作用】煅青礞石：除净杂质，宜粉碎，并增强其消食坠痰、下气平肝作用。

【功用主治】坠痰下气，平肝定惊，消食攻积。主治顽痰咳喘，癫痫发狂，烦躁胸闷，惊风抽搐，宿食癖积，癥瘕。

《嘉祐本草》：“治食积不消，留滞在脏腑，宿食块久不瘥，小儿食积，羸瘦，妇人积年食攻刺心腹。”

《本草从新》：“能平肝下气，为治顽痰、癖结之神药。”

【用法用量】内服：入丸、散3~6克；布包煎汤10~15克。

【宜忌】脾胃虚弱者及孕妇禁服。气弱血虚者大忌。

【选方】

1. 通治痰为百病：青礞石、焰硝各100克(煅，研飞晒干50克)、大黄(酒蒸)400克、黄芩(酒洗)400克、沉香25克，研细粉糊丸梧桐子大，常服20丸。欲利大便则服50丸，温水送。

2.治一切积，不问虚实、冷热、酒食、远年日久：青礞石100克、滑石50克、青黛25克、轻粉15克，同研细，每服5克，面汤调下，服药后及时漱口。服药前1日先吃清淡软食，至晚服药，到第2日晚未动，再服2.5克，便下恶物，食汤粥2~3日（两、三天内勿吃硬物），如无积，药随大便排出。

秋 石

【处方用名】秋石。

【药性】咸，寒。归肺、肾经。

【炮制】捣碎。

【功用主治】滋阴降火，止血消瘀。主治虚劳羸瘦，骨蒸劳热，咳嗽，咳血，咽喉肿痛，遗精，尿频，白浊，带下。

《本经逢原》："能滋阴降火而不伤胃，补益下元真火，散瘀血，助阴精，降邪火，归真阳，止虚热咳血，骨蒸劳瘵""阴炼淡秋石，治夏暑热淋，小便不通，及浊淋、沙石淋、血淋，老人绝欲太早，老人小便淋沥涩痛。"

《医林纂要》："补心软坚，渗血去瘀，利三焦，通水道，澄清肾水，降逆消痰"

【用法用量】内服，入丸、散，或煎汤5~15克；外用，研末撒。

【宜忌】不宜多服，脾胃虚寒者慎服，阳虚水泛者禁服。

【选方】

1.治思虑色欲过度，损伤心气，遗精，小便次多：秋石、白茯苓各200克、莲子肉、芡实各100克，研细粉、蒸枣肉和丸梧桐子大，饭前服30丸。日服3次，盐水冲服（《永类钤方》秋石四精丸）。

2.治噎食反胃：秋石，研细粉，每用5克，白汤送下，日服3次。

S

石 膏

【处方用名】石膏，生石膏，煅石膏（处方写石膏，取生品）。

【药性】辛，甘，寒。归胃，肺经。

【炮制】

1.生用：取原药，除去杂质，洗净晒干，砸成小块，或碾成粗粉。

2.煅石膏：取净石膏块或粗粉，置无烟火上，或装入容器内煅烧，将石膏块烧至红透时，取出，放凉，后研细粉。

【炮制作用】

1.生用：清热，泻火，除烦，止渴。

2.煅石膏：增其收敛生肌作用。

【功用主治】生石膏：清热泻火，除烦止渴。主治热病高热，烦渴，神昏谵语，发狂，发斑，肺热喘咳，中暑，胃火头痛，牙痛，口舌生疮。

煅石膏：生肌、收敛、治痔疮痒溃不收口，烧伤。

《别录》："除时气，头痛，身热，三焦大热，皮肤热。肠胃中膈气，解肌发汗，止渴消烦。"

【用法用量】

内服，煎汤15~60克，先煎或入丸、散；外用，煅过用，研末撒或调敷。

【宜忌】阳虚寒症，脾胃虚及血虚，阴虚发热者，慎服。恶麻黄，巴豆，畏铁。

《本草汇言》："虚则为人参使，实则为大黄使。"

【选方】

1.治头痛：川芎、生石膏、白芷各等份，研成细粉，每服20克，日2服。

2. 治牙痛，口舌糜烂，牙龈出血：生石膏60克、冰片3克，分别研细，混在一起，再研细，取药粉少许，敷患处。

水　银

【处方用名】水银汞

【药性】辛，寒，有毒。归心、肝、肾经。

【功用主治】杀虫，攻毒。主治疥癣，梅毒，恶疮，痔瘘。

《本经》："主疥、瘘、痂、疡、白秃，杀皮肤中虱，堕胎，除热，杀金、银、铜、锡毒。"

《本草拾遗》："利水道，去热毒。"

《纲目》："镇坠痰逆、呕吐反胃。"

《本草汇言》："点搽杨梅恶疮。"

【用法用量】外用：涂擦。

【宜忌】本品大毒，不宜内服，孕妇禁用。外用亦不可过量或久用，用于溃疡创面时，尤需注意，以免吸收中毒。

《本草经疏》："头疮切不可用，恐入筋络，必缓筋骨，惟宜外敷，不宜内服。"

《得配本草》："畏慈石、砒石、黑铅、硫黄、大枣、蜀椒。"

雄　黄

【处方用名】雄黄，明雄，苏雄。

【药性】辛，苦，温，有毒。归肝、胃经。

【炮制】取原药材，除去杂质，研细粉。加水搅拌，待粗粉下沉，细粉悬浮，立即取上层混液，下沉部分再研；如此反复研，取多次，除去杂质，合并混悬液，静置后分取沉淀物，晾干。

【功用主治】解毒，杀虫，燥湿，祛风痰。主治痈疽疔疮，疥癣，丹毒，湿疮，痔疮，蛇虫咬伤，喉风喉痹，癫痫，疟疾，积聚痞块，鼻中息肉，咳喘。

【用法用量】

1. 内服：研末，每次0.15~0.3克，或入丸、散，不入汤剂。内服，禁用火煅。

2. 外用：研末撒，或调敷，或烧烟熏。

【宜忌】本品有毒，内服不宜久服、多服，外用不可大面积涂擦，或长期使用，以免中毒。孕妇及阴亏者禁服。

《得配本草》："畏南星、地黄、莴苣、地榆、黄芩、白芷、当归、地锦、苦参、五加皮、紫河车、五叶藤、桑叶等。"

【选方】

1. 治蛇缠疮：雄黄末醋调涂。

2. 治鹅掌风：水飞雄黄，加入桐油拌匀成膏状备用，临睡前将药膏涂于手掌患处，在炉火上烤五分钟，待冷却后戴上手套，第二天早晨清洗即可，10天为一疗程，最多20天可治愈。

玄精石

【处方用名】玄精石。

【药性】咸，寒。归肾经。

【炮制】

1. 生用：取原药材，除去杂质，洗净干燥，砸成小块。

2. 煅玄精石：取玄精石碎块，装入铁罐中，放置无烟火中烧至透红，取出，放凉。

【功用主治】清热，明目，消痰。主治阳盛阴虚，壮热烦渴，头风脑痛，目赤涩痛，翳障遮睛，重舌木舌，咽喉肿痛，肺胃蕴热生痰，风痫，头疮，水火烫伤。

【用法用量】内服，煎汤10~15克，或入丸、散；外用，研末掺，或调敷。

【宜忌】脾胃虚寒者慎服。

【选方】治伤寒头痛：石膏、玄精石各50克、麻黄100克、甘草25克。研细末，每服20克，水1杯，加竹叶6~7片，煎至七分去渣，温服。不拘时。

阳起石

【处方用名】阳起石，生阳起石，煅阳起石(处方写阳起石，取煅品)。

【药性】咸，温。归肾经。

【炮制】

1.生用：取原药材，除去杂质，洗净干燥，碾成碎块或粉末。

2.煅阳起石：取净阳起石碎块，质耐火的容器中，武火加热，煅至阳起石红透，取出放凉。

3.酒淬：取净阳起石碎块，至于耐火容器中武火加热，煅至阳起石红透取出，放入黄酒中淬。100千克阳起石，用黄酒20千克。

【炮制作用】煅、淬：去毒，易于粉碎，并增强其温肾壮阳作用。

【功用主治】温肾壮阳。主治肾阳虚衰，腰膝冷痹，男子阳痿遗精，寒疝腹痛，女子宫冷不孕，崩漏，癥瘕。

【用法用量】内服，煎汤3~5克，或入丸、散；外用，研末调敷。

【宜忌】阴虚火旺者禁服，不宜久服。畏菟丝子。

【选方】治阳痿，阴汗：阳起石(煅)，研细末，每服10克，盐水下。

禹粮石

【处方用名】禹粮石，禹余粮，煅禹粮石(处方写禹粮石取生品)。

【药性】甘，涩，微寒。归脾、胃、大肠经。

【炮制】

1.生用：取原药材，除去杂质，砸碎。

2.煅禹粮石：取净禹粮石块，置耐火的容器内，用无烟火煅至红透，取出，放凉，碾碎或捣碎。

3.醋炙：取净禹粮石块，置耐火的容器内，用无烟火煅至红透，立即投入醋内淬，取出晾干。100千克禹粮石，用米醋30千克。

【炮制作用】

1.生用禹粮石：涩肠止泻，止带。

2.煅禹粮石：增其固涩作用，宜粉碎，便煎煮。

3.醋炙：增其收敛止血作用。

【功用主治】涩肠，止血，止带。主治久泻，久痢，崩漏，便血，带下。

《日华子》："治邪气及骨节痛，四肢不仁、痔漏等疾。"

【用法用量】内服，煎汤10~15克，先煎去渣，再入其他药煎煮，或入丸、散；外用，研粉敷、撒。

【宜忌】暴病实邪，不宜用，孕妇慎服。畏贝母、菖蒲、铁落。

《本草经疏辑要》："泄泻由于湿热者不宜用。"

【选方】

1.治老人滑泄气虚者，久不止：禹粮石200克(煅)，白术400克、甘草50克、补骨脂150克，均用黄酒拌炒再研细，每服15克，用人参汤或米汤冲服，日3次服(《方脉正宗》)。

2. 治妇人带下（白下）：禹粮石50克、干姜50克；赤下：禹粮石50克，干姜25克。禹粮石醋淬研细为末，空心温酒服12克，日3服（《胜金方》）。

云母石

【处方用名】云母石，云母，煅云母（处方写云母，云母石取生品）。

【药性】甘，温。归心、肝、肺经。

【炮制】

1. 生用：取原药材，除去杂质，洗净干燥，碾成细粉。

2. 煅：取净云母石，置无烟火上加热，烧至云母石红透，取出放凉，用时研细。

【炮制作用】煅：易粉碎，易煎煮。

【功用主治】安神镇惊，敛疮止血。主治心悸失眠，眩晕，癫痫，久泻，带下，外伤出血，湿疹。

《别录》："下气坚肌，续绝补中，疗五劳七伤，虚损少气，止痢，悦泽不老，耐寒暑，志高神仙。"

【用法用量】内服，煎汤10~15克，或入丸、散；外用，研末撒，或调敷。

【宜忌】阴虚火旺者及大便干结者禁服。畏蛇甲，恶徐常青，忌羊肉，忌胡椒、大蒜。

【选方】

1. 治风疹遍身，百治不愈：煅云母细盐粉，清水调服。

2. 治一切恶疮：煅云母粉，涂之。

Z

赭　石

【处方用名】赭石，生赭石，代赭石，煅赭石（处方写赭石、代赭石实取煅者）。

【药性】苦，甘，微寒。归肝、胃、心经。

【炮制】

1. 生用：取原药材，除去杂质，筛去灰土，砸碎。

2. 煅：取净赭石碎块，质耐火的容器中，用武火加热，煅至赭石红透取出，倒入醋中淬，放凉后碾成碎末。100千克赭石，用醋50千克。

【炮制作用】煅、醋淬：引药入肝，增强其收敛柔肝作用。

【功用主治】潜阳，镇逆，止血。主治呃逆，呕吐，头晕目眩，耳鸣，吐血，便血，尿血。

【用法用量】内服：煎汤9~30克，先煎，或入丸、散，研末，每服3克。止血。

【宜忌】孕妇慎服。

【选方】治内耳眩晕症：赭石750克、夏枯草300克、法半夏300克、车前草300克，上四味，赭石研末先煎2小时后，加入夏枯草、法半夏、车前子煎2次，取清膏（浓缩至60度），加白糖5分，混匀制粒，开水冲服，每次10克。

钟乳石

【处方用名】钟乳石，煅钟乳石（处方写钟乳石，取生品）。

【药性】甘，温。归肺、肾、胃经。

【炮制】

1. 生用：取原药材，除去杂质，洗净干燥，砸成小块。

2. 醋淬：取净钟乳石小块，置耐火容器中，用无烟火煅烧至红透，取出，趁热倒入醋内，淬透，冷后研碎。100千克钟乳石，用醋25千克。

【炮制作用】煅:降低其烈性。宜煎煮、宜粉碎。

【功用主治】温肺,助阳,利窍通乳。主治寒痰喘嗽,虚劳气喘,阳痿早泄,梦遗滑精,腰脚冷痹,乳汁不通,伤食纳少,疮疽痔瘘。

《本经》:"治咳逆上气,明目益精,安五脏,通百节,利九窍,下乳汁。"

《药性论》:"主泄精,寒咳,壮元气,健益阳事,能通声。"

《本经逢原》:"治肺虚寒,咳逆上气,哮喘痰清,下虚脚弱,阳痿不起,大肠冷滑,精泄不禁等疾。"

【用法用量】内服,煎汤9~15克,先煮,研末1.5~3克,或入丸、散;外用,研末,调敷。

【宜忌】不可久服,阴虚火旺,肺热咳嗽者禁服。

《本草经集注》:"恶牡丹、玄石、牡蒙,畏紫石。"

【选方】

1.治无乳汁:钟乳石、漏芦各100克,研细粉,每服2.5克,日3服。

2.治乳汁不通:钟乳石9克、王不留行、天花粉各12克、漏芦、黄芪各15克,水煎服,日1剂,分2服(《青岛中草药手册》)。

3.治溃疡病,胃酸过多:钟乳石研细,每服2克,日3服,饭前温水冲服。

朱 砂

【处方用名】朱砂,辰砂。

【药性】甘,凉,有毒。归心经。

【炮制】取原朱砂,除去杂质,用磁铁吸去铁屑,加水适量研至极细,加多量水搅拌,待粗粉下沉,细粉悬浮于水中,取上层混悬液。下沉粗粉再研,反复研磨,反复浮沉,除去杂质,合并混悬液,静置后分取沉淀物,滤去水,晒干,再研细、散。

【功用主治】安神定惊,明目,解毒。主治心烦,失眠,惊悸,癫狂,目昏,疮疡肿毒。

《本经》:"主身五脏百病,养精神,安魂魄,益气,明目,杀精魅邪恶鬼,久服通神明不老。能化水为汞。"

【用法用量】

1.内服:研末0.3~1克,或入丸、散;或拌染其他药(如茯苓、茯神、灯心草)同煮。

2.外用:和其他药研末,干撒。

【宜忌】本品有毒,内服不宜过量和持续服用,孕妇禁服,入药忌用火煅。

《本经逢原》:"朱砂中毒,用生羊肉解。"

【选方】

1.治小儿鹅口疮:朱砂、白枯矾各25克、芒硝25克,共研细粉,搽舌上。

2.治小儿口疮:取巴豆仁研成膏状,加入少量朱砂细粉,拌匀备用。把胶布剪成直径为2~3厘米的圆形,在其中一块中央剪成圆孔为一厘米的圆孔,将有圆孔的胶布贴在患儿的印堂穴,然后将一粒梧桐子大的朱砂膏贴在胶布中央的圆孔内,用别的一块不带圆孔的胶布贴在上面。约12小时后把胶布揭掉,起泡后一般不需用药,若泡破,在局部涂紫水便可。

第十五章　加工类

B

半夏曲

【处方用名】半夏曲。

【药性】苦，辛，平。归肺、胃经。

【功用主治】止咳化痰，消食化滞。主治咳嗽痰多，恶心，呕吐，食积泄泻。

《中药临床应用》："能温胃化滞开郁，脾胃虚弱而腹胀作呕者适用。"

【用法用量】煎汤6~9克(纱布包煎)。

冰　片

【处方用名】冰片，梅片，龙脑香。

【药性】辛，苦，凉。归心、肺经。

【功用主治】开窍醒神，散热止痛，明目去翳。主治中风口噤，热病神昏，惊痫痰迷，气闭耳聋，目赤翳膜，喉痹，口疮，痈肿，痔疮，蛲虫病。

【用法用量】内服，入丸、散0.15~0.3克，不入汤剂；外用，研末撒、吹、搽，或点眼，或调敷。

【宜忌】孕妇及虚证者慎服。

《补遗药性赋》："若服过多至50克，则身冷如醉，气绝而中毒。因寒性太重。"

【选方】

1.治急中风目瞑牙噤，不能入药：天南星(生研末)、冰片(另研)各等分，合并重研，以中指点散粉，揩牙二三十次，在大牙左右，其口自开，始得下药，患者只使2~3克(《圣济总录》开关散)。

2.治头脑疼痛：冰片5克，纸卷冰片，烧烟熏鼻，吐出痰涎即愈。

3.治耳聋：冰片0.25克(研细)、椒目25克(捣碎)、杏仁0.5克，上药研匀绵裹似枣核大，塞耳中，日2次。

4.治口疮：冰片、青黛各等分，研细，适量撒在溃面上，闭口10分钟，流口液，每天3~5次。

5.治胃肠道功能紊乱所致的腹痛，胀气，呕吐：用冰片0.5~0.8克，加水溶化后顿服，1次无效可连服3~7次，用量用法同前。

D

胆南星

【处方用名】胆南星。

【药性】苦，微辛，凉。归肝、胆、肺经。

【炮制】取制南星细粉(新制法)，与胆汁拌匀成坨，再加芝麻油搓揉均匀，制块，干燥。100千克制南星粉，用胆汁400千克。

【功用主治】清火化痰，熄风定惊。主治中风，惊风，癫痫，头痛，眩晕，喘嗽。

【用法用量】内服：煎汤3~6克，或入丸、散。

【选方】治小儿惊风：牛胆南星25克、朱砂、防风各10克、麝香少许，研细粉，用腊月黄牛胆汁拌和成饼，挂当风处49天，研粉，用牛胆皮煎汤和丸，梧桐子大，每服1丸，井水送(《直指小儿方》胆星丸)。

E

阿 胶

【处方用名】阿胶,驴皮胶,阿胶珠,蛤粉炒阿胶,蒲黄炒阿胶(处方写阿胶,驴皮胶,取生品;写阿胶珠,取蛤粉炒者)。

【药性】甘,平。归肝、肺、肾经。

【炮制】

1. 生用:用时捣碎,或用微火烘软,切边长0.6~0.9厘米的小块(厘米方块)。

2. 蛤粉烫:取0.6~0.9厘米的阿胶块,另取蛤粉置锅内,加热,炒松,倒入阿胶小块,用中火炒成珠状、内无黑心、心空成蜂窝状为度,快速取出,筛去蛤粉。100千克阿胶,用蛤粉24千克。

3. 蒲黄烫:操作同蛤粉炒。100千克阿胶,用蒲黄24千克。

【炮制作用】

1. 蛤粉烫:增强其润肺平喘,止咳化痰作用。

2. 蒲黄烫:增强其补血,止血作用。

【功用主治】补血止血,滋阴润肺。主治血虚眩晕,吐血,衄血,便血,血痢,妊娠下血,崩漏,虚烦失眠,肺虚燥咳。

【用法用量】内服:烊化兑服5~10克,烫阿胶可入汤剂,或入丸、散。

【宜忌】脾胃虚弱,消化不良者慎服。

【选方】

1. 治便血如小豆汁:阿胶、赤芍、当归各50克、甘草(炙)25克,上四味研末,每服25克,水1杯半,竹叶7片,同煎至八分,去渣,饭前温服。

2. 肺虚咳嗽:阿胶5克、苏叶4克、乌梅少许,煎水当茶饮。

儿 茶

【处方用名】儿茶,孩儿茶。

【药性】苦,涩,凉。归心、肺、脾经。

【炮制】取原药材,除去杂质,刷去灰屑,砸成小块或研成细粉。

【功用主治】收涩敛疮,止血,化痰。主治疮疡久溃不敛,湿疮流水,牙疳,口疮,鼻渊流水,咯血,吐血,尿血,便血,血崩,外伤出血,痔疮,痈肿,痰热咳嗽。

【用法用量】内服,煎汤0.9~3克,或入丸、散;外用,研末撒或调敷。

【选方】

1. 治牙疳,口疮:孩儿茶、硼砂各等分。研细末,搽。

2. 治下疳阴疮:孩儿茶5克、珍珠粉0.5克、片脑0.25克,研末敷。

3. 治鼻衄和痔疮出血:儿茶8克、桂皮1.5克研末,沸水浸(250克),30分钟滤后外洗制疮,用棉花浸药水塞鼻孔压迫止血。

G

干 漆

【处方用名】干漆,漆渣,漆底,漆脚。

【药性】辛,温,小毒。归肝、脾经。

【炮制】炒炭:取净干漆小块,置锅内,用中火炒至烟尽为度,取出,喷淋清水少许,灭尽火星,放凉。

【炮制作用】炒炙:可降其毒性,和刺激性,以免伤胃。

【功用主治】破瘀,消积,杀虫。主治妇女瘀血,闭经,癥瘕,虫积。

《别录》:“疗咳嗽,消瘀血痞结腰痛,女子疝瘕,利小肠,去蛔虫。”

【用法用量】内服,入丸、散,2~5克;外用,烧烟熏。

【宜忌】内服宜炒或煅用。孕妇及体弱无瘀者禁用。

【选方】

1.治妇人脐下结物,大如杯升,月经不通,经常发作,下痢羸瘦,此为气瘕:炒干漆500克、生地黄30市斤(捣烂取汁),火煎,加干漆为丸。饭后服,如梧桐子大,3丸。日3服。

2.治产后恶露不尽,腹内痛:炒干漆50克、没药50克,研为细末,饭前热酒调下5克,日3服。

龟甲胶

【处方用名】龟胶,龟甲胶,龟板胶。

【药性】甘,咸,平。归肝、肾经。

【功用主治】滋阴,补血。主治阴虚血亏,劳热骨蒸,盗汗,心悸,肾虚腰痛,足膝痿弱,肾虚腰痛及男女贫血,崩漏,带下。

《四川中药志》1960年版:“养阴补肾,潜阳、止血。治年老衰弱,肾虚腰痛,及男女贫血等症。”

【用法用量】内服:烊化3~15克。

【宜忌】恶人参,沙参。阳虚胃弱及消化不良者忌用。

【选方】

1.治诸虚,百损,精少髓枯,肾衰,水道竭亡,血液干涸,一切阴不足之证:开水,温酒化开服下龟胶10克,日服2次。

2.治寒热久发,疟疾不止:龟胶50克、肉桂20克、白术(炒)100克,研粗末,分5次煎服。

3.治妇人淋带赤白不止:龟胶15克,黄酒溶化,每日清晨调服。

4.治阴虚血热,月经过多:龟胶、黄柏、黄芩、生白芍、制香附各15克,煎服,每日分2次服(《常见药用动物》)。

5.治真阴肾水不足,不能滋养营卫,渐至衰弱,或虚热往来,自汗,盗汗,或神不守舍,血不归原等症:用九制熟地500克、山药(炒)250克、枸杞250克、山茱萸250克、川牛膝(制滑精不用)150克、菟丝子(炒)250克、鹿角胶250克、龟板胶250克(无火者不用),研粉成丸。日服2次,每次10克,饭前盐水送服(《景岳全书》左归丸)。

H

红 粉

【处方用名】红粉,三仙丹,升药,红升丹,京红粉。

【药性】辛,热,燥。有大毒。

【炮制】取原药材,用时置乳钵内,加水少许,研至细,晒干。再研细粉。

【功用主治】拔毒提脓,祛腐生肌,燥湿杀虫。主治痈疽,疔疮,梅毒,下疳,瘰疬,流注,一切恶疮肉暗黑紫,疮口坚硬,窦道瘘管,久不收口,以及湿疮,疥疮,顽癣。

【用法用量】外用:研细末,单用,或与其他药配成散剂,或制成药捻插入疮口内。

【宜忌】不可内服。外用:不宜大量和持久使用。眼、口,乳房附近、脐中不宜用,撒疮面须薄匀,否则引起疼痛。

【选方】治疥癣,湿疹,顽癣:红花1克、硫黄15克、蛇床子10克、白芷5克、樟脑1.5克。研细粉,涂擦。

红 曲

【处方用名】红曲,红米曲。

【药性】甘,温。归脾、肝、大肠经。

【炮制】生用:取原药,筛去灰屑,除去杂质。

【功用主治】活血化瘀,健脾消食。主治产后恶露不尽,瘀滞腹痛,跌打损伤,食积饱胀,赤白下痢。

【用法用量】内服,煎汤6~15克,或入丸、散;外用,适量研敷。

【宜忌】脾阴不足,内无瘀血者禁服。

【选方】治饮食停滞,脑膈满闷,消化不良:红曲9克、麦芽6克、山楂9克,煎服。日服2次。

黄 丹

【处方用名】黄丹,铅丹,广丹,丹,朱丹,朱粉。

【药性】辛,微寒。有毒。归心、肝经。

【炮制】取原药材,除去杂质。

【功用主治】解毒祛腐,收湿敛疮,坠痰镇惊。主治痈疽疮疡,外痔,湿疹,烧烫伤。

《本经》:"主吐逆胃反,惊痫癫疾,除热下气,久服通神明。"

【用法用量】外用,研末,撒,调敷,或熬膏敷贴,每次不得超过20克,用药范围应小于30cm^2;内服,每日0.15~0.3克,入丸、散,服用时间不能超过2个星期。

【宜忌】黄丹有毒,有蓄积作用,外用不宜大面积、长期使用,以防中毒。一般不作内服,必要时应控制剂量,只可暂用,并严密观察。服药期禁酒。孕妇,哺乳妇女及儿童禁用。

【选方】治足癣:黄丹、五倍子(煅)各等分。分别研细后混匀。用时把足洗净,擦干,立即上药粉,不可包扎,敷后有刺痒感。

J

建 曲

【处方用名】建曲,炒建曲,泉州神曲,范志曲(处方写建曲,取生品)。

【药性】苦,温。

【炮制】

1.生用:取建曲打成小块。

2.炒黄;取建曲块,置锅内,用文火炒至老黄色为度,取出,放凉。

【炮制作用】炒黄,增强其健脾作用。

【功用主治】健脾消食,理气化湿,解表。用于伤食,脘痞,腹痛吐泻,痢疾,感冒头痛,小儿伤食。

【用法用量】内服:煎汤9~15克。

L

六神曲

【处方用名】六神曲,神曲,焦神曲(处方写神曲、六神曲,取炒黄或麸炒者)。

【药性】辛,甘,温。归脾、胃经。

【炮制】

1.炒黄:取神曲块置锅内,用文火炒至黄色为度,取出,放凉。

2.麸炒:将麸皮放置锅内,中火加热,待麸皮冒烟时,加入神曲块,炒至焦黄色,取出,筛去麸皮。100千克神曲,用麸皮12千克。

【炮制作用】炒黄、麸炒:增强其健胃理

脾的功效。

【功用主治】消食化积,健脾和胃。主治饮食停滞,消化不良,脘腹胀满,食欲不振,呕吐泻痢。

【用法用量】内服:煎汤5~12克,或入丸、散3~6克。

鹿角胶

【处方用名】鹿角胶,鹿角胶珠(处方写鹿角胶,取生品)。

【药性】甘,咸,温。归肝、肾经。

【炮制】

1. 生用:取鹿角胶,擦去灰尘,用火烤软,切成0.6~0.9厘米小方块,或捣碎。

2. 蛤粉烫鹿角胶:取蛤粉,置锅内,用中火炒松,倒入鹿角胶小块,炒鼓起呈珠形无黑心为度,快速取出,筛去蛤粉,放凉。100千克鹿角胶用蛤粉24千克。

【炮制作用】蛤粉烫鹿角胶:补而不腻,宜粉碎,宜煎煮。

【功用主治】温肾益精,养血安胎,止血。主治虚劳羸瘦,头晕耳鸣,腰膝酸软,阳痿,滑精,宫寒不孕,胎动不安,崩漏带下,各种出血,阴疽。

《医灯续焰》:"治阳衰,少气困乏,力减神疲,或精冷无子,及一切虚寒阳气不足之证。"

《药性纂要》:"益肾补虚,暖精活血,壮筋健骨,强腰膝。"

【用法用量】内服:烊化兑服3~6克。

【宜忌】阴虚阳亢及火热、内蕴之出血、咳嗽,疮疡,疟痢者禁服。

【选方】

1. 肾虚腰膝痿弱,筋骨不健,早衰:鹿角胶120克、龟甲胶100克、人参100克、枸杞150克,研末,炼蜜丸。每服6克,日3服。淡盐水下。

2. 治虚劳:鹿角胶500克(酒浸数日600克)化膏、鹿角霜500克(研细)、菟丝子500克(黄酒炒)、柏子仁500克、熟地500克焙干(研粉),将后四味药共研粉,加入鹿角胶膏中,和匀成丸。梧桐子大。早晚各服50~100丸(饭前服),盐水或黄酒调下(《百一选方》斑龙丸)。

鹿角霜

【处方用名】鹿角霜。

【药性】咸,涩,温。归肝、肾经。

【炮制】生用:取原药材,除去杂质,砸成小块或碾碎。

【功用主治】温肾益精,养血安胎,止血。主治虚劳羸瘦,头昏,耳鸣,阳痿,滑精,盗汗,食少便溏,久泻久痢,崩漏,带下,小便频数,遗尿,疮疡久不愈合,外伤出血。

《本经逢原》:"治脾胃虚寒,食少便溏,胃反呕逆。"

【用法用量】内服,煎汤5~10克,或入丸、散;外用,研末撒。

【宜忌】阴虚火旺者禁服。

【选方】

1. 治肾寒,羸瘦,生阳气,补骨髓:鹿角霜、肉苁蓉(黄酒炙)、附子(炙)、巴戟天、川椒(去目炒出汗)各50克(或250克)。研细末,黄酒糊丸,梧桐子大,每服20丸,日3服,空心温酒下。

2. 治盗汗,遗精:鹿角霜100克、龙骨(炒)、牡蛎(煅)各50克,研细末,黄酒糊丸,梧桐子大,盐水下40丸。

3. 治各种腰痛,夜多小便,膀胱宿冷:鹿角霜粉,日2服,温酒下10克(黄酒)。

4.治痊瘘：鹿角霜、茯苓各等分，研末，黄酒糊丸，梧桐子大，每服20丸，日3服，盐水下。

Q

铅　粉

【处方用名】铅粉，官粉，宫粉。

【药性】甘，辛，寒，有毒。归脾、肾经。

【炮制】取原药材，除去杂质，过罗。

【功用主治】消积燥湿，杀虫解毒，收敛生肌。主治疳积，虫积腹痛，痢疾，癥瘕，疟疾，疥癣，痈疽，溃疡，湿疹，口疮，丹毒，烫伤，狐臭。

《医林纂要》："软坚行痰，杀虫镇惊，入气分，于肺为泻。"

【用法用量】外用，研末干撒，或调敷，或熬膏药贴；内服，研末0.9~1.5克，或入丸、散。

【宜忌】内服宜慎，脏腑虚寒者及孕妇禁服。内服过量，可引起肠炎。外用过多，经吸收蓄积，可引起腹泻或便秘、贫血等慢性中毒。

【选方】治癣痒不止：铅粉、黄连（去须）、蛇床子、白蔹各25克。研细粉，面脂调涂。湿即干贴之。

青　黛

【处方用名】青黛。

【药性】咸，寒。归肝、肺、胃经。

【炮制】取原药材，除去杂质。

【功用主治】清热，凉血，解毒。主治温毒斑疹，吐血，衄血，咳血，小儿惊痫，肝火犯肺咳嗽，咽喉肿痛，丹毒，痄腮，疮肿，蛇虫咬伤。

【用法用量】内服，研末1.5~6克，或入丸剂；外用，干撒，或调敷。

【宜忌】虚寒及阴虚内热者禁服。

【选方】

1.治热火上攻，咽喉肿痛：寒水石、石膏各200克（研细）、青黛100克，水浸蒸饼糊丸，龙眼大。每服1丸，饭后，井水化下。

2.治大头瘟，项肿腮大：青黛15克、鸡蛋清1个，烧酒1碗。共打匀，吃下即愈。

轻　粉

【处方用名】轻粉，银粉。

【药性】辛，寒，有毒。归肝、肾、大肠经。

【炮制】用时研碎粉。

【功用主治】外用攻毒，祛腐，杀虫，止痒；内服祛痰，逐水，通便。外用主治疮疡溃烂，梅毒，疳疮，疥癣痒疹，酒皶鼻，痤疮；内服用于急慢惊风，痰壅喘逆，水肿胀满，二便不利。

【用法用量】外用，研末调敷或干撒；内服，0.06~0.15克，入丸、散用，不如汤剂。

【宜忌】外用不宜过量和久用。内服慎用，服后漱口，以免口腔糜烂，损伤牙齿。畏磁石，石黄。

【选方】治水肿臌胀，气促，大小便不通：轻粉15克、韭菜籽25克，共捣做膏，姜汁调敷脐上，或研成细末，每服4克，姜汤调服。

R

人中白

【处方用名】人中白。

【药性】咸，凉。归肺、心、膀胱经。

【炮制】煅用:取原药,除去杂质,置清水中漂洗4~7天,经常换水,取出后刮去杂质,日晒夜露15天,每日上下翻动1次。以无臭味为度,晒干,砸成小块,置坩埚内,入无烟炉中煅烧至红透,取出,放凉,碾成细粉。

【炮制作用】煅:除去臭味,增其收敛生肌作用。

【功用主治】降火解毒,止血化瘀。主治肺痿劳热,吐血,瘀血,喉痹,牙疳,口舌生疮,恶疮溃烂,烫火伤,跌打损伤。

【用法用量】内服,煎汤3~6克;外用,研末吹、掺,或调敷。

【宜忌】阳虚无火,食不消,肠不实者忌服。

【选方】

1.治口疮:人中白(煅)100克、白芷100克、冰片15克,共研细粉,调和均匀,取少许,放置口腔溃疡面上,每日2~3次。

2.治鼻中息肉:人中白(煅)研为末,每服5克,温水冲服。

S

鲨鱼骨胶

【处方用名】鲨鱼骨胶

【药性】咸,平。

【炮制】鲨鱼,去肉取骨,经熬煮加工而成。

【功用主治】祛风湿,止痛。主治风湿性关节炎,头痛,止泻。

《中药大辞典》:“鲨鱼软骨提取物中含有血管生成抑制因子,它能抑制新生血管形成,通过阻止肿瘤周围毛细血管生长而达到抑制肿瘤生长的作用。”

【用法用量】内服:煎汤,3~6克。

【选方】

1.治头痛:鲨鱼骨胶与冰糖或鸡一起炖服。

2.治腹泻:鲨鱼骨胶、绿豆煎汤内服,早晚空腹各1次(《中国药用海洋生物》)。

柿 霜

【处方用名】柿霜,柿饼霜。

【药性】甘,凉。归肺、心经。

【炮制】取原药材,除去杂质。

【功用主治】润肺止咳,生津利咽,止血。主治肺热燥咳,咽干喉痛,口舌生疮,吐血,咯血,消渴。

《滇南本草》:“治气膈不通。”

《本草经疏》:“长于清肃上焦火邪,兼能益脾开胃。”

【用法用量】内服,冲服,3~9克,或入丸剂噙化;外用,撒敷。

【宜忌】风寒咳嗽患者禁服。忌同蟹食。

【选方】1.治咽喉嗽痛:柿霜、硼砂、天冬、麦冬各10克、元参5克、乌梅肉2.5克,研末,蜜丸,含化,龙眼肉大丸1丸,日3次。

2.治慢性气管炎,干咳喉痛:柿霜12~18克,温水化服,日服2次。

3.治口腔溃疡:柿霜粉涂患处,日3~5次,每次少许。

X

玄明粉

【处方用名】玄明粉,风化硝。

【药性】辛,咸,寒。归胃、大肠经。

【炮制】将芒硝(马牙硝)放入平底盆内,或用纸包裹,露置通风干燥处,令其风化,使水分消失,成为白色粉末。

【功用主治】泻热通便,润燥软坚,消肿散结。主治实热积滞,大便秘结或热结旁流,脘腹胀痛,目赤肿痛,口疮咽肿,痈疽肿毒。

《药性论》:"治心热烦躁,并五脏宿滞结。"

《日华子》:"明目,退膈上虚热,消肿毒。"

李东垣:"去胃中之实热,荡肠中之宿垢"(引自《纲目》)。

【用法用量】

内服,溶入汤剂10~15克,或入丸、散;外用,化水涂洗,或研细吹喉。

【宜忌】脾胃虚寒者及孕妇禁服。忌食苦参,畏三棱。

【选方】

1.治大便不通:玄明粉25克,每服13克,凉茶磨木香入药,顿服(《圣济总录》玄明粉散)。

2.治血热便秘:玄明粉15克、当归尾25克,煎汤服(《易简方论》玄明粉散)。

3.治疗急性胰腺炎:生大黄10克、玄明粉10克,开水泡服,一日2剂。

血余炭

【处方用名】血余炭,血余。

【药性】苦,涩,平。归肝、胃、肾经。

【炮制】取人头发,加碱水洗去油垢,用清水漂净,晒干,置锅内,用同锅一样大的盖盖严,并用黄泥封固,上压重物,用武火煅至贴在锅盖底上的白纸呈焦黄色为度,放凉后取出。切成小块。

【功用主治】止血化瘀,利尿,生肌。主治咳血,吐血,衄血,便血,尿血,崩中漏下,小便淋痛,痈肿,溃疡,流火,烫伤。

《本经》:"主五癃,关格不通,利小便水道,疗小儿痫,大人痓。仍自还神化。"

【用法用量】内服,煎汤5~10克,研末,每次1.5~3克;外用,研末撒,或油调,熬膏涂敷。

【宜忌】畏虚弱者慎服。

【选方】治小便尿血:血余研细末,采新鲜侧柏叶捣汁,调糯米粉打糊为丸,梧桐子大,每服50丸,空心白开水下,或用四物汤送下(《松崖医经》秘传发灰丸)。

Y

饴糖

【处方用名】饴糖,麦芽糖。

【药性】甘,温。归脾、胃、肺经。

【功用主治】缓中,补虚,生津,润燥。主治劳倦伤脾,里急腹痛,肺燥咳嗽,吐血,口渴,咽痛,便秘。

《食疗本草》:"补虚,止渴,健脾胃气,去留血,补中。"

《圣惠方》:"解乌头、天雄、附子毒。"

【用法用量】内服:烊化冲入汤中30~60克,或熬膏,或入丸剂。

【宜忌】湿热内郁,中满吐逆者禁服。

【选方】

1.治腹中大寒痛,呕不能饮食,上冲皮起:川花椒(炒去汗)30克、干姜200克、人参100克,上三味,加水600毫升,煮去300毫升,去渣,纳入饴糖150克,小火煮去220克,温分2天服,每天分2次,早晚各服1次。

2.治胎坠不安:饴糖25克,用砂仁泡汤服(阳春砂仁)。

Z

樟脑

【处方用名】樟脑,潮脑。

【药性】辛,热。小毒。归心、脾经。

【炮制】取原药材,摊在清洁的白纸上,拣去杂质,吸除残留的油脂及水分。研细粉。

【功用主治】通窍辟秽,杀虫止痒,消肿止痛。主治热病神昏,中恶猝倒,吐泻腹痛,寒湿脚气,疥疮顽癣,秃疮,冻疮,臁疮,水火烫伤,跌打损伤,牙痛,风火赤眼。

《纲目》:"通关窍,利滞气,治邪气霍乱,心腹痛。"

【用法用量】内服,入丸散0.06~0.15g,不入煎剂。不宜过量,气虚者及孕妇禁服;外用,研末,溶于酒或软膏,敷搽。皮肤过敏者禁服。

【选方】

1.治痧秽腹痛:樟脑0.5克、炙没药1克、明乳香1.5克,研匀,茶水调服0.045克(《本草正义》)。

2.治臁疮:樟脑30克、猪脂油、葱白,共捣烂,厚敷疮上,油纸包好,棉花包紧,1日1换,不可见风。

竹沥

【处方用名】竹沥。

【药性】甘,苦,寒。归心、肝、肺经。

【炮制】生用:取鲜竹沥,用多层纱布过滤。

【功用主治】清热降火,滑痰利窍。主治中风痰迷,肺热痰壅,惊风,癫痫,热病痰多,壮热烦渴,破伤风。随制随用,不宜久贮。

《本草汇言》:"利窍消痰,通经走络。"

《本草求真》:"消风降火,润燥行痰,养血益阴,痰在经络四肢、皮里膜外者,服之立见效。"

【用法用量】内服,冲服30~60克,或入丸剂,或熬膏;外用,调敷,或点眼。

【宜忌】寒饮湿痰者及脾虚便溏者禁服。胃虚肠滑者及气阻便秘者禁服。畏皂刺,麻油。

《本草衍义》:"竹沥行痰,通达上下百骸毛窍诸处。痰在脏腑经络可利;痰在皮里膜外可行;痰在巅顶可降;痰在胸膈可开;痰在四肢可散。又如癫痫狂乱,风热发痉者可定,痰厥失音,人事昏迷者可省,为痰家之圣剂。"

第十六章 其他类

B

白木耳

【处方用名】白木耳,银耳。

【药性】甘,淡,平。

【炮制】生用:取原药材,除去杂质,筛去灰屑。

【功用主治】滋阴,润肺,生津。用于气虚血亏,虚劳咳嗽,痰中带血,虚劳口渴,肺痈肺痿。

【用法用量】内服:煎汤,3~9克。

D

冬虫夏草

【处方用名】冬虫夏草，冬虫草，虫草。

【药性】甘，温。归肺、肾经。

【炮制】生用：取原药材，除去杂质，筛去灰屑。

【功用主治】补肺固表，补肾益精。主治肺虚咳喘，劳嗽痰血，自汗，盗汗，肾亏阳痿，遗精，腰膝酸痛。

【用法用量】内服5~10克，或入丸、散，炖鸡炖鸭。

【宜忌】有表邪者慎用。

【选方】

1.治肺结核，咳嗽，咯血，老年虚喘：虫草30克、贝母15克、百合12克，水煎服。

2.治肾虚腰痛：虫草30克、枸杞30克、黄芪50克、黄酒泡7天（1000毫升），每服50克，日2服。

3.治贫血，病后虚弱，阳痿，遗精：黄芪50克、虫草15克，水煎服。

4.治慢性肾功能衰竭：口服虫草6克，日分2次服。30天为一疗程。

F

茯　苓

【处方用名】茯苓，白茯苓，云苓。

【药性】甘，淡，平。归心、脾、肺、肾经。

【炮制】朱砂炙：取茯苓片，加定量朱砂细粉（100千克茯苓，用朱砂细粉2千克），拌匀。

【炮制作用】朱砂炙：用于心神不安，惊悸失眠。

【功用主治】利水渗湿，健脾和胃，宁心安神。主治小便不利，水肿胀满，痰饮咳逆，呕吐，脾虚食少，泄泻，心悸不安，失眠健忘，遗精白浊。

【用法用量】内服：煎汤10~15克，或入丸、散。宁心安神用朱苓。

【宜忌】阴虚而无湿热，虚寒滑精，气虚下陷者慎服。恶白蔹，畏牡蒙，地榆，雄黄，秦艽，龟甲。和人参配伍能下气，和半夏配伍能涤饮。

【选方】

1.治水肿：白术7克、茯苓10克、郁李仁5克、加生姜汁煎汤服（《不知医必要》茯苓汤）。

2.治皮水，四肢肿，水气在皮肤中，四肢聂聂动者：防己150克、黄芪150克、桂枝150克、茯苓300克、甘草100克。上五味，加水900克，煮取300克，温分3次服（《金匮要略》防己茯苓汤）。

H

海金沙

【处方用名】海金沙。

【药性】甘，淡，寒。归膀胱、小肠、脾经。

【炮制】生用：取原药材，过罗去净杂质。

【功用主治】利水通淋，清热解毒。主治热淋，血淋，沙淋，白浊，女子带下，水湿肿满，湿热黄疸、泻痢，兼治吐血、衄血、外伤出血。

【用法用量】内服：煎汤5~9克，包煎；或研末2~3克。

【宜忌】肾阴亏虚者慎服。肝肾虚寒，

下元不固，以致遗精，淋浊，茎中不通者，不可用。

【选方】

1.治诸淋急痛：海金沙30克、滑石25克，研末，用灯心、木通、麦冬、煎水，每服10克，日服2次。

2.治尿路结石：海金沙、金钱草、车前草各30克，水煎服，每日1剂，分2次服。

3.治膀胱炎：海金沙、车前草、积雪草、一点红、白茅根各30克，水煎服，1日1剂。

4.治肾炎水肿：海金沙、马蹄金、白茅根各30克、玉米须12克，水煎服，1日1剂。

5.治前列腺肥大：海金沙3克、生蒲黄10克(如有血尿用蒲黄炭6克)、穿山甲15克、没药3克、琥珀1克，冲服。每日1~2剂，水煎，2次分服。

海　藻

【处方用名】海藻。

【药性】咸，寒。归肝、胃、肾经。

【炮制】生用：取原药材，除去杂质，清水洗，漂尽盐，捞出，稍晾，切段，晾干。

【功用主治】消痰软坚，利水退肿。主治瘿瘤，瘰疬，癞疝，脚气浮肿。

《本草蒙签》：“利水道，通癃闭成淋，泻水气，除胀满作肿。”

【用法用量】内服，煎汤5~15克，或入丸、散；外用，研末敷，或捣涂。

【宜忌】脾胃虚寒者禁服。反甘草，血气双亏者勿用。

【选方】

1.治瘿瘤：海藻400克(洗去咸味)、贝母100克、土瓜根1克、小麦面1克(炒)，研细末，黄酒冲服10克，日服3次(《外台》崔氏海藻散)。

2.治疝气：海藻、昆布各15克、小茴香30克。水煎服，日分2服。

3.治肾炎蛋白尿：海藻、蝉衣、昆布各15克，水煎服，日分2服。

4.治身上生赘肉：海藻，为散，水煎汤加黄酒温服，每次15克，日服2次(《普济方》)。

K

昆　布

【处方用名】昆布，海带。

【药性】咸，寒。归肝、胃、肾经。

【炮制】生用：取原药材，除去杂质，清水漂净，捞出，稍晾，切成宽丝，晒干。

【功用主治】软坚化痰，利水肿。主治瘿瘤，瘰疬，噎膈，脚气水肿。

《别录》：“主十二种水肿，瘿瘤聚结气，瘘疮。

【用法用量】内服：煎汤5~15克，或入丸、散。

【宜忌】脾胃虚寒者慎服。不可与甘草同服。

【选方】

1.治瘿气结核，瘟瘟肿硬：昆布50克(洗去咸)，研为细粉，以锦裹于醋中浸过，含咽津，觉药味尽，即再含之。

2.治瘿气初结，咽喉中壅闷不治渐渐肿大：槟榔150克、昆布150克(洗去咸味)、海藻100克(洗去咸味)，研细粉，炼成蜜丸如弹子大，常含1丸，咽津。

3.治高血压：昆布30克、决明子15克，水煎服。

4.治便秘：昆布60克，温水泡后煮熟，加五料调，一次吃完。1日1次。

L

灵 芝

【处方用名】灵芝,灵芝草。

【药性】甘,平。归肺、心、脾经。

【炮制】生用:取原药材,除去杂质和朽木,切块。

【功用主治】益气强壮,养心安神。主治虚劳羸弱,食欲不振,心悸,失眠,头晕,神疲乏力,久咳气喘,冠心病,高血压,高脂血症,矽肺。亦用于肿瘤放化疗后体虚。

《灵芝》:"治老年慢性气管炎,咳嗽,气喘。"

【用法用量】内服:煎汤10~15克,研末2~6克,或浸酒。

【宜忌】恶恒山。畏扁青,茵陈蒿。

【选方】

1.治神经衰弱,心悸头晕,夜寐不宁:灵芝3克,水煎服,每日2次。

2.治慢性肝炎,肾盂肾炎,支气管哮喘:灵芝研末,每服1.5克,日服3次,开水冲服。

3.治冠心病:灵芝研粗末6克,加水煎2小时,早晚各服6克。

4.治乳腺炎:灵芝30~60克,水煎服。

M

马 勃

【处方用名】马勃。

【药性】辛,平。归肺经。

【炮制】生用:取原药材,除去杂质及硬皮,剪成碎块。

【功用主治】清肺利咽,消毒止血。主治咽喉肿痛,咳嗽失音,吐血,衄血,痈疽,臁疮。

【用法用量】内服,包煎1.5~5克,或入丸、散;外用,研末撒,或调敷,或作吹药。

【宜忌】风寒劳咳,失音者忌用。

【选方】

1.治咽喉肿痛,咽物不得:蛇蜕皮一条(烧烟尽)、马勃0.5克,研末绵裹5克,咽津(《圣惠方》)。

2.治咳久:马勃,研末,炼蜜为丸,梧桐子大,每服20丸,日3服,汤送下。

3.治臁疮不敛:马勃50克、轻粉5克、三七15克。研细末。先用葱盐水洗净,再敷药粉。

4.治痈疽:马勃粉,米醋,调匀,敷患处即消。并用连翘少许加入马勃中煎水服(《本草汇言》引《外科良方》)。

没食子

【处方用名】没食子。

【药性】苦,温。归肺、脾、肾经。

【炮制】生用:取原药材,除去杂质,用时捣碎。

【功用主治】涩肠,固精,敛肺,止血。主治久泻久痢,遗精,盗汗,咳嗽,咯血,便血,创伤出血,疮疡不收口。

《现代实用中药》:"治遗精,滑精,盗汗,以及慢性气管炎。"

【用法用量】内服,煎汤5~10克,或入丸、散;外用,研末撒或调敷。

【宜忌】泻痢初期,或内有湿热,或积滞者,禁服。忌铜铁。

【选方】

1.治直肠溃疡,或内痔出血:没食子15克、地榆15克、槐花10克、水500毫升,煎至200毫升,去渣过滤,待温后用灌肠器灌入肛门内,每次60~100毫升,严重者每日灌2次。

2.治小儿口疮,止疼痛:没食子(微炒)

1.5克、甘草0.5克，研细粉，掺于疮面上。

3.治鼻面酒皶：没食子，水磨成膏，夜夜涂之。

木 耳

【处方用名】木耳，黑木耳。

【药性】甘，平。归肺、脾、大肠、肝经。

【炮制】生用：除去杂质，筛去灰屑。

【功用主治】补益气血，润肺止咳，止血。主治虚劳，咳血，衄血，血痢，痔疮出血，妇女崩漏，跌打损伤。

《浙江药用植物志》："养血，活血，收敛。治腰腿麻木疼痛，高血压，血痢，产后虚弱，崩漏，带下。"

【用法用量】内服，煎汤3~10克，或炖汤，或烧炭存性，研末；外用，研末调敷。

【宜忌】虚寒溏泻者禁服。

《药性论》："古槐，桑树上良""其他树上多动风，发痼疾，令人肋下急，损经络背膊"。

《本草求原》："令人衰精。"

【选方】

1.治高血压，眼底出血：木耳5克、冰糖5克，加清水适量，慢火炖，睡前1次服，每日1剂，10天为1疗程。

2.治大便干燥，痔疮出血：木耳5克、柿饼30克，同煮烂，随意吃。

3.治新老泄痢：炒木耳50克、鹿角胶13克(炒)，研末，每服15克温黄酒下，日2服。

五倍子

【处方用名】五倍子，文蛤。

【药性】酸，涩，寒。归肺、大肠、肾经。

【炮制】

1.生用：取原药材，敲开，除去虫垢及杂质，用时捣碎。

2.炒五倍子：取净五倍子碎块，置锅内，用文火炒至微黄，取出，放凉。

【功用主治】敛肺，止汗，涩肠，固精，止血，解毒。主治肺虚久咳，自汗，盗汗，久痢久泻，脱肛，遗精，白浊，各种出血，痈肿疮疖。

《本草衍义》："治口疮：炒五倍子研粉，掺之便可饮食。"

《本草衍义补遗》："五倍子碎块噙口中，善收顽痰，解诸热毒。

【用法用量】内服，煎汤3~10克，研末1.5~6克，或入丸、散。外用，煎汤洗，研末敷。

【宜忌】外感风寒或肺有实热之咳嗽，以及积滞未尽之泄痢禁服。忌与铁剂同用。

【选方】

1.治脱肛：枯矾15克、炒五倍子，共研细末，每次服2克，每日服3次。另用粉末敷：先用温水洗患处，撒上药粉，轻轻托入，侧卧半小时。

2.治泻痢不止：五倍子50克，一半生，一半烧，研细末为丸，梧桐子大。每服30丸，红痢烧酒下，白痢水酒下，水泻米汤下。

Z

猪 苓

【处方用名】猪苓。

【药性】甘，淡，平。归脾、肾、膀胱经。

【炮制】取原药材，除去杂质，水泡12~

24小时，捞出，润透后，锤扁，挖去其中的沙石，切斜片2~3毫米厚，干燥。

【功用主治】利水渗湿。主治小便不利，水肿胀满，泄泻，淋浊，带下，脚气浮肿。

【用法用量】内服：煎汤10~15克，或入丸、散。

【宜忌】无水者禁服，以免伤阴。

【选方】

1. 治肝硬化腹水：鲤鱼一条（重500~2000克）、猪苓、大腹皮、防己、泽泻各9克，剖开鱼腹，除去内脏，洗净。将四味药研末，装入鱼腹内，煮熟，去药渣，食鱼喝汤（《中国药用真菌》）。

2. 治小便赤少，大便溏泻泄：猪苓、茯苓、泽泻、白术各100克，研细末，每服8克，空腹调服（《圣济总录》猪苓汤）。

《本草汇言》："此药味甘淡微苦，苦虽下降，而甘淡又能渗利走散。升而能降，降而能生，故善开奏理，分理表阳里阴之气而利小便。"

竹　黄

【处方用名】竹黄，天竺黄。

【药性】淡，平。

【炮制】生用：取原药材，除去杂质，去灰屑。

【功用主治】化痰止咳，活血化瘀，祛风除湿。主治咳嗽痰多，百日咳，带下，胃痛，风湿痹痛，小儿惊风，跌打损伤。

《中国药用孢子植物》："活血化瘀，通经活络，化痰止咳，补血。治中风，气管炎，牙痛，坐骨神经痛，关节炎。"

【用法用量】内服，煎汤6~15克，或浸酒；外用，浸酒敷。

【宜忌】孕妇及高血压患者禁服。服药期间忌食萝卜，酸，辣。

【选方】

1. 治咳嗽多痰型气管炎：竹黄30克、加蜂蜜60克、浸于500克50度白酒内，24天后服用，每日早晚各服20克。

2. 治风湿性关节炎，坐骨神经痛，跌打损伤，筋骨酸痛，四肢麻木，腰背劳损，贫血头痛：竹黄200克，浸泡在2千克50度白酒中，20天后服用，每午晚各服20克。

紫草茸

【处方用名】紫草茸。

【药性】甘，咸，平。

【炮制】生用：取原药材，除去残留木枝，簸去灰屑。

【功用主治】清热，凉血，解毒。主治麻疹，斑疹不透，月经过多，崩漏，疮疡，湿疹。

《新修本草》："主治五脏邪气，带下，止痛，破积血，金创生肉。"

《海药本草》："治湿痒疮疥，宜入膏药。"

《本草用法研究》："活血泻热，透斑疹。"

【用法用量】内服，煎汤3~10克，研末1.5~3克；外用，研末撒，或熬膏涂敷。

【宜忌】孕妇慎服。

【选方】

1. 治豆疮皮破，浆水泛出，或手搔伤损：紫草茸，研极细末敷之。

2. 治血崩：紫草茸，研极细末，每服10克，沸水调下。日服3次。

3. 治疮痘出不快及变陷者：紫草茸0.5克、陈皮0.25克，研粗末，水煎服。